Über dieses Buch Diese Auswahl aus Albert Steffens essayistischem Werk umfaßt einen Zeitraum von nahezu 40 Jahren. Sie zeigt ihn als den unermüdlichen Mahner für die eine große Idee: Künstlerisches Tun, künstlerisches Durchdringen der Welt – und nichts anderes sonst – wird den Menschen zu sich selbst führen, zur bewußten Handhabung seiner Seelen- und Geisteskräfte. In diesem Sinn versteht der Titel dieses Bandes Einweihung nicht als mystifizierenden Akt, der jemandem widerfährt, sondern als die fortwährende Schulung und Entwicklung seiner schöpferischen Fähigkeiten. In einem bewußten Erkenntnisakt wird Kunst wieder als die den Menschen bildende Kraft eingesetzt. Wie sehr Steffen dies in seiner eigenen Biographie erfüllt, haben viele seiner Zeitgenossen empfunden: »Damit steht die Dichtung dieses Berners hoch in den Reihen der echten, erlösenden Kunst und weit über allem, was man heute und morgen zur Unterhaltung liest« (*Hermann Hesse*).

Der Autor Albert Steffen wurde 1884 in Murgenthal bei Bern geboren und starb 1983 in Dornach/Schweiz.
In den Jahren 1907 bis 1920 gab er fünf Romane, zwei Dramen und eine Novelle im S. Fischer Verlag heraus, die eine erfolgreiche literarische Karriere versprachen. Steffen bricht sie ab und stellt sich in den Dienst Rudolf Steiners, in den Dienst der anthroposophischen Bewegung. Nach Steiners Tod (1925) ist er bis 1963 Vorsitzender der Allgemeinen Anthroposophischen Gesellschaft.
Sein literarisches Werk umfaßt über 80 Bände und wird vom Verlag für Schöne Wissenschaften in Dornach/Schweiz betreut.

Albert Steffen

Kunst als Weg zur Einweihung

Der Künstler als Therapeut

Essays

Fischer Taschenbuch Verlag

Perspektiven der Anthroposophie

Herausgegeben von
Johannes M. Mayer und Wolfgang Niehaus

Veröffentlicht im Fischer Taschenbuch Verlag GmbH,
Frankfurt am Main, Juli 1984

Dieser Band wurde herausgegeben von Angela Matile
Umschlaggestaltung: Jan Buchholz / Reni Hinsch
Gesamtherstellung: Clausen & Bosse, Leck
Printed in Germany
1080-ISBN-3-596-25542-2

Inhalt

Geleitwort 7

Vorwort 9

Die Erneuerung der Mysterien und
die Schönen Wissenschaften 17

Kunst und Wissenschaft begegnen sich 22

Der Künstler zwischen Westen und Osten 24

Aus: Der Eintritt der Erkenntnis von
Karma und Reinkarnation in Wissenschaft,
Kunst und Religion 44

Die Krisis im Leben des Künstlers 47

Die Erfüllung der Mysterien 75

Die Erneuerung der Mysterien und die Dichtung 91

Dichtung als Weg zur Einweihung 110

Aufgaben der Dichtung 119

Heilkraft des Wortes 139

Stoff und Gestaltung im Drama 141

Kleist und die Gründe seiner Tragödie 148

Vier Perspektiven in der Malerei 163

Musik 185

Therapeutische Kunst 193

Weltall-Geschehen im Alltagserleben 197

Bibliographischer Nachweis 205

Geleitwort

»Menschwerden ist eine Kunst« sagt Novalis und deutet damit auf eine Haltung, die für Albert Steffen Grundlage seines Schaffens ist. Für ihn steht fest, daß der Mensch durch seine bloße Intelligenz noch gar nicht Mensch ist, denn »zum Menschsein gehört der Wille, erst Mensch zu werden, das heißt sich aus eigenstem Entschluß zur Menschlichkeit aufzurufen.« Dazu verhilft ihm kein Gebot und kein Trieb, sondern nur das eigene Ich: »Die Freiheit macht den Menschen erst zum Menschen.« Dieses sich »zum Menschen erziehen« bedeutet, »an seiner Seele, am Denken, Fühlen und Wollen, an seinem ganzen Schicksale [zu] schaffen.«

Wer würde nicht das befreiende Erlebnis kennen, im Einklang mit sich selbst zu stehen und zu gestalten, nicht im Rausch und ohne äußere Notwendigkeit? Hier gewinnt das Ichwesen den Freiraum, in dem es sich entfalten und sein angestammtes Schöpfertum leben kann. Mit dem Stoff zugleich verwandelt und verwirklicht es sich selbst. Darauf weist Albert Steffen hin, wenn er sagt: »Künstler in diesem Sinn ist jeder Mensch in jeder Lebenslage, wenn er aus eigener Initiative den Impuls der Wandlung ergreift. Es braucht nicht nur ein äusserer Stoff zu sein, den er zum Kunstwerk gestaltet: das Wort, den Ton, die Farbe usw.; es kann auch eine Freundschaft, ein Arbeitsverhältnis, eine Krankheit, ein Unglück oder ein Schicksal sein. Jeder Beruf kann Berufung werden. Alles kann man als Künstler anfassen. Und vor allem sich selbst. Künstler-werden heisst demnach im höchsten Sinne Mensch-Werdung.« (Krisis, Katharsis, Therapie im Geistesleben der Gegenwart)

Fundament der Mensch-Werdung ist also die künstlerische Einstellung, der Sinn, »der nicht auf Nebensachen, sondern auf das Ursächliche geht, der sich nicht mit Abbildern begnügt, sondern das Urbildliche sucht, der sich nicht an die Erscheinungen, die vorüberfluten, verliert, sondern stetig danach trachtet, die Urphänomene zu erfassen.« (Künstler zwischen Westen und Osten)

So wird der Künstler zunächst Forscher, Erkennender im

Reiche des Urbildhaften. Er begegnet damit dem Geisteswissenschaftler auf dessen Felde, dem der exakten Beobachtung. Die Ergebnisse dieses Forschens, vom Dichter geformt, führen mit innerer Notwendigkeit zur »Wiedergeburt der Schönen Wissenschaften«, als deren eigentliche Begründer Albert Steffen Lessing und Moses Mendelssohn bezeichnet.

Solche Gedanken waren wegleitend bei der Auswahl und Anordnung der vorliegenden Aufsätze, die zwischen 1925 und 1960 entstanden sind und aus elf von sechsundzwanzig Essaybänden stammen. In dieser Sammlung kommt fast ausschließlich der dichtende, im wahrsten Sinn ver-dichtende Forscher zu Wort.

Steffen betritt in seinem Schaffen Neuland vor allem deshalb, weil er von der Erfahrung einer wissenschaftlich exakt erforschbaren geistigen Welt ausgeht, die den gewöhnlichen Sinnen nicht zugänglich ist. Er bezieht das Übersinnliche und das Untermenschliche in seine Dichtung mit ein, weil er weiß, daß sie zum vollen Menschsein gehören, und ihre Erkenntnis zur Überwindung der heutigen Zivilisationskrise notwendig ist.

Da die Anordnung der Essays einführenden und hinführenden Charakter haben soll, wurde Steffens »Vorwort zu ›Goethes Geistgestalt‹« vorangestellt, in dem er seinen Weg, seine Ziele als Künstler und auch seine Stellung zu Rudolf Steiner charakterisiert. Die anschließenden Aufsätze sind vor allem dem Verhältnis der Kunst zur Wissenschaft gewidmet, beleuchten aber auch die herrschende Kultur und ihre Tendenzen und weisen auf keimkräftige Gedanken hin, welche letztlich die gemeinsame Wurzel von Kunst, Wissenschaft und Religion im Auge haben.

Im Mittelpunkt des zweiten Teils steht der Künstler selber, als Urbild des Menschen. Es geht um die Quelle seiner Schaffenskraft, um Wege und Irrwege; im dritten Teil dagegen um die Anwendung der gewonnenen Erkenntnisse in den einzelnen Künsten, dem Drama, der Malerei und Musik. Hier haben aber auch das Mißlingen (»Kleist und die Gründe seiner Tragödie«) und Gelingen (»Therapeutische Kunst«) ihren Platz.

Abschließend lassen vier Kapitel aus »Weltall-Geschehen im Alltagserleben« erfahrbar werden, daß der Titel dieser Essaysammlung durch Albert Steffen selbst gerechtfertigt ist.

Toffen/Schweiz im Februar 1984 — Angela Matile

Vorwort

Als mir im Sommer 1931 die freundliche Einladung der Kunstgesellschaft Davos übermittelt wurde, aus meinem literarischen Werke vorzulesen, war damit die Frage verbunden, ob ich – einleitungsweise – nicht einiges über das Wesen meiner Dichtung sagen möchte. Es wurde darauf hingewiesen, daß ich als Dichter – trotzdem ich beinahe ein Vierteljahrhundert im Geistesleben stehe – für viele Menschen ein Stein des Anstoßes geblieben sei. Ich bin zwar der Meinung, daß ein Kunstwerk für sich selber sprechen soll. Aber ich muß zugeben, daß man einer Aufforderung, einen Rechenschaftsbericht vor dem Geiste abzulegen (und jene Frage war geistvoll gestellt) nicht ausweichen darf.

Es geht aus meinen Aufsätzen über Goethes Geistgestalt wohl hervor, daß ich mein Schaffen in Übereinstimmung mit Goetheschem Geist betrachte. Wenn ich selber Goethe zitiere, so frage ich mich immer, wie er wohl urteilen würde, wenn er heute lebte. Ich suche ihm im Geiste zu begegnen.

Ich versuchte auf jene Frage in objektiver Form, als ob sie einen Fremden beträfe, zu antworten. Da mußte ich zu allererst sagen: Ich verzichte von vornherein, so wie die »gelobten« Schriftsteller zu erzählen. Warum? Es wäre das Allerleichteste für mich. Aber ich müßte dabei das Allerschwerste aufgeben: die Entwicklung zu einem höheren Menschentum, mein Gewissens-Verhältnis zum Geist. Als ich mich zu dieser Strenge mir selber gegenüber entschloß, stand ich vor der Frage: Werde ich überhaupt noch Leser finden? Aber selbst auf die Gefahr hin, daß ich den letzten verliere, wollte ich diesen Weg gehen. Und der Tadel, der mich traf, durfte mir nur ein Beweis sein, daß es der richtige Weg ist.

Ich mußte in einer Zeit, wo sich die maßgebenden Schriftsteller ihren sinnlichen Eindrücken hingaben, ohne sie durch geistige zu ergänzen, und sich von ihrem »Unbewußten« leiten ließen, gegen mich selber unerbittlich sein. – Das Furchtbarste wäre, wenn mir jemand mit Recht vorwerfen könnte, daß ich auf meine alten Tage hin inkonsequent würde. »Alte Tage« –:

Ich muß mich korrigieren, da der Geist nicht älter, sondern jünger, ja im eigentlichen Sinne unsterblich macht. Und eine andere Unsterblichkeit möchte ich nicht haben, selbst auf den Ausgang nicht, für die heutigen Sterblichen nicht gelebt zu haben.

Ich betrachte die Aufgabe des Dichters, um es ganz schlicht zu sagen, darin, Bausteine zu einer im Geiste verjüngten Menschheit, zu einer neuen Erde beizutragen. Doch gerade dieses wird mir übelgenommen, das neue Jerusalem des Apokalyptikers, des Jüngers, den der Herr liebhatte, als Ziel zu betrachten. Man führt Goethes Urteil dagegen ins Feld. Aber Goethe ist im »Märchen von der grünen Schlange und der schönen Lilie« auch Apokalyptiker.

Durch jenen Verzicht, so wie die meisten gegenwärtigen Schrifsteller zu schreiben, gab ich nicht, wie meine Kritiker meinten, das Dichtertum auf, wohl aber den Erfolg. Was sichert heute den Erfolg? Die großen Auflagen liefern die Antwort. Entweder die photographische Treue, mit der man unsere Zivilisationsverhältnisse schildert, oder aber die rücksichtslose Darstellung des Trieblebens. Oder beides miteinander verbunden. Aber dieses ist die verderblichste Ehe. Das Raffinement ändert einen solchen Tatbestand nicht, sondern verschleiert ihn nur.

Wer nur Beobachter mittels der Sinne bleibt, verfällt bald einer ausgesprochenen Neurasthenie. Wer sich aber hemmungslos seinem Unbewußten überläßt, wird gemein. Die Ausgeburt davon ist ein Untersinnliches, statt ein Übersinnliches. Solche Schriftsteller verwirren und kränken den Leser, so daß er noch schneller als sonst jenen Abirrungen verfällt, die infolge der gegenwärtigen Katastrophen im großen Umfang überhandnehmen und den Kulturrest des Abendlandes völlig ruinieren. Sie treiben, statt sich dem Unheil entgegenzustemmen, die Menschheit vollends in den Abgrund.

Als ich am Tage jener Vorlesung bei Schneegestöber über den Flüela-Paß vom Engadin nach Davos fuhr, fiel mir eine Äußerung C. F. Meyers über Dostojewski ein. Der Schweizer Dichter, der sich zum Geiste Goethes und Schillers bekannte, nannte die Größe des Russen pathologisch. In Dostojewskis Werk brechen die Dämonen wie ein Rudel Tiere aus dem Käfig. Er selber sagt, daß die ganze Menschheit durch den Wahnsinn gehen muß, ehe sie zu sich selber kommt. Aber er überwindet diese furchtbaren Gewalten mit der Liebe, die bei ihm als östlichem Menschen den Organismus tiefer durchdringt als beim westlichen, der infolge seines Intellekt verhärteter ist. Dostojewski erlebt schon die Auferstehungskräfte. Jedoch er bezieht sie hauptsächlich auf das russische Volk. Und sieht in diesem den eigentlichen Gottesträger. Europa ist ihm bereits ein Friedhof. Gerade er ist ein sehnsüchtiger Sucher, viel mehr als man ahnt, im Sinne des Apokalyptikers nach einer neuen Erde. Aber in diese Sehnsucht mischt sich ein Zerstörungstrieb, der sich gegen die westliche, besonders die deutsche Kultur richtet. Das empfand ein Geist wie C. F. Meyer. Er, der diese unheimlichen Mächte in sich besiegt hatte, konnte nicht ja zu Dostojewskis Größe sagen. Die heutigen Schriftsteller bewundern ihn fast uneingeschränkt. Ich sage: *fast* –, denn gerade was seine gewaltige Bedeutung im Geistigen ausmacht, die Auferstehungskräfte, von denen er berührt wird, achten sie gering. Sie übernehmen seine Psychologie und züchten mit ihr eine Schwäche, die erbärmlich wirkt gegen die erbarmungswürdige des Ostens.

Dieses johanneische Element wird gegenwärtig in Rußland vertilgt. Und die allergrößte Befriedigung derjenigen, die es ausrotten, besteht darin, daß Dostojewski als Verkünder, gerade in apokalyptischem Sinne, in Europa nicht mehr ernst genommen wird. Ohne dieses Element jedoch wird der Osten für uns zum Verderben. Er entfesselt das geduckte oder gekränkte, aber im Grunde ungebändigte Triebleben: das Tier, das stets im Sprunge ist.

Etwas Entgegengesetztes kann man in Westeuropa konstatieren. Hier ist einer der Größten, bewundernswürdig durch die Fülle und Exaktheit der inneren und äußeren Beobachtung, Emile Zola. Aber was ihn unsterblich machte, war etwas anderes, nämlich jener Gerechtigkeitssinn, der ihn veranlaßte, für die Unschuld von Alfred Dreyfus aufzutreten.

In der Verfeinerung der Sinnesbeobachtung bis in den Geschmack und Geruch hinein hat er viele Nachfolger, und zwar unübertreffliche, gefunden. Aber nicht in der Bekämpfung der allergrößten Ungerechtigkeit, die heute existiert und die nicht einem einzelnen Menschen, wie jenem an und für sich unbedeutenden Kapitän, widerfährt, sondern einem ganzen Volke, das die Kultur der Menschheit, ebenso wie die anderen Völker, und in mancher Beziehung mehr, gefördert hat. Ich deute auf den Frieden von Versailles, der die Schuld am Kriege Mitteleuropa zuschiebt, eine Unwahrheit vor dem Geiste, die, wenn sie nicht richtiggestellt wird, die Menschheit in den Untergang hineinführt. Alle gegenwärtigen Lebenszustände in Europa basieren auf diesem Kulturskandal, den in stiller Stunde jeder denkende Mensch einsieht, aber den die maßgebenden Kulturträger nicht zu einer menschheitlichen Angelegenheit zu machen wagen. Der Krieg ist die Folge einer gewissen Denkart, die in ganz Europa Einfluß gewonnen hatte. Und die Menschheit als solche, insofern sie sich unrichtigen Ideen (oder der Ideenlosigkeit) hingab, trägt die Schuld. Die Katastrophe an und für sich wurde durch ganz wenige Persönlichkeiten, die der Situation nicht gewachsen waren und einer zum mindesten zeitweiligen Geistesschwäche unterlagen, ausgelöst. Wie können Völker, welche nicht überschauen konnten, was im Anzuge war, schuld genannt werden? Wenn überhaupt von Menschheitsschuld und nicht von Menschheitsschicksal gesprochen werden soll, so muß man vor allem auf dreierlei hinweisen:

Erstens auf jenes Zivilisationsleben, das heraufkam dadurch, daß man in der Naturforschung nur noch die sinnliche Wahrnehmung berücksichtigte, die geistige aber außer acht ließ, und daß man ihre Resultate auf Gebiete anwandte, wo sie nicht hingehören, auf das Soziale. Denn Naturwissenschaft, die sich ausschließlich der Sinneswahrnehmung (und der Steigerung derselben durch Instrumente) bedient, vermag nur das Gewordene zu erfassen, nicht das Werdende. Ein soziales Gebilde aber, aus Individuen bestehend, oder besser, sich mit diesen immer wandelnd, muß auch als Werdendes erfaßt werden. Und alle Maßnahmen, nur aus der naturwissenschaftlichen Forschung entnommen, bringen ein absterbendes oder ertötendes Element hinein. Die ganze Zivilisation bekam, besonders vom Westen her, ein mechanisches Gepräge. Sogar das Heerwesen als solches war eine Maschinerie geworden, die, einmal ins Rollen gekommen, nicht mehr aufzuhalten war. Und der Sieg war eine Errungenschaft der Maschinen (der Pferdekraft), nicht des Menschengeistes.

Zweitens nahm immer mehr, besonders durch den Darwinismus, eine Auffassung vom Menschentum überhand, die nicht nur physisch, sondern auch geistig dessen Ursprung im Tierischen erblickte. Der Glaube, vom Intellekt zersetzt, vermochte für die große Masse das Bild des Menschen nicht mehr lebendig zu erhalten.

Und zum Tod, der durch die einseitige Naturwissenschaft eingezogen war, gesellte sich das Tier, das offene Türen durch das Triebleben fand, besonders vom Osten her.

Drittens griff ein Nicht-erkennen-Können des Geistes an und für sich Platz. Der Mensch gab sich durch die Sinneswahrnehmung und ihre Entdeckungen immer mehr der Illusion hin, als wäre die physische Welt die einzige. Er sah sich selber nur von außen an und fand das, was ihn von der Außenwelt unterschied und was nur aus seinem Innern heraus sprach, seine Ichheit, nicht mehr. Er konnte infolgedessen nicht mehr die Freiheit, die im Ich begründet ist, anerkennen. Gefolgschaft der oder jener Macht, des Todes, des Tieres, der Ungeistigkeit in allen (oft raffiniertesten) Formen, mit einem Worte, *Unfreiheit* trat ein. Man vergaß oder beachtete die eigentlichen Vertreter des Geistes, die immer von der Freiheit ausgegangen sind, nicht mehr.

Diese Schuld äußerte sich symptomatisch darin, daß Goethes Weltanschauung der materialistischen weichen mußte, daß Newtons Farbenlehre über diejenige Goethes siegte, daß die Metarmorphosenlehre nach Goethes Tod nicht weitergeführt wurde. Und als Rudolf Steiner, als erster, lange vor dem Krieg, diese Fortführung erkenntnismäßig begründete und naturwissenschaftlich bis ins letzte ausbaute und sie derart in eine umfassende Geisteswissenschaft überführte, da wurde er nicht nur nicht anerkannt, sondern mit allen Mitteln bekämpft. Die Methoden dieser Geisteswissenschaft, die nun nicht allein wie die der Naturwissenschaft das Gewordene, sondern auch das Werden zu erfassen vermochten, durften mit Recht auf den sozialen Organismus angewendet werden und ergaben das Heilmittel für die Kulturschäden.

Es muß von Schuld gesprochen werden, insofern diese Geisteswissenschaft totgeschwiegen oder, ohne daß man sie gründlich studierte, abgeurteilt und zu unterminieren versucht wurde. Sie hätte allgemein, längst vor dem Kriege, auf Universitäten gelehrt und in Zeitschriften verbreitet werden sollen. Aber die vielen Vorträge, die Rudolf Steiner durch ganz Europa hielt, wurden nicht in ihrer Bedeutung aufgenommen. Es lag dies, wie der Fortgang der Geschehnisse erwies, in der Kurzsichtigkeit und Engherzigkeit der Parteien und Konfessionen. Statt auf den Denker zu hören, der sich mit seiner »Philosophie der Freiheit« als Freiheitsbringer legitimiert hatte, verfiel man einer geistigen Nachlässigkeit, ohne daß man die Folgen merkte, bis man plötzlich von der Zange gepackt war. Jetzt kam die Tyrannis über das Geistesleben immer näher. Diese drei T: Tod, Tyrann und Tier, stehen gegenwärtig als drei Galgen auf Europa.

Und man muß sagen, nicht ein einzelnes Volk, sondern die

ganze Menschheit hat sie aufgerichtet. Solange aber sämtliche Völker dieses nicht einsehen, werden die Galgen stehen bleiben, – und bleibt Europa dem Henker verfallen.

Als ich meinen dichterischen Weg gefunden hatte, lernte ich Rudolf Steiner kennen. Ich darf sagen, daß ich seine Bedeutung vom ersten Augenblick an erkannt habe. Ich wunderte mich darüber, daß andere ihn verkannten. Ich erschrak, als ich entdeckte, wie diese Verkennung von Gegnern ausgenutzt wurde. Und der gleiche Impuls, der mich dazu geführt hat, meine Aufgabe als Dichter vor dem Geiste zu rechtfertigen, veranlaßte mich, für das Werk Rudolf Steiners einzutreten. Was andere, denen das Geistesleben Europas anheimgestellt war, versäumten, erschien mir als Unterlassungssünde, ich wollte sie nicht mitmachen. So kam es, daß ich meine drei Bücher »Die Krisis im Leben des Künstlers«, »Der Künstler zwischen Westen und Osten« und »Der Künstler und die Erfüllung der Mysterien« geschrieben habe. In allen drei knüpfte ich an Goethe an.

Ich möchte, um zu zeigen, inwiefern ich mich mit Goethe auch in meinem dichterischen Schaffen in Übereinstimmung sehe, beispielsweise an die »sinnlich-sittliche Wirkung der Farben« erinnern. – Die Wahrnehmung etwa der blauen oder gelben Farbe ist zunächst eine sinnliche. Sie verschwindet, sobald man das Auge wegwendet. Wenn sich aber das Seelisch-Geistige des Menschen in das Blau vertieft, so wird er von einer gewissen Stimmung ergriffen. Sehnsucht und Frommheit erfüllen ihn. Beim Gelb findet etwas Gegenteiliges statt: Mut und Erkenntnisfreude treten auf. Das sind sittliche Wirkungen der Farben. Sie bleiben in der Seele, auch wenn die sinnliche Wahrnehmung nicht mehr gegenwärtig ist. Ja, sie können sogar, vom Geiste aus, ohne äußere Wahrnehmung, erneuert werden: durch die schöpferischen Fähigkeiten, durch Hingebung und Erkraftung des Denkens. Aber um dieses zu können, muß man, wenigstens zeitweise, imstande sein, die Sinne zu opfern. Den sinnlichen Eindruck verliert man, wenn man das Auge schließt, den sittlichen nicht, auch im letzten Augenschließen, im Tode nicht. Der sittliche Eindruck ist unsterblich.

Und dieses Unsterbliche nicht preiszugeben, sondern es zu mehren, das sehe ich als die vornehmste Aufgabe des Dichters an. Gewiß, das Sinnliche soll er behalten, aber er sollte es, wenn er selber unsterblich werden will, nicht als einziges pflegen, und wenn es im Laufe des Lebens schwindet (bei vielen Dichtern schon um das achtundzwanzigste Jahr herum, wenn der Intellekt das Übergewicht bekommt), so darf er es nicht durch Sensation und Triebhaftigkeit steigern, sondern er muß es aus den Auferstehungskräften selbst heraus neu gewinnen. Es kann durchaus sein, daß ein Dichter, der diese Einsicht erlangt hat, eine Periode in seinem Leben durchmacht, in der er, um das Sittliche zu erringen, das Sinnliche hintanstellt und so den Eindruck erweckt, als ob er es eingebüßt hätte. Was er derart geopfert hat, wird später in neuer Gestalt wiederkehren.

Solche sinnlich-sittliche Wirkung wird der Dichter allen Erlebnissen abzuringen suchen. Jedem Geschehnis, jeder Begegnung, jeder Zeitungsnotiz.

Man wird einwenden: Methode und Dichtung gehen nie zusammen. Das widerlegt aber jeder Dichter, der gründlich zu Werke geht. Und haben denn nicht die großen Schriftsteller des neunzehnten Jahrhunderts sich die Methoden der Naturwissenschaft angeeignet? Sie vermochten dies, ohne Schaden zu erleiden, solange sie noch einen überlieferten Fonds von Geistigkeit besaßen, trotzdem sie dem Bekenntnis nach Materialisten sein mochten. Aber heute kann der Dichter in der Methodik nicht mehr den Naturforscher, der sich ausschließlich auf den Sinneseindruck stützt, zum Vorbild nehmen. Er tut es noch. Gewiß. Die Folge ist der Film. Wenn ein Schriftsteller sein eigenes Werk verfilmen läßt, so sagt er dadurch, daß er sein Wirken nur noch im vergänglichen Sinne nimmt und sich selber als geistige Entelechie vergißt oder gering schätzt. Daß die gegenwärtigen Filmdreher darüber nicht nachdenken, sagt nur, daß sie ihr eigenes Vergehen nicht bemerken.

Goethe warnte in seinem Aufsatz »Der Versuch als Vermittler von Objekt und Subjekt« vor dem einseitigen Versuch. Unter Versuch verstand er gerade den bloßen Gebrauch der Sinne, deren Wahrnehmungsfähigkeit mehr oder weniger durch einen mechanischen Apparat verstärkt wird. Er zeigte, daß das Experiment die einzelne Tatsache aus dem Zusammenhang mit dem Weltganzen heraushebt, und wies dabei auf die inneren Fehlerquellen, die aus der Organisation des Menschen aufsteigen können, wenn dieser nicht zugleich eine geistig-seelische Entwicklung durchmacht und dadurch die gesteigerte Sinnestätigkeit ergänzt.

Was er für den Forscher sagt, ist auch für den Dichter gültig. Eine solche geistig-seelische Entwicklung greift nicht nur in das moralische, sondern auch in das organische Leben ein. Sie hat eine Neugeburt zur Folge.

Die Erneuerung der Mysterien und die Schönen Wissenschaften

Wir dürfen als die eigentlichen Begründer der Schönen Wissenschaften, wenn wir von den Vorstadien derselben absehen, im deutschen Sprachgebiete Gotthold Ephraim Lessing und Moses Mendelssohn nennen, den ersten als Nachfolger des Aristoteles, den anderen als Verehrer Platons. Beide als gemeinsame Kämpfer gegen ein heute längst vergessenes Bonzen- und Banausentum, dessen Opfer sie wurden, obschon sie für uns als Sieger dastehen. Es ist bekannt, wie sehr sich Mendelssohn die Verleumdungen über Lessing zu Herzen nahm. Sie waren eine Ursache seines zu frühen Todes. Und auch Lessings Leben ist durch diese Angriffe verkürzt worden.

Lessings »Erziehung des Menschengeschlechts« und Mendelssohns »Phaedon« sind Schriften, die zu den Schönen Wissenschaften gehören. Ebenso Schillers »Briefe über die ästhetische Erziehung des Menschen«. Vor allem aber ist es Goethe, welcher die Brücke von der eigentlichen Wissenschaft zu den Werken der schöpferischen Phantasie geschlagen hat, da er beides war, Forscher und Künstler zugleich. Ferner Novalis und der Kreis seiner Freunde, aber diese letzteren nicht uneingeschränkt. Viele der Romantiker irrten ab, indem sie ins Phantastische gerieten oder Konvertiten wurden.

Als dann die Literaturwissenschaft ins Fahrwasser der naturwissenschaftlichen Methoden gelangte, gingen die Schönen Wissenschaften immer mehr ein. Einer ihrer Nachzügler ist Wilhelm Dilthey. Aber seine herrlichen Abhandlungen, zum Beispiel die über Lessing, vermochten die Katastrophen, die über die Kunst hereinbrachen, nicht zu verhindern. Die Literaturwissenschaft begann unwillkürlich einem Epigonentum Vorschub zu leisten. Die Dichter überwältigte der Naturalismus.

Heute kann man nicht mehr in dem alten Sinne Vertreter der Schönen Wissenschaften sein. Als Nietzsche im Jahre 1879 seine Professur in Basel aufgab, ließ er sie gleichsam hinter sich. Er begab sich auf die Suche nach einer neuen Schönheit, die aber weder auf der Wahrheit noch auf der Güte beruhte. Damit waren die Schönen Wissenschaften im Grund entwurzelt. Erst

Rudolf Steiner hat sie wiederum begründet, vor allem mit seiner Jugendschrift »Goethe als Vater einer neuen Ästhetik«.

Der gegenwärtige Vertreter der Schönen Wissenschaften muß in Betracht ziehen, daß es heute – als etwas völlig Neues – eine Geisteswissenschaft gibt und ein bisher nicht existierendes Kunstwerk, das auf den Grundfesten der Erkenntnis beruht, das moderne Mysteriendrama, für welches das erste Goetheanum gebaut wurde; dieses erhob sich als Synthese aller Künste, der Architektur, Plastik, Malerei, Dichtung, Sprachgestaltung, Musik und Eurythmie.

Wer nunmehr die Brücke zwischen Erkenntnis und Kunst schlagen wollte, der mußte selbst den Weg vom Geist im Menschen zum Geist im Weltall gehen.

Die Wissenschaften sind der eine Pfeiler, die Werke der schöpferischen Phantasie der andere. Da war es notwendig, selber Kunstwerke im künftigen Sinne zu schaffen. Ohne selber Künstler zu sein, sollte man nicht über Kunst reden. Dabei handelt es sich weniger darum, etwas Vollendetes in die Welt zu stellen (dies muß späteren Zeiten vorbehalten bleiben), als sich mutig auf den Weg zu begeben. Es galt demnach, das Ziel des Dichters durch eigene Schöpfungen zu kennzeichnen. Das kann schon in einer neuen Art des Essays geschehen, vor allem aber in einer neuen Dramatik, Lyrik und Epik, besonders auch in biographischen Versuchen. Ferner in den Übergängen zu einem neuen Mythos. Dabei mußte man das Übersinnliche und Untermenschliche mit einbeziehen.

Rudolf Steiner nannte die Anthroposophie Initiationswissenschaft. Damit ist gesagt, daß die Erkenntnisse derselben der geistigen Welt entstammen und ihre Methoden in die geistige Welt führen. Im Mittelpunkt der Geisteswissenschaft steht deshalb die Erneuerung der Mysterien. Dies ist der Hauptimpuls der Freien Hochschule am Goetheanum.

Ich begann, nachdem ich viele Jahre lang den Essay gepflegt hatte, paradigmatisch mit einem Drama, das ich Rudolf Steiner vierzehn Tage vor seinem Tode noch vorlegen durfte und das er selbst zum Abdruck in der Wochenschrift »Das Goetheanum« bestimmte, mit »Hieram und Salomo«, worin der Guß des ehernen Meeres dargestellt wird. Ich wählte dieses Motiv auch deshalb, weil sich hier wie in einem Urphänomen alle Künste zusammenfinden.

In den alten Menschheitsepochen mit ihren Hochkulturen war der Name noch mit dem Wesen eins.

Betrachten wir Abel als Offenbarungsgestalt, die noch im Paradiese lebt und vor dessen Herrlichkeit in staunendem Schauen verweilt. Die Unschuld der Natur lebt auch in ihm. Der erste Laut, der sich von seinen Lippen löst, ist das *A*. Er sieht sich vor der Gottheit stehen, mit einer schützenden Hülle umgeben, was sich in einem *B* ausdrückt. Aber er beruht zugleich, wenn auch auf sanfte Weise, in sich selber, was er als *E* erlebt. Das *L* als letztes sind die Engelschwingen seines höheren Wesens. In solcher Lautfolge erlebt sich Abel.

Sein Bruder Kain handhabt das Werkzeug, das zertrümmert, Hammer und Hacke, er treibt die Axt in den Stamm, um ihn zu fällen. Bevor *er* aufbaut, muß er zerstören. *K* ist der Keil. *A:* auch in ihm wirkt das Staunen, aber das *I* wird von dem Egoismus überwältigt. *N* hat etwas Wegwerfendes. Kain besitzt keine Engelsschwingen, weil er eigenes Feuer in sich fühlt. Er läßt sich von diesem betäuben und begeht den Totschlag. Und so wird er nicht wie Abel in den Himmel erhoben, sondern in die Gehenna verbannt.

Aus den beiden Namen ergibt sich die Szene von selber, bei Abel die weichen Wolkenformen, bei Kain die zersplitterte Gesteinsschlucht.

Hieram will die feindlichen Brüder versöhnen. Sein Name ist von dem griechischen Worte hieraomai = einem Kultus vorstehen, abgeleitet. Und dieser Kultus besteht darin, daß Hieram das eherne Meer aus den sieben Metallen gießt, welche den Kräften der Wandelgestirne entsprechen, mittels seiner auf Musik und Mathematik beruhenden Baumeisterbegabung. Es hat die Form einer Lilie, das heißt des Sechsecks, des alten Tempelmaßes, welches die neue Kulturepoche vorbereitet.

Die Geisteswissenschaft spricht von früheren Verkörperungen der Erde, einem wässerigen, einem luftförmigen und einem wärmeartigen Zustand derselben, und sie zeigt zu gleicher Zeit, wie geistige Wesenheiten und Vorgänge an diesen Verwandlungen beteiligt sind. Da stellt sich einem folgerichtigen Denken sogleich die Frage: Wie vermag gegenwärtiges Erkennen davon zu wissen, wenn doch nur Gleiches Gleiches begreifen kann? Ist überhaupt ein Vermögen in uns, welches eine solche Entwicklung ohne intellektuelle Spekulation und ohne äußere Dokumente erfassen kann.

Betrachten wir den Menschen, der eine mineralische Substanz aufnimmt, indem er sie mit seinem physischen Organismus vereinigt. Sie verwandelt sich aus etwas Festem in etwas

Flüssiges und wird nach weiteren Metamorphosen aus dem physischen Körper ausgeschieden; was bleibt, ist schließlich die wesenhafte Wärme, die dem Lebendigen im Körper zugute kommt.

Auf dieses Wärmehafte im Organismus kann aber der Mensch, insofern er Geist und nicht nur Natur ist, einwirken, indem er einen Gedanken faßt, der nicht tot, sondern lebendig ist, der das Blut mit Begeisterung erfüllt und dem Stofflichen des Leibes sein Gepräge bis in die Physiognomie und Gebärde gibt. Der Mensch kann demgemäß mithelfen, vom Geiste aus den Körper zu gestalten, was die Natur als solche nicht vermag.

Dadurch, so darf sich der Mensch sagen, ist etwas in mir vorgegangen, was am Erdenanfang stattgefunden und weitergewirkt hat, wo sich Wärme durch die Taten von schöpferischen Wesenheiten in Luft, in Wasser, in Erde vermittels gewaltiger Prozesse verdichtet und dieser Verdichtung das Gepräge jener Schöpferwesen verliehen hat.

In mir hat sich also der Erdenanfang wiederholt. Und dieses Geschehen braucht nur in das Bewußtsein gehoben zu werden, um das Organ zu werden, welches die Weltentwicklung zu begreifen vermag, weil es in seinem Werden dieser adäquat gebildet ist.

Der Mensch hat in sich ein organisches Abbild des schöpferischen Wirkens der Hierarchien.

Eine Dichtkunst, welche so wirkt, daß sie durch das Wort, welches Mittel der Erkenntnis ist, erwärmt und den inneren Menschen zum Wachstum bringt und derart sogar den äußeren Menschen gestaltet, kurz, eine Kunst, welche durch die Gestaltung den Stoff verzehrt, wie Schiller sagt, ist ein Abbild der Weltenvorgänge. Sie kann, wenn sie von einer Menschengemeinschaft erlebt wird, zu einem Weltverjüngungsfest hinführen.

Dieses Erlebnis des Erdanfanges hat jeder Mensch. Aber es ist in den tiefsten Schlaf getaucht. Es kann als Vorgang im Menschen in das Bewußtsein gehoben werden, wenn ein Gedanke, der lebendig ist, die feinste Substanz im Menschen, das heißt die Wärme, ergreift. Dies ist zunächst nur möglich durch die reine Idee als solche. Und zwar im Augenblicke, wo man sich ihr in völliger Freiheit hingibt. Das heißt in der Meditation. Rudolf Steiner hat zuweilen den Geistesschülern, welche ihn um eine Übung zu ihrer esoterischen Entwicklung baten, erklärt, wie man gerade in der Meditation am freiesten ist und von dieser Freiheit aus die vollste Gewißheit und das überschauendste Bewußtsein hat, wie sonst bei keinem anderen Erleben.

Und er wies dabei auf den Anfang des Johannesevangeliums.

Dieser Meditationsvorgang ist verbunden mit dem Erlebnis des Erkenntnislichtes.

Meditieren besteht demgemäß darin, daß man aus Freiheit und aus selbstlosem Interesse zu einem Gedanken, Bild oder Satz, diese in den Mittelpunkt des Bewußtseins stellt, bei völliger Voraussetzungslosigkeit, das heißt, sie gleichsam aus dem Nichts heraus immer wieder neu erschafft. Die Kraft, die man dazu gebraucht, welche eine rein geistige ist, gilt es dabei zu verstärken. Und sie führt zum Geist, welcher gestaltverleihend ist und der Gewalt der Natur, welche die Gestalt zerstört, entgegenwirkt. Das heißt, es waltet jetzt ein innerer unsterblicher Mensch, welcher den äußeren sterblichen verwandelt.

Es ist die Auferstehungskraft selber: Das Wort, das Fleisch geworden ist, durch den Tod hindurchgeht und das Unverwesliche anzieht.

Die Anfangsverse des Johannesevangeliums rufen jene Stimmung hervor, welcher sich ein Dichter immer wieder hingeben darf, welche er in sich stets von neuem hervorrufen soll. Es ist die Stimmung, welche in sich alle Sprachen wie in einer Urbildekraft enthält, und von welcher Epik, Lyrik und Drama die drei Hauptäste sind. Von dieser Stimmung aus wird der tote Buchstabe, der in den Lauten des Alphabets noch nicht erstorben ist, wiederum auferweckt. Das Alpha und das Omega ist selber der Auferstehungsmensch.

Christus, der Lazarus auferweckt, sagt zu ihm: »Komm heraus!« Und als er aus dem Grabe herausgestiegen ist, spricht er: »Löset ihn und laßt ihn gehen.«

Und dieser auferstandene Mensch tritt nun in die Welt hinaus; jetzt erscheinen ihm Stein, Pflanze und Tier und der Mensch auf eine neue Weise. Er feiert ein Wiedersehen mit allen Geschöpfen der Natur. Er hilft, sie zurück zu dem Schöpfer zu bringen. Er führt sie, selbst begnadet, zur Apokatastase. (Wiederherstellung aller Dinge; vgl. Apostelgeschichte 3, 21)

Kunst und Wissenschaft begegnen sich

Zu einem Goetheschen Aperçu

Goethe weist immer wieder darauf hin, daß die Wissenschaften vom Allgemeinen ausgehen und sich dem Besondern nähern, während die Künste den entgegengesetzten Weg einschlagen. Solange sich Wissenschafter und Künstler ihre Methoden nicht gegenseitig zugestehen, werden sie einander nicht begreifen, geschweige denn fördern, sondern auseinanderstreben, oder miteinander im Streite liegen.

Die Naturwissenschaft betrachtet Stein, Pflanze, Tier und Mensch. Sie gliedert sich in Mineralogie, Botanik, Zoologie und Anthropologie. Sie geht dann zu den Kräften über, welche das Physisch-Wahrnehmbare mit Leben durchströmen; zum Seelischen, das es bewegt; zum Kosmischen, das es gestaltet. Sie gelangt derart bis zur Geisteswissenschaft und fordert im Grunde die Ergänzung durch diese. Indem sie den Menschen betrachtet, findet sie, was ihn von anderen Wesen unterscheidet, das *Ich*, das jeder Mensch nur selbst, für sich allein aussprechen kann. Im Ich liegt die Freiheit beschlossen. Hier beginnt die »Philosophie der Freiheit«.* Mit der Fähigkeit der Intuition auf der Erkenntnisseite und der moralischen Phantasie auf der Willensseite. Unversehens ist der Denker zum Künstler geworden.

Der Künstler aber kommt von einer anderen Richtung. Er erfaßt als Mensch mit seiner individuellen Begabung, die ihn zum Dichter, Maler, Musiker usw. macht, das schicksalsgegebene Motiv, das immer im Ich erlebt wird, das heißt etwas Persönliches ist, aber im höheren Sinne, so daß es nicht subjektiv zu sein braucht, sondern objektiv sein kann; er führt den Fall zu einem Menschheitsziel, durch eine Krise, eine Läuterung, eine Wiederherstellung. So wie etwa Wilhelm Meister erst beim Theater, dann in der pädagogischen Provinz und schließlich im ärztlichen Beruf sein Heil sucht.

Die Naturwissenschaft wird durch ihre Methoden sowohl an das Tor des Unter- und Übersinnlichen geführt als auch an die

* Siehe Rudolf Steiners so betiteltes Werk.

Schwelle des Über- und Untermenschlichen. Und beide Welten werden auf gesicherte Weise erst zugänglich durch die Erkenntnis, welche in das Wesenhafte der Erscheinungen der Außenwelt und der Kräfte der Organwelt hineinleuchten kann.

Dies wird erst der Geisteswissenschaft möglich. Durch die von ihr urbar gemachten Gebiete, dasjenige gegen die Sinnenseite und dasjenige gegen die Willensseite, ist die gegenwärtige Kunst, wie nie zuvor, der Erweiterung und Vertiefung fähig geworden.

Wer den Weg der Geist-Erkenntnis geht, welcher ein allgemeiner und jedem Menschen zugänglicher ist, hat eine Fülle bisher unbekannter Erlebnisse, die sogleich nach dem originellen Künstler rufen. Dessen Aufgabe ist durch die neuerforschten Erfahrungsgebiete viel schwerer und verantwortungsvoller geworden als früher. Er hat eine doppelte Schulung durchzumachen. Einerseits gegen die Sinne hin, deren Eindrücke er sittlich gestaltet, andererseits gegen den Willen zu, den er läutert. Hier durch Überwindung der Triebe, dort durch Belebung der Formen. Es gilt, einen zweifrontigen Einbruch in das Seelenleben zu überstehen. Durch diese Übungen ist der Künstler bereits in die Methoden der Geistesschulung eingetreten.

Er wird zum Forscher, so wie dieser zum Künstler.

Beide begegnen und fördern sich.

Ein hohes Ziel ist erreicht, wenn Künstler und Forscher sich in *einem* Menschen finden.

Der Künstler zwischen Westen und Osten

Wer sich in das gegenwärtige Leben hineinstellt mit einem Sinn, der nicht auf Nebensachen, sondern auf das Ursächliche geht, der sich nicht mit Abbildern begnügt, sondern das Urbildliche sucht, der sich nicht an die Erscheinungen, die vorüberfluten, verliert, sondern stetig danach trachtet, die Urphänomene zu erfassen (und das ist die Einstellung des künstlerischen Menschen) – für den beginnt die Umwelt auf neue Weise zu sprechen. Die Ereignisse und Tatsachen ordnen sich anders. Manches verschiebt sich. Dieses tritt hervor, jenes zurück. Alles bekommt ein verwandeltes Ansehen. Es fügen sich »die Zeichen der Zeit« zu einer fortlaufenden Sprache zusammen, die durch sich selbst verständlich ist.

Wie aber ist eine solche Einstellung, die stets nach der Ursache, dem Urbild, dem Urphänomen forscht – die künstlerische – überhaupt möglich?

Dadurch, daß der Künstler in sich selber, inniger als andere Menschen, den Archetypus der Menschheit empfindet und ihn zum Maße aller Dinge macht.

Schreitet er mit dem »idealischen Menschen« in sich durch das heutige Zivilisationsleben, durch Universitätssäle, durch Fabrikräume, durch Kasernen, so kann er bald erkennen, daß die Tätigkeiten, zu denen der Mensch der Gegenwart durch das Schicksal bestimmt ist, einseitig machen. Untrüglich empfindet er, welcher Teil des Organismus, sei es der Kopfmensch, sei es der Atmungs- und Blutzirkulationsmensch, sei es der Stoffwechsel-Gliedmaßenmensch, zu einer Hypertrophie oder zu einer Verkümmerung verdammt ist. Die Abirrungen des Denkens, Fühlens und Wollens wird er gerade deshalb mitleidend wahrnehmen, weil er die Harmonie des Vollmenschen in sich erlebt.

Ein Künstler, der so, mit der Ganzheit des Menschentums in seiner Seele, Europa betrachtet, schaut verschiedenartige Kräfte am Werk. Im Westen andere als im Osten. Er erkennt deutlich, daß sie einander entgegengesetzt sind. Er fühlt sich, da er selbst ein Ganzes ist, durch sie geteilt. Er empfindet einen

Zwiespalt in sich und weiß: er muß ihn überwinden, um ein guter Weltbürger zu werden.

Die westliche und die östliche Seele, die in seinem Innern sich bekämpfen, in Einklang zu bringen, ist ein Urmotiv des heutigen Künstlers. Schon Goethe hat dies mit aller Vehemenz erlebt. Er schaute nach der einen und nach der anderen Seite Europas und fühlte, daß man beiden mit ganz anderen Geisteskräften begegnen muß. Er hatte die Tendenzen, die von hüben und drüben kommen, klar erkannt. Im Westen sah er das Nahen des Maschinenzeitalters, das die Menschheit in Kürze vor ganz neue wirtschaftliche Aufgaben stellen würde. Für ihn war die Erfindung der Webmaschine eines der wichtigsten dichterischen Motive. Alle ökonomischen und sozialen Verhältnisse erblickte er durch sie verwandelt. Es sei hier an das »Tagebuch des Leonardo« in den Wanderjahren erinnert, worin die Arbeit der Heimarbeiterinnen in einer Gebirgsgegend beschrieben wird. Leonardo, der eine Schuld auf seiner Seele lasten fühlt, weil er nicht verhüten konnte, daß eine Pächtersfamilie, darunter die Tochter, die er im Sinne trägt, von Haus und Hof gehen mußte, wird vom Gewissen in dieses hohe Tal hinaufgetrieben, tritt in die Stube der Weberinnen und findet ein gar glückliches Völklein beisammen. In den Fensterrahmen über Geranien und Kapuzinerchen hängen Käfige mit Zeisigen und Stieglitzen; die zwitschern in das Gesurre der Räder hinein. Die Mädchen schauen zum Fenster in die freie Landschaft hinaus, und was sie vorüberflattern sehen, einen Vogel oder Schmetterling, weben sie in das Gewebe als Ornament, und was sie in sich selber als Rhythmus des Atems oder Blutes empfinden, gibt die Linie dazu. Diese Kinder schaffen mit Glücksgefühlen, denn der ganze Organismus wird noch beschäftigt, Auge, Hände, Füße, auch der rhythmische Mensch, beim Strecken und Beugen, beim Einfädeln, beim Abspulen, beim Drehen des Schiffchens und so fort. Deshalb singen die Mädchen, und zwar geistliche Lieder, wie Goethe ausdrücklich bemerkt, nicht weltliche. Denn in ihrer Wohligkeit ist Andacht. Sie sind jedoch keineswegs Muckerinnen, sondern freundlich-gefällige Wesen, die dem Geiste dienen dürfen und dafür dankbar sind.

Diese Heimarbeiterinnen haben eine Aufseherin, man darf wohl sagen: einen Schutzgeist. Goethe nennt sie »die Gute-Schöne«. Es ist das ehemalige »nußbraune Mädchen«, das Pächterskind, das Leonardo liebt mit einer »Leidenschaft des Gewissens«, denn er hat ihm weh getan, und das er unvermutet hier wiederfindet. Diese »Gute-Schöne« hat durch ihr Schicksal als Agrarproletarierin, die sie wurde, viel gelitten. Gerade deshalb wurde sie gut und schön; eine Helferin anderer, die leiden. Sie sieht, wie die Webmaschine vom Tal heraufkommt und dem Glücke der Heimarbeiterinnen ein Ende bereitet. »Was mich aber drückt,« so sagt sie zu Leonardo, »ist doch eine Handelssorge, leider nicht für den Augenblick, nein! für alle Zukunft. Das überhandnehmende Maschinenwesen quält und ängstigt mich; es wälzt sich heran wie ein Gewitter, langsam, langsam; aber es hat seine Richtung genommen, es wird kommen und treffen.«

Symptomatisch für das beginnende technische Zeitalter ist diese Stelle in den Wanderjahren: Die Menschheit steht an einem Scheideweg.

»Hier bleibt nur ein doppelter Weg, einer so traurig wie der andere: entweder selbst das Neue zu ergreifen und das Verderben zu beschleunigen oder aufzubrechen, die Besten und Würdigsten mit sich fortzuziehen und ein günstigeres Schicksal jenseits der Meere zu suchen.«

So sagt die »Gute-Schöne«. In der Tat, die Maschine tritt hier als Schicksal auf, und zwar als entseelendes. Wird sie die guteschöne Seele zerstören?

Bis jetzt saßen die Weberinnen am Webstuhl und arbeiteten, was sie Schönes draußen sahen und Gutes drinnen fühlten, in das Gewebe hinein. Sie waren glücklich. Das hört auf. Der Siegeszug der Jacquardmaschine geht bis in das Gebirge hinauf. Sie arbeitet schneller und bringt größeren Verdienst. Sie ist auch leichter zu handhaben. Aber sie läßt den inneren und äußeren Menschen verkümmern. Man kann zu ihrem Getöse nicht mehr singen, am wenigsten Psalmen. Man führt in den Sälen, die von ihr durchdröhnt werden, Gespräche, die dem Intellekt und Trieb entspringen, in denen aber das vermittelnde Gemütliche fehlt. Man leidet darunter. Man grollt und klagt an. Man wird, unweigerlich, auf Umsturz sinnen.

Leonardo beginnt nun der »Guten-Schönen«, als sie ihm ihre Sorgen berichtet, von einer Vereinigung geistig strebender Menschen zu erzählen, denen er selber angehört und die eine neue Gemeinschaft vertreten, von den »Oberen des Bandes«. Sie besitzen einen Schatz übersinnlicher Erkenntnisse und dieser hat seine schönste Perle in der Lehre von den drei Ehrfurchten. In der Ehrfurcht vor dem, was über uns ist, in der Ehrfurcht vor dem, was gleich uns ist, und in der Ehrfurcht vor dem, was unter uns ist. »Jene letzte Religion, die aus der Ehrfurcht vor dem, was unter uns ist, entspringt (so sagt der Älteste zu Wilhelm Meister, als über die Gesinnung dieser Gesellschaft gesprochen wird), jene Verehrung des Widerwärtigen, Verhaßten, Fliehenswerten geben wir einem jeden nur ausstattungsweise in die Welt mit, damit er wisse, wo er dergleichen zu finden hat, wenn ein solches Bedürfnis sich in ihm regen sollte.« Von dieser »letzten Religion«, die mit dem Heranrücken des technischen Zeitalters kommen soll, um die Gegenkräfte des Geistes wachzurufen, erzählt Leonardo der »Guten-Schönen«. Er spricht von den übersinnlichen Erkenntnissen, die ihr zugrunde liegen. Er enthüllt die Mysterien des Todes und der Auferstehung. Er sagt der »Guten-Schönen« das *Wahre.*

»Sie beruhigte sich, staunte, erheiterte, entfaltete ihr ganzes Wesen und fragte mit solcher Neigung und Klugheit, daß ich ihr nicht mehr ausweichen konnte, daß ich ihr alles bekennen mußte.«

Goethe suchte derart das Schicksal, das Gefahr lief, nur mehr von wirtschaftlichen Faktoren bestimmt zu werden, an das Geistige wiederum anzuknüpfen. Die Technik, die dem wachesten und bewußtesten Intellektualismus entspringt, der vom Westen her seinen Ursprung genommen, erlangt auf solche Weise wiederum den Anschluß an eine Gesinnung, die sie dem Abgrund zu entreißen vermag. In der Weisheit jener Gemeinschaft war die Gewähr gegeben, daß der Mensch dem Ansturm der verhärtenden, verödenden, vertrocknenden Kräfte, der Todeskräfte des egoistischen Selbstbewußtseins, nicht erliegen würde. Denn es lebte in dieser Vereinigung des Archetypus der Menschheit selbst, dergestalt, daß sie niemals zu einer kapitalistischen Handelsgesellschaft, zu einer Vertrustung führen konnte.

Goethe wollte die Rettung Europas vor der Mechanisierung in die Wege leiten. Dieser Wille geht durch sein ganzes Werk. Er will beleben, nicht entseelen. Man denke an jene Stellen in den Wanderjahren, wo von der Tätigkeit des Arztes die Rede ist. Mit welcher Andacht öffnet Wilhelm Meister ein anatomisches Besteck. Wie ein Priester zu der sakramentalen Handlung schreitet, betritt er den Operationssaal. Er schaut im Leibe des Menschen nicht nur den Leichnam, sondern die von den göttlichen Wesenheiten geschaffene Form der Seele.

Nicht anders ist ferner sein Kampf gegen Newton zu verstehen, jener gelungene, aber immer noch nicht anerkannte Versuch, das Licht einer geistlosen Optik zu entreißen, die es analysieren und entseelen möchte. In dem Kapitel von den sinnlich-sittlichen Wirkungen der Farben, worin Goethes Lehre kulminiert, spricht sich in Wahrheit der Weltgeist aus. Nur diese Auffassung vermag den Satz: »Die Farben sind Taten des Lichtes, Taten und Leiden« richtig zu verstehen.

Durch Goethes Farbenlehre werden wir vom Westen weggeführt. Der Orientalist Professor Beckh hat einen Zusammenhang der Prinzipien Goethes (was diesem selbstverständlich nicht bewußt zu sein brauchte): Licht, Finsternis und Trübe, mit Sattva, Tamas und Radschas, den drei indischen Gunas (Verhaltensweisen des Menschen zur Umwelt), aufgedeckt.

»Wenn Sattva von Sat, das ›Seiende‹, als Guna das ›lichthafte Element‹ (im Physischen wie im Seelisch-Geistigen) bedeutet, so mag an den von Steiner – nicht vom Standpunkte der historischen, sondern dem einer höheren Etymologie (auch Novalis spricht in den Fragmenten, wo er sich unter anderem mit dem Problem des Lebendigen in Wort und Sprache beschäftigt, von einer verschiedenen Etymologie, die er als ›genetische‹ und ›pragmatische‹ unterscheidet) – betonten Zusammenhang von ›sein‹ und ›sehen‹ erinnert werden. Die Bedeutung von Tamas ›Finsternis‹ (sowohl die äußerliche wie die innerliche) erfordert keinen weiteren sprachlichen Kommentar. Um so interessanter sind die scheinbar so entlegenen, verschiedenen Bedeutungen des Wortes Radschas. Im Seelischen bedeutet Radschas ›innere Bewegung‹, ›Regsamkeit‹, ›Leidenschaft‹, im Äußeren bedeutet es ›Dunst‹, ›Staub‹, ›Nebel‹, dann auch ›Luftraum‹, ›Atmosphäre‹, und außerdem hängt es enge zusammen mit Wörtern, die ›Farbe‹, insonderheit ›rote Farbe‹ bedeuten. Wie die verschiedenen Bedeutungen zusammenhängen, erkennen wir am besten, wenn wir den Blick auf die ›drei Welten‹ oder ›drei Räume‹ der Inder richten, jene Welten, die sowohl als äußerlich angeschaute Räume, wie als Daseinsformen oder Daseinsbereiche (im seelisch-geistigen Sinne) den Indern gelten, und auf die sich die mystischen Opferrufe bhūr bhuvar svar beziehen, nämlich eine obere Welt des himmlischen Lichtes (zugleich die ›geistige Welt‹, der geistige Daseinszustand), eine untere der Erdenfinsternis (die ›physische Welt‹) und dazwischen eine mittlere Welt des ›Luftraumes‹ (vom Standpunkt des Innern die ›seelische Welt‹, der Zustand der Leidenschaften). Die Eigenschaften dieser drei Welten oder Räume spiegeln sich wider in den drei Gunas: Sattva, das himmlische Licht (über den Wolken des Luftraumes), Tamas, die Finsternis (im Innern der Erde), Radschas, das Zwischengebiet des Luftraumes, in dem Wolken, Dünste, Nebel wehen, daher die verschiedenen Bedeutungen: ›Luftraum‹, ›Dunst‹, ›Staub‹, neben der seelischen Bedeutung ›innere Regsamkeit‹, ›Leidenschaft‹. Radschas ist in diesem Sinne nichts anderes als der zwischen Licht und Finsternis gewobene ›Schleier der Trübe‹, wie wir ihn aus Goethes Farbenlehre kennen, jener Schleier der Trübe, der als Medium des Lichtes die lichte Farbe Gelb (bei Steigerung der Trübe Orange bis Rot), als Medium der Finsternis die Dunkelfarbe Blau erzeugt. Wie sinnvoll erscheinen uns jetzt die Bedeutungen ›Luftraum‹, ›Dunst‹, ›Staub‹ neben den Beziehungen zu Wörtern, die ›Farbe‹ und ›Röte‹ bedeuten, wenn wir uns erinnern, wie ja gerade durch die trüben Dünste der Atmosphäre das Rot der aufgehenden und untergehenden Sonne bewirkt wird.«

Was Goethe neu entdeckte, das besaßen die orientalischen Weisen in uralter Zeit, wenn auch in ganz anderer Ausgestaltung. Sie hatten einen Lichtdienst. »Ormuzd, König der Wirklichkeit«, so lautet ein Gebet Zarathustras, »laß Größe und Glanz der Sonne sich mehren, die nicht stirbt, die Glanz blitzt und läuft wie ein Siegesheld.« Ihnen war das Licht etwas Heiliges. Aber nicht nur das Licht, nein auch die anderen Elemente. In dem Vermächtnis altpersischen Glaubens schreibt Goethe:

»Auf das Anschauen der Natur gründete sich der alten Parsen Gottesverehrung. Sie wendeten sich, den Schöpfer anbetend, gegen die aufgehende Sonne, als der auffallend herrlichsten Erscheinung. Dort glaubten sie den Thron Gottes, von Engeln umfunkelt, zu erblicken. Die Glorie dieses herzerhebenden Dienstes konnte sich jeder, auch der geringste, täglich vergegenwärtigen. Aus der Hütte trat der Arme, der Krieger aus dem Zelte hervor, und die religiöseste aller Funktionen war vollbracht; dem neugeborenen Kinde erteilte man die Feuertaufe in solchen Strahlen, und den ganzen Tag über, das ganze Leben hindurch sah der Parse sich von dem Urgestirn bei allen seinen Handlungen begleitet.«

»Die alten Parsen verehrten aber nicht nur das Feuer, ihre Religion ist durchaus auf die Würde der sämtlichen Elemente gegründet, insofern sie das Dasein und die Macht Gottes verkündigen. Daher die heilige Scheu, das Wasser, die Luft, die Erde zu besudeln. Eine solche Ehrfurcht vor allem, was den Menschen Natürliches umgibt, leitet auf alle bürgerlichen Tugenden. Aufmerksamkeit, Reinlichkeit, Fleiß wird angeregt und genährt.«

So Goethe, der sich selbst ein »Kind des Lichtes« nennt*.

Dem Osten droht nicht die gleiche Gefahr wie dem Westen, jene Entgöttlichung, Entseelung, Mechanisierung der Elemente, vor allem die des Lichtes (dort kann keine Dunkelkammer erfunden werden, worin man die Welt einfängt), wohl aber die Gefahr des Versinkens der Ichheit in dem göttlichen Strahlenmeere. Eine Gottesergebenheit, die in schwüle Mystik verfällt. Und diese Entwicklung hat ja das Parsentum genommen, als es vom Islam durchdrungen wurde. Da verwandelte sich der Dienst der Erde gegenüber: das Bäumepflanzen, der Getreidebau, das Straßenziehen, in den allzu innigen Genuß des Himmlischen, in eine wollüstige Anbetung, die irdischen Müßiggang zur Voraussetzung hatte, in einen Fatalismus, der die Hände nicht mehr so fleißig rühren machte.

Goethe schreibt von der mohammedanischen Religion:

»Unbedingtes Ergeben in den unergründlichen Willen Gottes, heiterer Überblick des beweglichen, immer kreis- und spiralartig wiederkehrenden Erdetreibens, Liebe, Neigung, zwischen zwei Welten schwebend, alles Reale geläutert, sich symbolisch auflösend.«

Aber Goethe gab es nicht auf, indem er sich dem Schicksalslauf überließ, die Gesetzmäßigkeiten desselben zu erforschen. Er vergaß und berauschte sich nicht. Er hielt den ich-auslöschenden Gewalten, die vom Oriente herandrangen, mit der westlichen Denkart, die wach und bewußt ist, die Waage. Mit seiner »anschauenden Urteilskraft« verfolgte er die Fäden der Geschicke der einzelnen Menschen, erst empfindungsgemäß, wie im Werther, dann sich zu Intuitionen steigernd, wie im Wilhelm Meister. Er durchforschte das Innere mit Erkenntniskräften und kam zuletzt dazu, in der Menschenseele ein ganzes Weltall zu finden, ein Abbild des Kosmos, eine innere Gestirnswelt. Es sei hier an die Charakterisierung Makaries, der Seherin der Wanderjahre erinnert.

»Makarie befindet sich zu unserem Sonnensystem in einem Verhältnis, welches man auszusprechen kaum wagen darf. Im Geiste, der Seele, der Einbildungskraft hegt sie, schaut sie es nicht nur, sondern sie macht gleichsam einen Teil desselben; sie sieht sich in jenen himmlischen Kreisen mit fortgezogen, aber

* Siehe *Karl Justus Obenauer* »Goethe in seinem Verhältnis zur Religion«.

auf eine ganz eigene Art. Sie wandelt seit ihrer Kindheit um die Sonne, und zwar, wie nun entdeckt ist, in einer Spirale, sich immer mehr vom Mittelpunkte entfernend und nach den äußeren Regionen hinkreisend.«

Es knüpft sich bekanntlich an diese kosmische Darstellung eine andeutende Betrachtung von der Wiederverkörperung.

Goethe sagt von Makarie: »Wir hoffen, daß eine solche Entelechie sich nicht ganz aus unserem Sonnensysteme entfernen, sondern, wenn sie an die Grenze desselben gelangt ist, sich wieder zurücksehnen werde, um zugunsten unserer Urenkel in das irdische Leben und Wohltun wieder einzuwirken.«

Goethes Schicksalsauffassung, die in die Einsicht der wiederholten Erdenleben einmündet, ist der Gegenpol seiner Licht- und Farbenlehre.

Die beiden Kapitel in den Wanderjahren, jenes von der Guten-Schönen und dem Webereiwesen und das von Makarie, der wunderwürdigen Weltweisen, folgen sich unmittelbar. Die Gute-Schöne darf sich Makarie zur Seite fügen als künftige Freundin und Gefährtin.

In dem Bunde dieser beiden Frauen, von denen die erste rührig im irdischen Leben steht, während die andere als Gelähmte an ihren Lehnstuhl gefesselt ist, sich aber als Schauende desto freier im Geistigen bewegt, sehe ich die schönste Synthese des Abendlandes.

Goethe wußte sich in seinem Selbstbewußtsein zu halten, wenn ihm die Technik des Westens und wenn ihm die Religion des Ostens Schicksal werden wollte. Vor dem Ansturm beider Gewalten, der äußeren und der inneren, rettete er sich durch die Festigung seines Ich, das er als ewige Entelechie erfaßt hatte.

Aber noch eine dritte Gefahr droht dem Ich. Sie besteht darin, daß man zwar sein Ich erfaßt, daß man es aber stärkt mit egoistischen Kräften, auf Kosten anderer. Dieser Gefahr verfällt ein Mensch, der den Willen zur Gewalt hat.

Mit siebenundzwanzig Jahren, in der Vollkraft seines Selbstgefühls, wurde Goethe Mitglied der obersten Landesbehörde in Weimar, des Geheimen Conseils. Der Tätigkeitsdrang des jungen Legationsrates wollte sich ausleben. Goethe übernahm bald die führende Rolle in der Bergbaudirektion, in der Kriegskommission, in der Finanzbehörde. Er hatte die Macht in Händen und brauchte sie zum Guten, indem er die Steuern verringerte, den Heeresbestand herabsetzte usw. Das Studium jener Epoche seines Lebens, die ungefähr bis zum fünfunddreißigsten Jahr, bis zum Entweichen nach Italien geht, zeigt, daß er ein Helfer des Volkes sein wollte. Er ist an der Durchführung seiner Reformpläne wohl nur deshalb gescheitert, weil er nicht die geeigneten Menschen fand.

Man denke sich, daß Goethe sich in sich selbst verhärtet und seine Machtbefugnis mißbraucht hätte, dann wäre er der Abirrung erlegen, die Politik zu benutzen, um das Geistesleben und das Wirtschaftsleben zu mißbrauchen. Einem solchen Menschen kann die Politik zum Schicksal werden.

Hier wird man an das berühmte Wort Napoleons erinnert, das dieser im Jahre 1808 bei der Erfurter Begegnung zu Goethe äußerte: »Die Politik ist das Schicksal.« Ein anderes Schicksal mochte der Kaiser der Franzosen nicht anerkennen. Er lehnte aus diesem Grunde die antike Schicksalstragödie ab. Auch er wollte einen europäischen Menschen verwirklichen. Er strebte zwar nach einer Einheit. Aber er war nicht imstande, sie zusammenzuhalten, weil sie nicht tief genug gegründet war. Sie war überpersönlicher und übernationalistischer, jedoch nicht menschheitlicher Art. Es lebte in ihr nicht wie bei derjenigen Goethes der Archetypus der Menschheit. »Ein Mann wie ich«, so sagt Napoleon von sich, »ist stets entweder ein Dio oder ein Diavolo.«

Er war dämonischer Art, ein Fatalist der Tat, von einem Stern geführt und von ihm wiederum, als seine Zeit abgelaufen, aus der Bahn geschleudert. Eine Natur, wie Goethe 1807 zu Riemer sagte, die aus der Moralität herausgetreten war und wie »physische Elementarursachen, wie Feuer und Wasser« wirkte ...

Bei dieser Erfurter Begegnung lebte in Goethe, der vor Napoleon stand, bereits der europäische Mensch, der seine Geistesart von innen heraus, durch Hingebung an die Erde (die Ehrfurcht vor dem, was unter uns ist) gesichert hatte. Goethe verhielt sich schweigend und abwartend. Napoleon fragte ihn dieses und jenes, aber nichts, was für die Geistesgeschichte Europas Zukunftsbedeutung gehabt haben würde. Niemand wird behaupten, daß Napoleon von Goethe einen Rat erwartet hätte. Und hätte dieser ihn gegeben, Napoleon würde ihn nicht angenommen haben. In Napoleon wirkte die Goethes Geistesart entgegengesetzte Kraft, der Wille zur Macht, der Mitteleuropa unterworfen hatte und sich nun anschickte, Rußland zu besiegen.

Würde der Imperator den Humanus, den der Dichter in sich

trug, aufgenommen und nach dem Osten geführt haben (statt den Dämon in der Seele), so wäre er in Rußland wie ein Heilsbringer aufgenommen worden. Nicht wäre Moskau in Feuer aufgegangen. Nicht wäre sein Heer erfroren. Nicht wäre er auf St. Helena abgesondert worden, als Gefangener Englands.

Napoleon mußte aus weltgeschichtlicher Folgerichtigkeit an der Weltmacht, die befugt ist, die Wirtschaft über die Erde zu verbreiten, scheitern. England mußte ihm zum Schicksal werden.

Nach dem Sturze von Napoleons rotglühendem Gestirn zersplitterte sich Europa wiederum in Nationalismen. Und während sich diese an Altertümern zu restaurieren schienen, vermehrten sich, zuerst fast unmerklich, dann gewaltig anschwellend, jene beiden Einflüsse von Westen und von Osten.

Die Naturwissenschaften nehmen überhand. Die Beobachtung, die ganz auf das Experiment abstellt, wird zur Methode erhoben. Die Anschauung, daß das Sinnliche das einzig Tatsächliche sei, wird zum Axiom. Dem Milieu und der Vererbung wird ein ganz anderer Wert beigemessen als bisher. Der individuelle Wille wird nicht mehr verantwortlich gemacht. Der Gedanke wird Exkrement des Gehirnes. Ein Ignorabismus in allen geistigen Dingen wird sanktioniert.

Gleichzeitig flutet die östliche Welle heran. Die Bhagavadgita wird mit Begeisterung aufgenommen. Die Übersetzungen indischer Epen durch Friedrich Rückert und Adolf Holzmann entzücken die Dichter. Man erinnere sich, wie beglückt Hebbel durch den König Nal sich fühlte, jenes Gedicht, das ihm »wie eine Meerlilie vorkommt, die sich auf dem Rücken des Ozeans schaukelt«, mit welchen Worten der Rhythmus der langgestreckten Verse herrlich gekennzeichnet ist. Richard Wagner schrieb an eine Freundin: »Wollen Sie meine Religion kennen lernen, so lesen Sie Usinar.« Es kam die Zeit der Textausgaben iranischer, assyrischer und persischer Herkunft. Der Buddhismus drang durch Schopenhauer ein.

Diese östlichen Geistesströmungen wurden deshalb so begierig aufgenommen, weil die Seelen durch die aufkommenden Naturwissenschaften nur im Vorstellungsartigen, aber nicht im Willenshaften befriedigt wurden. Die Sehnsucht wühlte um so dunkler, je nüchterner es im Kopfe wurde. Menschen, die mehr auf das Denken, und Menschen, die mehr auf das Wollen abstellten, konnten sich nicht mehr verstehen. Es ist ein kulturhistorisches Phänomen, daß Hegel, der Philosoph des Bewußtseins, Schopenhauer übersah, und daß Schopenhauer, der Philosoph des Mitleids, Hegel haßte.

Aber Wille und Vorstellung klafften sogar in der Einzelseele immer tiefer auseinander.

Diese Kluft ragte in die völkischen Seelengebiete hinein. In die Welten der Schwind, der Richter, der Spitzweg, die sich von Märchen und Mythenstimmungen, von Dorfgeschehnissen und Sitten, von Lokalismen genährt hatten, sickerte allmählich der Naturalismus ein, als Folge der naturwissenschaftlichen Denkart. Diese hatte ja die Sinne befreit und dem Auge die Lust des Experimentierens gegeben.

Eine Malerei kam auf, die sich ganz auf das Sehen gründete, auf Lichteindrücke, auf Farbenflecke, auf die genaue Wiedergabe dessen, was die Netzhaut spiegelt. Das wird hingestellt, gleichgültig, was für ein Gedanke drinnen waltet. Ob der Maler ein Antlitz oder eine Gurke vor sich hat, der Reflex wird in sorgsamster Nuance wiedergegeben. Der Verzicht, erkennend in die Dinge einzudringen, ist selbstverständlich geworden.

In Frankreich entfaltet sich die wundersamste Spätlingsblüte der Kunst, der Impressionismus. Das griechische Erbe (Delacroix und Ingres) schwindet hin. Aber selbst in den Impressionen wirkt noch das antike Schönheitsgefühl. Der Franzose kann nicht formlos werden, der Formwille ist ihm angeboren.

Während der Künstler im Westen immer mehr Experimentator wird (man denke an Zola, der in den Markthallen von Paris umhergeht und die Eindrücke von Auge, Ohr und Gaumen in sein Notizbuch einzeichnet), will er im Osten noch Priester bleiben. Dem orientalischen Künstler ist die Innenwelt wirklicher und wichtiger als die Außenwelt. Wünsche und Gedanken stuft er ebenso sicher ab wie der Westmensch Pflanzen und Tiere. Erlebnisse, die er hat, indem er ihren Wert oder Unwert an der Gottheit mißt, sind sein eigentlicher Stoff. Die Sinneswelt wird für ihn Gleichnis, nicht Selbstzweck. Die Malerei ist, wo sie ihre Höhe bewahrt hat, Kultusbildnerei geblieben, die Dichtung Anruf der Götter und Geister. Porträte gibt es eigentlich nur von Toten, die vergottet sind, nicht aber von Menschen des Alltags, geschweige Aktstudien und dergleichen. Die Forderung äußerer Wahrheit existiert nicht. Perspektive, Schatten, Kopien dessen, was die Sinne zeigen, deuten, wenn sie auftreten, schon auf Dekadenz. (Europäischer Einfluß, von Holland her, zeigt sich z. B. in Japan schon im

17. Jahrhundert, in der Mingperiode.) Wir finden gewiß naturgetreue Schilderungen, aber immer nur, insofern sie geistige Kräfte spiegeln, niemals als photographisch genaue Wiedergabe.

Man stelle sich eine japanische Maske vor. Eine übermenschliche Eigenschaft, die nach dem Tode ins Übergute oder Überböse gesteigert wird, lauscht oder lauert hinter den Zügen, etwas, das von den alten Göttern abstammt, eine himmlische oder höllische Naturmacht, ein Dämon ...

Dämonisch ist diese Kunst, mehr oder weniger besänftigt durch Buddhismus, durch Taoismus, durch Kaiser- und Ahnenverehrung*.

Die östliche Welle staute sich, um endlich in die Seelen der europäischen Künstler hereinzubrechen. Und wo sie nicht durch das Wehr des wachen und selbstbewußten Denkens geleitet wurde, gurgelte, spritzte und toste sie. In Stürzen und Wirbeln drängt sie durch, kreisend wie bei Franz Marc, kräuselnd wie bei Paul Klee, chaotisch wie bei Kandinsky. Persische, maurische, kalmückische Motive sind in den Erzeugnissen dieser Künstler zu finden. Als Traum, als Trieb, als etwas zunächst ganz Irrationales drängt es von innen nach außen.

Diesen Künstlern kommt es auf den von innen herrührenden Rhythmus an, des Atems oder des Blutes, aber nicht mehr auf das Sinnlich-Tatsächliche.

Dem Maler, der das Bild, das in die Augen fällt, wiedergibt, dem *Impressionisten*, war es gleichgültig geworden, ob er ein Stilleben oder eine Tanzschule wiedergab. Er fragte nicht mehr nach dem Sinne, der von innen antwortet. Er begnügte sich mit der Erscheinung. Sinnlos konnte ihm alles erscheinen.

Der Maler aber, der die Bewegung, die in ihm wallte, ausdrückte, der *Expressionist*, forschte nicht mehr danach, ob dasjenige, was er zutage förderte, einen guten oder bösen Ursprung hatte, ob es häßlich, zerstörerisch, selbstvernichtend wirken mochte.

Die Maler beider Richtungen verkünden die Zerrissenheit der Seele, ohne sich dessen bewußt zu sein. Die Impressionisten enden bei der Erscheinung, hinter der sie das Nichts annehmen müssen. Die Expressionisten bei ihren Trieben, die von einem unbekannten Dämon (man darf nicht sagen unbekannten Gott) angefeuert werden.

* Siehe *Ernst Grosse:* »Ostasiatische Tuschmalerei«.

Zwischen dem Nichts und der Dämonologie hat der heutige Künstler, wenn kein neuer Geisteseinschlag siegt, zu wählen.

Solowjew sagt in einer seiner Reden, die er zum Andenken Dostojewskis gehalten hat:

»Ein Mensch, der sein Recht zu handeln und die Welt auf seine Art umzugestalten, auf seine moralische Ungesundheit, auf das Böse und Sinnlose, das in ihm ist, gründet, solch ein Mensch ist, wie auch immer sein äußeres Schicksal und seine Taten beschaffen sein mögen, seinem eigentlichen Wesen nach ein Mörder. Er wird unweigerlich die anderen Menschen vergewaltigen und vernichten und er selbst wird unweigerlich durch Vergewaltigung zugrunde gehen. Er hält sich für stark, aber er befindet sich in der Gewalt fremder Mächte. Er ist stolz auf seine Freiheit, aber er ist ein Sklave der äußeren Welt und des Zufalls. Solch ein Mensch kann nicht eher geheilt werden, als bis er nicht den ersten Schritt zu seiner Rettung tut. Der erste Schritt zur Rettung ist für uns, daß wir unsere Schwäche und Unfreiheit fühlen. Wer das ganz fühlt, der kann aber nicht mehr ein Mörder sein. Wenn er aber in diesem Gefühle der Schwäche und Unfreiheit *verharrt*, so kommt er zum *Selbstmorde*. Der Selbstmord, die Vergewaltigung seiner selbst, ist schon etwas Höheres, Freieres als die Vergewaltigung anderer. Indem der Mensch seine Unfähigkeit erkennt, stellt er sich damit *über* diese Unfähigkeit, und indem er das Todesurteil über sich selber spricht, leidet er nicht nur als Verurteilter, sondern er handelt auch als oberster Richter. Aber auch hier ist sein Gericht nicht gerecht. Im Entschluß, Hand an sich selbst zu legen, ist ein innerer Widerspruch enthalten. Dieser Entschluß entspringt der Erkenntnis der eigenen Schwäche und Unfreiheit. Der Selbstmord an sich ist jedoch schon in gewisser Weise eine Handlung der Kraft und der Freiheit. Warum soll nun diese Kraft und diese Freiheit nicht für das Leben selbst eine Anwendung finden? Die Sache verhält sich aber so, daß der Selbstmörder nicht nur die eigene menschliche Unfähigkeit einsieht, sondern daß er diese Unfähigkeit zu einem allgemeinen Weltgesetz erhebt, und das ist eben Wahnsinn, er fühlt nicht nur das Böse, sondern er *glaubt* auch an das Böse. Er erkennt wohl seine Leiden, aber er glaubt an keine Heilung, und darum kann er die durch solche Erkenntnis erworbene Kraft und Freiheit nur zur Selbstvernichtung verwenden. Zum Selbstmord kommt jeder, der das allgemein menschliche Böse wohl erkennt, aber an das übermenschliche Gute nicht glaubt. Nur durch diesen Glauben kann ein denkender und gewissenhafter Mensch sich vom Selbstmord bewahren. Er soll nicht beim ersten Schritte der Erkenntnis des Bösen, das in ihm ist, stehenbleiben, sondern er soll auch den zweiten Schritt tun, das heißt, er soll das wahrhaft Gute, das über ihm ist, anerkennen.«

Wem das Dasein sinnlos und böse erscheint, der kann Welt und Individualität, Gottheit und Ich, Schöpfer und Geschöpf nicht mehr zusammenbringen. Zwischen Wahrheit und Güte scheint ihm ein Abgrund zu klaffen, den er nimmermehr zu überbrücken vermag. Die Schönheit, die er als Erbgut noch besitzen mag, sei sie griechischen oder gotischen Ursprungs, wird auf der einen Seite von der Krankheit, auf der anderen vom Wahnsinn gefährdet. Ein Zerrbild des Menschen entsteht.

Nun bitte ich, von diesem Standpunkt aus den problematischsten Roman seit Goethes Wanderjahren, die Brüder Karamasow, zu betrachten. Weder Zolas Milieuromane noch Strindbergs Beichten reichen an dieses Werk heran.

Wir haben einen Russen vor uns, den alten Karamasow, einen Trunkenbold und Wollüstling, der siech im Innersten ist. Seine vier Söhne, Dimitri, Iwan, Aljoscha und Smerdjakow tragen seine Vererbungsmerkmale. Sie wollen sich von ihm befreien. Aber sie fühlen sich in seinem Blute und empfinden mehr oder weniger bewußt, daß sie sich selber zu verwandeln haben. Dies quält sie, je nach ihrer Wesensart: Sollen sie, um frei zu werden, den Vater abstoßen oder erlösen? Vernichtungsgedanken und Erlösungswille wechseln in ihnen.

Der Staretz, als Vertreter des »rechtgläubigen« Christentums, steht vor ihnen. Ein Vorbild der Liebe. Er hat den Christus in sich, aber er kann ihn nicht auf die vier Brüder übertragen, so daß er in diesen auch in Liebe zu walten vermöchte.

Sossima, der Staretz, stirbt. Die Verwesung seines Leibes erfüllt das Kloster, und in dem Verwesungsgeruch ist der Glauben an den Auferstandenen nicht imstande, als mächtige, die Brüder beseelende und gestaltende Kraft emporzusteigen.

Ein ungeheures Verbrechen geschieht. Der alte Karamasow wird ermordet. Der Mörder (es ist Smerdjakow, der uneheliche Sohn) tötet sich selber, nachdem er den ältesten Bruder Dimitri des Verbrechens bezichtigt hat.

Hier schließt das Buch, unvollendet. Alle Probleme bleiben ungelöst. Gibt es eine Einsicht in das Schicksal? Gibt es ein Opfer, das sinnvoll ist? Gibt es einen Halt vor den Trieben?

Gibt es eine Sicherheit vor Halluzinationen? Gibt es eine Möglichkeit, die Menschheit zu erlösen?

Vor all diesen Fragen steht der heutige Dichter. Wer kann ihn weiter geleiten?

Keine Naturwissenschaft, die sich nur auf die Sinne und den an sie gebundenen Verstand verläßt. Sie fände immer nur die Verwesungswolke und hinter dieser das Nichts.

Kein Dogma, das den Menschen zum Gehorsam zwingt. Es würde ihn des eigenen Willens berauben. Wer aber bürgte, daß hinter dem fremden Willen nicht eine dämonische Macht steckte?

Beides führt in die Leere und in das Irrationale.

Hier vermag nur eine Wissenschaft des Geistes, die auf eine »Philosophie der Freiheit« gegründet ist, dem Menschen Sicherheit zu geben. Sie gibt ihm die Möglichkeit, selber zu forschen. Sie lehrt ihn den Geist in den Vorgängen der Natur und in den Fügungen des Schicksals finden. Sie zeigt ihm auch, wie der kosmische Christus in die Menschenseele eingezogen ist, und offenbart dadurch die umfassendste und tiefste Synthese zwischen Außenwelt und Innenwelt.

Selbstverständlich wird der Dichter auch fürderhin Mord und Selbstmord, Wahnsinn und Verbrechen, Krankheit und Sterben darstellen, aber so, daß sich der »Weg, die Wahrheit und das Leben« in seinem Werke auswirkt. Der Leser, der seine Worte aufnimmt, wird dadurch eine Katharsis durchmachen. Diese vermittelt uns gegenwärtig noch kaum ein Schriftsteller.

Der Weg des Dichters ist heute schwerer als je. Links und rechts wird er von seinem Pfade weggelockt. Niemals noch stand er derart in Gefahr, weggefegt zu werden. Es naht ein Doppelsturm von hüben und drüben immer fürchterlicher.

Von Westen her verbreitet sich der Geist der Technik. Ein Städtebild steht da, ober- und unterirdische Eisenbahnen, gewaltige Warenhausfassaden aus Glas und Eisen, Wolkenkratzertürme, Getreidesilos, Tunnel, Fabriken, gefüllt mit tosenden Maschinen ... Spielt hier der zusammengestückelte Stil der Kirchen, Universitäten und Justizpaläste noch eine wesentliche Rolle? Hat eine griechische Statue oder ein gotisches Gemälde noch irgendwelche Macht, die vom Zeitgeist gepackte Seele zu verwandeln?

Dieser Zeitgeist faßt die ganze Erde, seine Animalität ist triebhaft, von keinen Skrupeln gehemmt. Sie weiß die Elemente, Erde, Wasser, Luft und Licht, zu nutzen. Sie wird noch andere, bisher unbekannte finden. Man lebe sich in das Selbstgefühl dieses Wild-Wests hinein.

Lichtreklame

Hört!
Ich bin Amerika.
Ich komme durch die Nacht.
Ich brenne und jage die Dunkelheit fort.
Elektrizität bin ich,
Wie Blitze die Himmel
Setz ich die Straßen in Feuer.
Ob ihr wollt oder nicht,
Ihr müßt mich sehen. –
Volk kommt in Scharen zu mir,
Reichste und Ärmste – fröhliche Verbrüderung.
Um mich stößt sich die Menge,
Ich bin Broadway.
Ob ihr es braucht oder nicht,
Ihr müßt von mir kaufen.
Ich verkaufe meinem Land alle Produkte,
Vielformige, zahlreiche fein erfundene Dinge;
Aus meiner Erde, meinen Gebirgen,
Aus meinen Seen, meinen Flüssen,
Von meinen Sternen, meinen Himmeln.
Mein Nachbar dort verkauft dasselbe,
Das Beste auf dem Globus – nach meinem.
Rivalen sind wir derselben Ader
Pulsenden Lebens.
Geboren bin ich in Amerika –
Gemacht ward ich in Amerika –
Und werfe mich in die Schutthaufen Amerikas,
Platz zu machen einem größeren Amerikaner.
Prahle ich?
Sensitiver, kultivierter, höflicher Fremder,
Warum sollte ich nicht? –
Ich bin das Ich der »Neuen Welt«,
Afrika – Asien – Europa –
Die alte Welt ist tot, ich bin die neue!
Hört, hört,
Ich komme durchs Dunkel –

Zweifelnder Fremder, horch meiner Prahlerei –
Gestern ist schon Geschichte –
Eine neue Seite schlagt auf:
Morgen sieht mich Europa.

Alfred Kreymborg
(Übersetzt von *Claire Goll*)

Vom Osten kommt ein anderer Geisteseinschlag. Wir konnten ihn studieren, als Tagore uns besuchte, er, der von der westlichen Zivilisation als den Riten des Teufels spricht. Er trat auf und begann in wundersamer Satzrhythmik, in bezaubernden Vokalklängen zu sprechen. Er hob seine Stimme zu einer magischen Liturgie, indem er von seiner Heimat, den Wäldern Indiens, sang. Bengalische Lautformen stiegen auf und nieder und versetzten uns in eine Stimmung, über die wir uns keine Rechenschaft zu geben vermochten; wir verstanden sie nicht, wir nahmen sie urteilslos hin; wir wurden durch sie beseligt und wollten von unserem Europa nichts mehr wissen, es war häßlich und roh ...

So faßt uns von dieser Seite eine Welle und trägt uns, wir wissen nicht, in welche Seelengebiete.

Technische Bewegungen stammen aus dem Westen, kultische aus dem Osten. Die kultischen führen uns zu alten Symbolen und Gebräuchen.

Alfons Paquet schrieb von ihnen: »Als ich vor einigen Monaten in Konstantinopel mit Russen zusammenkam, fand ich eine Gruppe von Künstlern, Ärzten und anderen in den Abgrund des Weltproletariats hinabgestürzten Menschen, die sich Übungen der aktiven Mystik hingaben. Sie waren fern von Moskau im Begriffe, die uralten sakralen Tänze und Liturgien der innerasiatischen Schulen, die vermutlich die Heimat der ägyptisch-byzantinischen Mystik sind, zu einem neuen Leben zu erwekken. Unter ihrem Führer, Gurdiew, sind sie auch auf dem Wege zu einem neuen theurgischen* oder magischen Dienst. Dies ist der eine Pfad aus dem Zerfall der alten Kirche ...«

Wir müssen, um nicht auf diesen Pfad, der für *Mitteleuropa* ein Irrpfad ist, gelockt zu werden, die »anschauende Urteilskraft« in uns wachrufen.

Vom Westen her kommen andere Bewegungsspiele: Boxkampf und Fußball. Fäuste und Füße wirbeln, während der

* durch Zauber beschwörend

Osten mit untergeschlagenen Beinen verharrt und meditiert und im Meditieren wartet, daß unsere europäische Welt von selbst in den Abgrund rollt.

Dazwischen steht der Mitteleuropäer in Ruhestellung; er hat den Marschschritt, zu dem er gedrillt worden ist und in welchem er seine eigentliche Gangart gefunden zu haben meinte, aufgeben müssen. Er möchte weiter und weiß nicht wie. Er hat das Gefühl, daß er sich jetzt, nach dem fürchterlichen Kriege, weder im Sport vergessen noch im Gebete beruhigen darf. So steht er untätig da, wie ein Denkmal dessen, was er gewesen, im Begriffe, zusammenzubrechen, zu zerbröckeln und zu zerstieben wie eine Golemfigur, aus der der göttliche Odem entwich.

Aber dieser göttliche Odem lebt doch in der Sprache. In den Vokalen und Konsonanten atmet ihn der Mensch ein und aus. Wenn er die Bewegungstendenzen seines Sprechens auf den ganzen Körper überträgt, entsteht eine sichtbare Sprache, die Eurythmie. Übt sich die neue Generation in ihr, dann läuft sie, herangewachsen zu Werken, nicht Gefahr, mit den Füßen an die Erde gefesselt zu werden oder mit den Gedanken in das Nirwana zu entschweben. Dann vermag sie, sogar im Spiele, ein Vermittler des Geistes zu sein. Sie bleibt schön auch als Natur.

Der Mitteleuropäer ist immer ein Reisemensch gewesen. Er pflegte nach Italien, nach Griechenland, nach dem Orient zu pilgern. Er machte Ausgrabungen und gab Texte heraus. Er wollte sich dabei immer etwas holen. Heute ist ihm dies versagt; ökonomische Hemmnisse bannen ihn innerhalb seiner Grenzen. Er kann nur noch im Geist in andere Länder wandern. Wenn er aber die Einstellung des künstlerischen Menschen hat, die ich schildern durfte, dann vermag er auf diese innere Wanderung ein Gut mitzunehmen, das man im Osten und Westen nicht besitzt, das er dort verschenken darf. Der Geistesforschung Rudolf Steiners dankt er es vor allem anderen, daß er nicht mit leeren Händen kommt. Er bringt dem Osten die denkerische Begründung uralter Weisheitslehren, vor allem die erkenntnis-theoretisch gesicherte Einsicht in die Gesetzmäßigkeit der wiederholten Erdenleben. Er vermag sie dem Traume, der Phantasie, der dekadenten Mystik zu entreißen. Nach Westen aber bringt er eine im Urgrund der göttlich-geistigen Welt wurzelnde Gesinnung, welche die Technik so gestalten kann, daß sie guten Zwecken dienen wird. Hier tut Nachfolge not. Wir können heute nicht mehr in unserer engen Heimat bleiben oder gar in unserer Einsiedelei, wir müssen »den Begriff einer Weltfrömmigkeit fassen«, wie Goethe sagt, »unsere redlichmenschlichen Gesinnungen in einen praktischen Bezug ins Weite setzen und nicht nur unsere Nächsten fördern, sondern zugleich die ganze Menschheit mitnehmen«.

Wir sollten uns dabei bewußt bleiben, daß wir vor einem immer noch wachsenden Anschwellen der Technik stehen, das Verödung und Verwilderung mit sich bringen wird. Und vor einer Renaissance des Orientes, die größere Gewalt als die griechisch-lateinische haben wird, indem sie alles mögliche Über- und Untersinnliche zutage fördern kann. Hier hilft nur der lebendig in uns wirkende Begriff eines viel höheren Menschentums, als es bisher in irgendeiner Gemeinschaft hochgehalten worden ist. Die Seelenverfassung des Orientes erleichtert die Herrschaft eines Usurpators. Die des Westens den Ameisenstaat. Aber weder der Monarch noch der Sozialismus vermögen dem einzelnen Schutz und Gewähr einer Weiterentwicklung zu geben. Nichts anderes als die Aufnahme des Menschheits-Ichs in das persönliche Ich gibt uns die Kraft, zu existieren. Dann aber vermag weder die Angst vor der Mechanisierung, noch die Sehnsucht nach der Mystik die Individualität zu gefährden. Im Gegenteil, der Mensch vermag gerade dadurch, daß er sich tapfer in diese beiden Lebensarten hineinwagt und sie mit seinen lebendigen und selbstbewußten Gedanken durchdringt, zu wachsen, sowohl in der Vernunft als in der Liebe. Dann braucht er nicht mehr zu fürchten, von der Kluft, die zwischen Osten und Westen klafft, verschlungen zu werden. Er darf mit Goethe, der diesen Weg deutlicher als irgend jemand weist, sagen:

»Mag die geistige Kultur nur immer fortschreiten, mögen die Naturwissenschaften in immer breiterer Ausdehnung und Tiefe wachsen und der menschliche Geist sich erweitern, wie er will: Über die Hoheit und sittliche Kultur des Christentums, wie es in den Evangelien schimmert, wird er nicht hinauskommen.«

So sprach Goethe am Ende seines Lebens.

Zu was soll sich also der Künstler bekennen? Zum Westen? Zum Osten? oder zur Mitte?

Ich sage: zum Menschentum, wo man auch wirkt. Zum Weltbürger! Im Westen zum Weltbürger, im Osten zum Weltbürger und in der Mitte zum Weltbürger. Dann bringt man dem Menschheits-Ich an jedem Orte seine Gabe dar. Der Westen bringt eine Technik, welche der Entwicklung der ganzen

Menschheit dient. Der Osten eine Schicksalslehre, die jeden einzelnen mit Gott verbindet. Die Mitte eine Kunst, welche die Brücke zu schlagen vermag von hüben nach drüben.

Diese Gaben werden niedergelegt vor dem Menschheits-Ich, gerade wie am Anfang unserer Zeitrechnung Weihrauch, Myrrhen und Gold vor dem neugeborenen Christuskind. Aber heute werden sie dem Auferstandenen dargebracht. Dieser weist keinen ab.

Westen, Osten und Mitte vermögen gemäß Goethes Wort mit gleicher Berechtigung in den Lobgesang der Gottheit einzustimmen.

»Der Lobgesang der Gottheit, dem die Gottheit so gerne zuhören mag, ist niemals verstummt, und wir selbst fühlen ein göttliches Glück, wenn wir die durch alle Zeiten und Gegenden verteilten harmonischen Ausströmungen bald in einzelnen Stimmen, in einzelnen Chören, bald fugenweise, bald in einem herrlichen Vollgesang vernehmen.«

Aus: Der Eintritt der Erkenntnis von Karma und Reinkarnation in Wissenschaft, Kunst und Religion

Schon vor dem ersten Weltkrieg (in einem Berliner Vortrag vom 5. März 1912) hat Rudolf Steiner die Frage aufgeworfen: Worin liegen die wichtigsten Dinge, die gegenwärtig der Menschheit durch die Geisteswissenschaft eingepflanzt werden sollen. Und die Antwort hinzugefügt: Es werden diejenigen sein, nach denen die gegenwärtige Menschheit ganz besonders dürstet, die am allernotwendigsten sind. Es sind neue Erkenntnisse, und zwar solche der geistigen Welt. Nicht aber Glaubensbekenntnisse. Diese würden sogleich eine dogmatische oder sektenmäßige Einstellung und Stimmung zur Folge haben. Und sie würden alle Menschen, auf die es heute ankommt, die suchenden Menschen, die freien Menschen, die wahrheiterstrebenden Menschen, abschrecken.

Und die fundamentalste Erkenntnis, so führte Rudolf Steiner damals aus, welche die Menschheit gegenwärtig nötig hat und nach welcher sie einen, wenn auch unbewußten Drang empfindet, ist die Erkenntnis von Reinkarnation und Karma.

Es ist gewiß richtig, daß die Wiederverkörperung der menschlichen Wesenheit in früheren Epochen bei vielen Völkern angenommen worden ist, und zwar sowohl im Osten als auch im Westen, bei den Indern wie bei den Druiden, bis auf die Griechen; man braucht ja nur den Namen des Pythagoras zu erwähnen. Wir finden immer Persönlichkeiten, die von den wiederholten Erdenleben überzeugt waren, auch in unseren Tagen; es ließen sich zum Beispiel die Zeugnisse von Lessing, Goethe, Novalis, Friedrich Hebbel, Richard Wagner, Conrad Ferdinand Meyer usw. anführen. Aber das sind noch keine *Erkenntnis*wahrheiten. Es handelt sich heute um geisteswissenschaftliche Forschungsergebnisse, die ebenso exakt sind wie die naturwissenschaftlichen, und die für alle Menschen Gültigkeit haben und infolgedessen von jedermann begriffen und angewandt werden können.

Durch diese Erkenntnisse wird das ganze wissenschaftliche, künstlerische und soziale Leben eine Umgestaltung erfahren. Es wird sich auch erfüllen, was einmal Jakob Burckhardt als

Frage hingestellt hat: »ob die Metempsychose nicht vielleicht bestimmt sei, noch einmal das Christentum zu durchkreuzen«.

Christus, der von den christlichen Religionsbekenntnissen als der Überwinder des Todes, als der Erlöser, verkündet wird, was durch sein *einmaliges* Erdenleben geschah, wird durch die Erkenntnisse von Reinkarnation und Karma kein anderer. Er ist für alle Menschen gestorben und auferstanden. Das Mysterium von Golgatha ist und bleibt das Mittelpunktgeschehen der Weltgeschichte. Aber das Verhältnis der Menschen zum Christus erscheint durch die Wiederverkörperung der menschlichen Individualitäten in einem ganz neuen Licht. Christus erweist sich nun als der »Herr des Schicksals«.

So muß man sagen, daß es sich bei Reinkarnation und Karma um geisteswissenschaftliche Erkenntnisse handelt und nicht um ein religiöses Bekenntnis, aber daß ein solches, wenn es auf Wahrheit beruht, dadurch nicht beeinträchtigt, sondern im Gegenteil noch vertieft und erweitert werden kann. Das Christentum wird durch die Wiederverkörperung wieder ernst genommen werden.

Dies wird aber mit der Lebensweise des Menschen überhaupt so sein. Und zwar auf allen Gebieten. Wir brauchen nur auf die Vererbungslehren hinzuweisen, welche eine Ergänzung in der Wiederverkörperung des Menschengeistes finden, auf die Erziehung des Kindes, auf das soziale Verhalten der Menschen untereinander, auf das Gewissen und die Verantwortlichkeit, ja man darf sogar sagen, auf die Beziehungen der Völker zueinander.

Es leuchtet doch wohl jedermann ein, daß der Nationalismus seine Geltung verliert, wenn der einzelne Mensch in seinem nächsten Erdenleben einem anderen Volke angehören kann als in seinem jetzigen, vielleicht gerade demjenigen, das er heute noch – infolge chauvinistischer Vorurteile – glaubt hassen oder bekämpfen zu müssen. Wenn die Erkenntnisse von Reinkarnation und Karma ebenso in das alltägliche Bewußtsein übergehen, wie dies mit der kopernikanischen Weltanschauung geschehen ist, so wirken sie auf die Dauer sozialer als alle politischen Maßnahmen. Sie sind im Grunde die einzige Rettung der abendländischen Kultur, da die Prinzipien des geistigen Fortschrittes in ihnen eingeschlossen sind.

Die kopernikanische Weltanschauung hat zwar die Menschen mit einem einheitlichen Intellekt begabt, aber sie hat sie dabei von den tieferen Wahrheiten der Seele abgezogen. Sie bewegen sich seither mit ihren Gedanken mehr in den Raumesverhältnissen als in den Herzensgeschehnissen. Die ganze Technik, die als etwas Einheitliches die Erde umspannt, Eisenbahn, Schiffahrt, Flugzeug, ist eine Folge des Kopernikanismus, welcher den Blick auf die Stoffeswelt lenkte und so die großen Entdeckungen der Neuzeit bewirkte. So bewunderungswert diese sind, man kann unmöglich sagen, daß sie die Menschen innerlich ebenso nahe gebracht haben wie äußerlich. Wenn diese Errungenschaften der Menschheit zum Wohl gereichen sollen, so müssen sie durch innere Entdeckungen ergänzt werden. Diese müssen die Seelen vertiefen und verinnerlichen, so daß die Menschen sich neu verstehen können. Verständnis hat Liebe zu Folge. Man wird sich eher helfen wollen.

Vor Kopernikus glaubten die Menschen noch an Himmel und Hölle; man rechnete mit Strafe oder Belohnung im Jenseits. Heute kann, was die Masse der Menschen, sei es im Osten oder Westen, betrifft, keine Rede mehr davon sein, daß man das irdische Leben danach richtet. Man will es auf dieser Welt, der Erde selber, und nicht erst in der anderen, besser haben. Man will für Kinder und Kindeskinder ein menschenwürdiges Dasein schaffen.

Wenn nun ein Mensch erkannt hat, daß er auf der Erde wiedergeboren wird und die Zukunft derselben schon jetzt vorbereiten kann, so wird er in allem, was er tut, mehr Verantwortungsgefühl entwickeln. Er wird vor allem, was er selber schlecht gemacht hat, gutmachen wollen. Seine Fehler und Mängel werden ihn nicht mutlos machen, er wird unverdrossen an sich selbst arbeiten. Ein neues Lebens-Ethos wird in die Menschheit einziehen.

Die Krisis im Leben des Künstlers

I

Die Krisis, die der Künstler in der gegenwärtigen Epoche erlebt, muß begriffen werden, bevor sie überwunden werden kann. Das empfindet der schöpferische Mensch als Unruhe und Angst, als die immer schwerer lastende Frage: »Was soll ich tun?« Aber er gelangt meistens nicht über diese Stimmung hinaus. Er findet keine Antwort, weil er dem Alpe, der in ihm aufsteigt, ausweicht und sich von einem Triebe nach tieferer Unbewußtheit oder von einer Sehnsucht nach höherer Gesetzlichkeit ableiten läßt. Er scheut vor wirklicher Selbsterkenntnis zurück und übergibt sich lieber einem Reiche unter ihm, dem Naturdasein, oder einem Reiche über ihm, der Gottheit. Beides ist Flucht. Er erniedrigt sein Ich oder tötet es ab, um schöpferisch zu werden. Einen anderen Ausweg, meint er, gäbe es nicht.

Dieses Erlebnis gestaltete Ibsen in seinem letzten Werke, dem dramatischen Epilog: »Wenn wir Toten erwachen.« Unter Toten verstand er diejenigen, welche der Geist, der schaffen will, zerstört hat. Einen Geist, der aufbaut, kannte er nicht. Er konnte noch kein Drama schreiben, das geheißen hätte: »Wenn wir durch den Geist zum Leben erweckt werden.« Er gehörte noch dem finsteren Jahrhundert an.

Rudolf Steiner, der am Ausgang dieses Jahrhunderts als Herausgeber des »Magazins für Literatur« seinen Blick auf die zeitgenössischen Denker richtete und Urteile fällte, die sich heute bewahrheiten, sah in Ibsen den Dichter, der am dringlichsten zu fragen verstand, der aber selber keine dauernden Antworten geben konnte. »In drei Geschlechter«, sagt er, »scheint Ibsen die Menschen zu teilen. In die unschuldigen Naturkinder, die das Leben in vollen Zügen genießen; in die Schaffenden, die dem Leben absterben, weil sie über dasselbe hinauswollen. Und in die Kunstfreunde und Wirklichkeitsträumer, die in ihrer Urteilslosigkeit von der Vermählung des Schaffens mit der Natur schwärmen. Das erste Geschlecht betrachtete er mit Wehmut. In dem zweiten sieht er die Genossen des eigenen tragischen Geschickes. Über das dritte stimmt er ein Hohngelächter an.«

Dieses dritte Geschlecht, das urteilslose Publikum, bestellt beim Künstler (die Hauptperson des Schauspiels ist ja ein Bildhauer) seine Büsten und bekommt, ohne es zu merken, Pferdefratzen, Eselschnuten, Hundeschädel, Schweinsköpfe und Ochsenkonterfeis geliefert. Der Lieferant lacht, und das Lachen erhält ihn am Leben, indem es ihm die nötige Portion Selbstbewußtsein verleiht, aber es läßt eine Höherentwicklung nicht zu, denn es ist im Grunde ein Grinsen über sich selbst: Selbstgericht und Selbstvernichtung.

Ibsen wagte zwar, das Ich in das Bewußtsein heraufzuheben. Aber er sah in dem Wesen, das sich enthüllte, nur das Niedere. Kräfte, die stark genug gewesen wären, das Tier, das ihm entgegensprang, zu verwandeln, fand er in der Gegenwart nicht. Und in die Vergangenheit wollte er nicht zurückkehren, da war er zu ehrlich, denn er fühlte, daß ein Entleihen bei früheren Epochen eine Verlegenheit, eine Verlogenheit, ein Verleugnen dieses Ich bedeutet hätte.

Jede Zeit hat ihre Aufgabe. Unsere erweist sich, wenn wir die Tatsachen und Geschehnisse unvoreingenommen betrachten, als die: das Denken und Fühlen und Wollen zu einem richtigen Zusammenklang im Selbstbewußtsein zu bringen. Dieses Ziel schaut durch alle chaotischen Ereignisse der Gegenwart hindurch. Es will sich in jedem Menschen, sei er Gelehrter, Künstler oder Arbeiter, auswirken. Es bringt, weil es nicht erkannt und nicht erfaßt wird, die Stauungen und Wirrnisse des Lebens hervor.

In früheren Epochen waren Denken, Fühlen und Wollen noch nicht in dieser Art wie heute auseinandergerissen. Sie bildeten noch eine Einheit, und in dieser Einheit war das Selbstbewußtsein noch gar nicht da. Erst als das Selbstbewußtsein (ich sage ausdrücklich Selbstbewußtsein und nicht Selbstgefühl, denn es handelt sich um ein Wissen und nicht bloß um ein Fühlen des Ich) geboren wurde, begann sich die Spaltung in der Seele bemerkbar zu machen. Das ist im 15. Jahrhundert. Da sehen wir, wie die führenden Persönlichkeiten aus einem frei gewordenen Intellekt heraus zu schaffen beginnen. Wir sehen, wie auf dem religiösen Gebiete Luther, auf dem wissenschaftlichen Kepler, auf dem künstlerischen Dürer aus einem umfassenderen Erleben das Vernunftwissen, das naturwissenschaftliche Forschen, das mathematische Konstruieren herausschälen. Es ließe sich leicht historisch belegen, daß zu dieser Zeit in der Entwicklungsgeschichte der Menschheit die Geburt der Bewußtseinsseele stattfindet.

Man kann, um die Geburtswehen, die damals angefangen haben und auch heute noch zu keinem Abschluß gekommen sind, zu studieren, kein besseres Schicksal finden als dasjenige Friedrich Schillers. Er hat in der Tat diese Krisis am bewußtesten von allen Denkern bis zu seiner Zeit erlebt.

Ich möchte mit einem Sprunge in das Zentrum seines Geistes führen, und das vermag ich mit der bekannten Charakteristik, die Goethe Eckermann gegenüber gibt und die dieser in seinen Gesprächen niedergelegt hat. Goethe sagt: »Durch alle Werke Schillers geht die Idee der Freiheit, und diese Idee nahm eine andere Gestalt an, so wie Schiller in seiner Kulturentwicklung weiterging und selbst ein anderer wurde. In seiner Jugend war es die physische Freiheit, die ihm zu schaffen machte und die in seine Dichtung überging, in seinem späteren Leben die ideelle. Daß nun diese physische Freiheit Schillern in seiner Jugend so viel zu schaffen machte, lag zwar teils in der Natur seines Geistes, größtenteils aber schrieb es sich von dem Drucke her, den er in der Militärschule hatte erleiden müssen. – Dann aber, in seinem reiferen Alter, wo er der physischen Freiheit genug hatte, ging er zur ideellen über, und ich möchte fast sagen, daß diese Idee ihn getötet hatte.«

Mit diesen Worten ist der Urtrieb Schillers, von dem seine ganze Philosophie geleitet wird, ausgesprochen. Das Freiheitserlebnis ist es, worum sich all sein Denken, Fühlen und Wollen dreht. Man muß, um auf sicherer Basis aufzubauen, eine Definition dieses Freiheitserlebnisses erlangen. Es hängt mit dem Ich-Erlebnis zusammen, ist aber nicht mit diesem identisch. Ein Wesen, das Ich zu sich sagt, das sich als Einzelpersönlichkeit erlebt, ist man von Natur. Mit ungefähr drei Jahren spricht das Kind, das bisher in der dritten Person von sich redete, das sagte: »Hans hat Hunger«, plötzlich in der ersten. »Ich«, sagt es, »will essen.« Die Fähigkeit, Ich zu sagen, ist eine Gabe, die man empfängt. Das Ich ist ein Geschenk der Natur. Wenn der Mensch ausruft: Ich bin! so sollte er empfinden: nicht durch meine Tat, sondern durch die des Kosmos.

Das Ich wird uns gegeben. Gegeben aber, muß es von jedem einzelnen Menschen ausgesprochen und derartig bestätigt und besiegelt werden. Dieses Ja-Sagen zu der Schöpfung der Natur vermag dem Menschen niemand zu schenken. Das ist seine Tat. Die nimmt ihm niemand ab. Er kann sie wollen oder nicht wollen. Er vermag dadurch sein Ich zu entwickeln oder zu zerstören. Er ist imstande, es zum All oder zum Nichts zu führen. Das liegt in seinem Willen. Der Wille ist frei. Wenn das der Mensch einsieht, so erkennt er, daß er an einem Punkte seines Wesens ganz auf sich beruht. Dort ist er anders als alle Dinge der Welt. Dort ist er einzig. Dort ist er in seinem Eigentume. Er weiß, daß er dieses Eigentum vermehren oder vermindern kann; er empfindet, daß er sich der Göttergabe, die Mencheneigentum geworden ist, nur dann wert erweist, wenn er sie vor der Vernichtung schützt, wenn er hindert, daß sie verunglimpft, erniedrigt oder entwürdigt wird, wenn er für sie das Leben einsetzt.

Das ist, im Sinne Schillers, das Freiheitserlebnis.

Nun tritt es aber in ganz verschiedener Art auf, je nach der Entwicklungsstufe, auf der sich der Mensch befindet.

1780, als Schiller einundzwanzig Jahre alt wird, vollendet er die Räuber, jenes Stück, von dem (nach einer Tagebuchbemerkung Goethes aus dem Jahre 1806) ein reaktionärer Zeitgenosse, Fürst Puttiatin, versicherte: »Wenn er Gott wäre und er hätte voraussehen können, daß ein Stück wie Schillers Räuber sollte geschrieben werden, so würde er die Welt nicht erschaffen haben.« Dieses Stück, eine ungeheure seelische Explosion, ein Chaos von Kampfstimmungen, ein Wutausbruch gegen Unnatur und Sklaverei, gibt uns einen Begriff von dem Freiheitserlebnis in der *empfindenden* Seele.

1787, mit achtundzwanzig Jahren, schreibt Schiller die Szenen, die dem Don Carlos den eigentlichen Charakter geben. Das erste, was uns an diesem Drama auffällt, ist seine gebundene Sprache. Die fünffüßigen Jamben sind ein Zeichen, daß der Kunstverstand bei Schiller eine größere Rolle zu spielen beginnt. Noch immer herrscht Kampf gegen Unfreiheit, aber er wird auf andere Art geführt. Es treten Ideen auf. Marquis Posa entwickelt sein Menschheitsbeglückungsprogramm. Das Freiheitserlebnis erwacht im *Intellekt.*

Wiederum sieben Jahre später vollendet der fünfunddreißigjährige Schiller seine Briefe über die ästhetische Erziehung des Menschen.

Am Anfang dieser Abhandlung stehen die Worte: »Die Freiheit des Geistes soll mir unverletzlich sein. Ihre (der Leser) eigene Empfindung wird mir die Tatsachen hergeben, auf die ich baue. Ihre eigene freie Denkkraft wird die Gesetze diktieren, nach welchen verfahren werden soll.«

Es liegt in diesen Sätzen die Aufforderung an jeden einzelnen, die Resultate, die Schiller vorlegt, zu prüfen. Mehr: sie aus dem eigenen Denken heraus zu entwickeln. Sie werden sich diesem, wenn es stark und mutig genug ist, um sich von den Leidenschaften einerseits und den Dogmen andererseits zu befreien, von selbst ergeben. Schiller will also nicht beweisen oder überreden, sondern entwickeln und darstellen. Er will das Verständnis nicht erzwingen, sondern wecken. Es liegt ihm an der Denkfreiheit seiner Schüler soviel wie an seiner eigenen. Die Freiheit ist ihm Selbstzweck. Wir erleben in diesem Werke das Freiheitserlebnis im *Selbstbewußtsein*.

Schiller führt aus, daß ein Denken, das die Wesenheit des Menschen unvoreingenommen betrachtet, zuletzt auf zwei Hauptbegriffe stößt, die nicht weiter definiert werden können, von denen man sagen kann, sie sprechen sich durch ihr Dasein selber aus. Es sind Urphänomene, und Urphänomene vermögen nicht weiter zurückgeführt zu werden.

Der erste Begriff ist die von der Natur verliehene Ichheit, die sog. *Person*, als ein Beharrendes, Unveränderliches, Außerzeitliches, absolut in sich Gegründetes. Dies reine Selbst ist nur *Form*.

Der zweite Begriff ist der *Zustand* der Person, ihre Gefühle, Stimmungen, Erlebnisse als ein Wechselndes und Wandelndes, in der Zeit Verlaufendes, Vergängliches. Dieses immer Fließende ist nur *Stoff*.

Schiller sagt: Wenn der Mensch nicht als Stoff zerfließen will, muß er dem Leben Form verleihen. Und wenn er nicht bloß Abstraktion sein will, muß er die Form, die er durch sein ewiges Selbst hat, im Stoffe zur Erscheinung bringen. Er weist dann auf die beiden Triebe, die im Menschen wirken. Erstens auf den *Stofftrieb*, der sich von den Außendingen wärmen, anzünden, entflammen läßt, der aus sich heraus will, der alles nach außen projizieren möchte, der leben will. Zweitens auf den *Formtrieb*, der dem genannten gerade entgegengesetzt ist, der von aller Wirklichkeit absieht, der abstrahiert, der alles zu Gesetzen, die ewig sind, machen möchte, der die Welt der Mannigfaltigkeit auf ein Einheitlich-Beharrendes zurückführen möchte.

Diese beiden Triebe sind Nötigungen; der erste fesselt an die Welt, der zweite an das Ewige. Sie zwingen den Menschen, sie machen ihn unfrei. Sie reißen ihn auseinander, indem ein jeder um die Vorherrschaft in der Seele kämpft. Einer scheint den anderen auszuschließen. Es hat den Anschein, als müßte sich der Mensch entweder für diesen oder jenen entscheiden, als stünde er vor einem Entweder-Oder. Es tritt nun, wie von selbst, die Frage auf: Wie überbrücken wir diesen Zwiespalt? Denn in solcher Disharmonie vermag kein Mensch zu verharren.

Schillers ganze Philosophie, von der ersten Abhandlung, die er auf der Karlsschule schrieb: »Über den Zusammenhang der tierischen Natur des Menschen und der geistigen« bis zu seiner letzten: »Über naive und sentimentalische Dichtung« steht unter dem Zeichen dieses Dualismus. Immer ist das Ziel die Überbrückung. Und auf drei Hauptarten versucht er, bevor er die eigentliche Lösung findet, den Abgrund zwischen Sinnlichkeit und Vernunft aufzuheben.

Zuerst in frühester Jugend, durch eine Art von Herzensmystik, die wir am besten in der sog. Theosophie des Julius, einem Teilstück der »philosophischen Briefe«, studieren. Diese philosophischen Briefe werden zwischen einem überschwänglichen Gefühlsmenschen (Julius) und einem nüchternen Denker (Rafael) gewechselt. Der Schwärmer entwickelt eine Art von Geistersonnensystem. Er sagt: Die Welt entstammt einem geistigen Ursprung. Sie ist ein Gedanke Gottes. Dieser Gedanke war, ehe die physische Welt existierte. Er ist dann in die Materialität getreten. Der Mensch vermag in dieser noch die ursprünglichen Linien des Geistes zu erkennen. Er ist imstande, den göttlichen Plan zurückzukonstruieren, weil etwas in ihm ist, das nicht Materialität geworden ist. Dieses Etwas ist die Fähigkeit, mit den Dingen zu verschmelzen. Es ist die Liebe. Die Menschen sind, je nach dem Grade ihrer Liebe, auf ein Zentrum zu hingeordnet, auf eine Art von Geistersonne: die Urliebe. Je nachdem sie mehr oder weniger selbstlos lieben, sind sie diesem Mittelpunkte ferner oder näher, sind sie heller oder dunkler, werden sie inniger oder oberflächlicher erleuchtet.

»Tote Gruppen sind wir, wenn wir hassen.«

Schiller glaubt durch diese Liebe an ein Sichdurchwinden der ewig bestehenden Individualität durch allen Wechsel der Stoffe.

Laß das wilde Chaos wiederkehren,
Durcheinander die Atomen stören,
Ewig fliehn sich unsre Herzen zu . . .

In diesen Hymnen ist die Trennung zwischen Stofftrieb und Formtrieb noch nicht vollzogen. Die Seele lebt überhaupt noch gar nicht in einem Zwiespalt zwischen Sinnlichkeit und Vernunft. Sie befindet sich noch in einem Zustande, den man kosmische Liebe nennen könnte. Sie ist zwar den leiblichen Kräften hingegeben, aber diese sind noch im Wachsen begriffen. Der Dichter fühlt sich in seinem Leibe noch nicht als Sterbender. Er nimmt die Abbauprozesse noch nicht wahr. Er hat das Selbstbewußtsein noch nicht erlangt. Der Leib ist für ihn noch der Zusammenfluß aller Kräfte des Weltalls. Sie bauen an ihm und er empfindet das Bauen als Seligkeit und singt. Wie ein goldener Regen fallen die Rhythmen herunter, höchste Wahrheiten, die noch den Klang der Sphärenmusik an sich tragen; sie stammen noch aus einem Dasein, das von früher her in die Gegenwart hineinragt. Sie sind ein Abglanz des goldenen Zeitalters, wo der Lebenswiderspruch noch nicht existierte.

Im Überschwalle der Empfindung sucht also Julius die Einheit von Körper und Geist zu finden. Sein Gegenpart, Rafael, wirft ihm vor, daß seine Gedanken zu enge mit dem Herzen verknüpft sind, um von einem vernünftigen Menschen angenommen zu werden. Sie sind nicht einem freien Denken entsprungen. Du bist noch in Gefahr, Knecht deiner Triebe zu werden. Du häufst, von der Leidenschaft verführt, einseitige Erfahrungen und verschweigst die entgegengesetzten. Du läufst Gefahr, ein philosophischer Scharlatan zu werden. Dein Geistersonnensystem vermag die Probe des Denkens nicht zu bestehen. Du mußt erst denken lernen. Und Rafael (hinter welchem Körner, Schillers Jugendfreund, ein Schüler Kants, steckt) empfiehlt dem Julius eine trockene Untersuchung über die Natur des menschlichen Erkennens überhaupt. Hier stehen wir an dem Punkte, wo zum ersten Male in Schillers Leben Kant auftaucht.

Aber bevor Schiller Kant zum Führer wählte, gelangte er unter den Einfluß der Eudämonisten. Wenn Schiller sagt: »Die innere Quelle der Tat, die zwischen Tugend und Untugend wählt, ist Glückseligkeitswollen,« so wiederholt er, was Shaftesbury behauptete, der, an Plato erinnernd, die Dreiheit Wahr, Schön und Gut aus dem Glückseligkeitstrieb ableiten wollte. Diese Lebenslehre war in der Jugend Schillers Gemeingut der Gebildeten. Sie durchdrang die Dichtung Wielands, sie spielte in das Humanitätsideal Herders hinein, sie durchsetzte Musik und Architektur, Tanz und Tracht. Man meinte, daß alles dazu dienen solle, Glückseligkeit zu verbreiten. Was besonders bei den englischen Eudämonisten eine Art rationalistischer Psychologie und Nützlichkeitsphilosophie ist, eine subtile seelische Rechnerei, die als solche verwerflich ist, weil sie auf einem Profitieren beruht, das war bei Schiller etwas ganz anderes. Er brauchte zwar die gleichen Worte. Aber hinter diesen steckte nicht Klugheit, sondern lebte Opferstimmung, die nicht unterscheiden will zwischen sich und anderen, eine Überfülle physischer Kraft, die sich in Liebe verwandelt.

Die Eudämonisten Englands mit ihrem mehr oder weniger verhüllten Zweckbegriff genügten Schiller auf die Dauer nicht. Er erkannte bald, daß das Glückseligkeitsstreben als Verbindung zwischen Stoff- und Formtrieb die Welt zu hoch und die Person zu tief stellte. Es war im Grunde der Nutzen, der diese Kompromißverbindung schloß. Eine Allianz, die Schiller abstieß. Er vermochte seinen Segen nicht zu geben.

Er gelangt nun zu Kant.

Kant mutet, durch den kategorischen Imperativ, jedem Menschen zu, seinen Handlungen ein Gutachten des Gewissens vorangehen zu lassen, worin sich erweist, daß das Sittengesetz und nicht die sinnliche Neigung sie bestimmt. Jeder Trieb werde geprüft, ehe man ihm folgt, jede Neigung untersucht, ehe man sich hingibt. Kant ist mißtrauisch gegen die Natur, er traut ihr nichts Gutes und nichts Schönes zu, er unterjocht sie. Er erniedrigt den sinnlichen Menschen, um den Gesetzesmenschen zu preisen. Er verfällt also in den entgegengesetzten Fehler der Eudämonisten. Diese stellten den physischen Menschen zu hoch, er zu tief. Hier ist keine Versöhnung zwischen Vernunft und Sinnlichkeit, sondern die Knechtung der letzteren durch die erstere.

Dieser harte Dualismus war es ja, der so lange ein Hemmnis war, daß Goethe und Schiller sich fanden. Daß nur der tugendhaft sein könne, der seine Neigung tötet, das war ein Gedanke, den Goethe nicht ertragen konnte. Ihm war es überaus peinlich, zu denken, daß man nur lieben darf, wenn man gegen sich selber auf der Hut ist. Für ihn lag in dieser Wachsamkeit etwas Unnatürliches, Unrechtes, Unheiliges, Unheimliches.

Die Bekanntschaft mit Goethe wies Schiller auf das richtige Ziel. In der Kunst und in der Lebensweise Goethes sieht er die Versöhnung von Stofftrieb und Formtrieb verwirklicht. Das kommt in vielen Briefen zum Ausdruck, besonders in jenem, den er ihm nach der Überwindung des Wilhelm Meister sendet.

»Ich kann Ihnen nicht ausdrücken,« heißt es darin, »wie peinlich mir das Gefühl oft ist, von einem Produkte dieser Art in das philosophische Wesen hineinzusehen. Dort ist alles so heiter, so lebendig, so harmonisch aufgelöst und so menschlich wahr. Hier alles so strenge, so rigid und abstrakt und so unnatürlich, weil alle Natur nur Synthesis und alle Philosophie nur Antithesis ist.«

Die Synthesis, die Goethe besaß, war eine Gabe der Natur. Schiller mußte sie erst durch schwere Kämpfe erringen, die er gegen sich selber zu führen hatte. Er wurde mit Goethe im Jahre 1788 bekannt. Aber die Bekanntschaft blieb zunächst eine äußerliche. Beide Dichter, besonders aber Goethe, fühlten sich abgestoßen. Schiller empfand diese Abweisung sehr stark. Sie hatte in ihm eine ganz bestimmte Wirkung. Er schaute die überragende Größe, Harmonie und Schönheit der geistigen Gestalt Goethes. Er sah auf sich selber zurück und begann an sich zu zweifeln und zu verzweifeln. Er fing seine früheren Werke zu verachten an. (Wir können diese Stimmungen in den Briefen, die er an seinen Freund Körner schreibt, verfolgen.) Er vermochte den Spiegel, zu dem ihm Goethes Seele wurde und in welchem er alle eigenen Fehler und Mängel erblickte, zunächst nicht zu lieben. Aber er war ein viel zu edler Geist, um zu hassen. Statt zu hassen, verwandelte er sich. Und man darf wohl sagen, das Resultat dieser Wandlung sind die Briefe über die ästhetische Erziehung des Menschen.

Was Schiller erfahrungsgemäß im Werke und in der Lebensweise Goethes kennenlernte, formulierte er denkerisch in seiner Abhandlung.

Er sah, daß Goethe, wenn er schöpferisch tätig war, weder eine Nötigung der Vernunft noch einer Nötigung der Sinne folgte, sondern einem im eigenen Ich entspringenden Drang der Seele, dem sog. Spieltrieb.

Der Spieltrieb wird geboren, wenn die Seele Schönheit sucht. Die Schönheit hilft dem Menschen, sich in der Mitte zwischen Stofftrieb und Formtrieb zu halten. Durch die Schönheit wird der vom Stofftrieb beherrschte Mensch zum Denken, zur Form und zum Ewigen der Person gelenkt. Er entrinnt den Fesseln der Materie. Der Mensch aber, der von der Form unterjocht ist, der also an das Gesetzliche und Abstrakte gebunden ist, er wird durch die Schönheit wieder zum Leben und zur Erde zurückgeleitet.

Durch die Schönheit wird der Mensch weder physisch noch moralisch gezwungen. Er kommt durch sie in eine mittlere Stimmung, in welcher die Sinne und die Vernunft zu gleicher Zeit tätig sind. Die Schalen der Waage stehen auf gleicher Höhe, ohne leer zu sein. Es ist dies der Zustand, den Schiller den ästhetischen nennt. Erst in ihm ist man wahrhaft Mensch.

Wenn der Mensch in diesem Zustand handelt, darf man sagen: Er wird zu nichts genötigt. Er handelt ungezwungen. Er ist frei. Schiller drückt das folgendermaßen aus: »In der Erfüllung dieses idealen Spieltriebes findet der Mensch die Wirklichkeit der Freiheit.« –

Der Weg, den Schiller gewiesen hat, wurde nicht gegangen, sondern verschüttet. Die Geistesarten, die heute in Religion, Kunst und Wissenschaft noch maßgebend sind, bedeuten Abirrungen nach dem Stoffe oder der Form hin. Die Krisis ist größer als je. Und der Mensch schwankt willenlos und urteilslos zwischen orthodoxen Dogmen und naturwissenschaftlichen Hypothesen, zwischen der Unfehlbarkeit des Papstes und der Abstammung vom Affen, zwischen dem Gletschersturz in Ibsens »Wenn wir Toten erwachen« und dem Gemüsemarkt in Zolas »Bauch von Paris«.

Schiller vermochte eines nicht und daran ist eigentlich sein Werk gescheitert. Es gelang ihm nicht in genügendem Maße, Kants Erkenntnistheorie zu widerlegen. Er war im Grunde Moralist. Erst in unserer Zeit, nach den lichtlosen Dezennien des neunzehnten Jahrhunderts, gelangte ein Denker, Rudolf Steiner, dazu, in seinen erkenntnistheoretischen Schriften, besonders in der »Philosophie der Freiheit«, die Schranken, die Kant vor das Erkennen gestellt hatte, gänzlich niederzureißen. Er befreite das Denken von jeder Nötigung der Vernunft und der Sinnlichkeit. Er machte es dogmafrei und sinnlichkeitsfrei. Er stellte es auf sich selbst, so daß es stark genug wurde, sich eigene Impulse zu geben.

Abhold jedem Kompromisse, hat er die Freiheit als Notwendigkeit der menschlichen Entwicklung dargestellt. Er sagt: »Der Mensch findet keinen solchen Urgrund des Daseins, dessen Ratschlüsse er erforschen könnte, um von ihm die Ziele zu erfahren, nach denen er mit seinen Handlungen hinzusteuern hat. Er ist auf sich selbst zurückgewiesen. Er selbst muß seinem Handeln einen Inhalt geben. Wenn er außerhalb der Welt, in der er lebt, nach Bestimmungsgründen seines Wollens sucht, so forscht er vergebens. Er muß sie, wenn er über die Befriedigung seiner natürlichen Triebe, für die Mutter Natur vorgesorgt hat, hinausgeht, in seiner eigenen moralischen Phantasie suchen, wenn es nicht seine Bequemlichkeit vorzieht, von der moralischen Phantasie anderer sich bestimmen zu lassen. D. h. er muß alles Handeln unterlassen oder nach Bestimmungsgründen handeln, die er sich selbst aus der Welt seiner Ideen heraus gibt oder die ihm andere aus derselben geben. Er wird, wenn er über sein sinnliches Triebleben und über die Ausführung der Befehle anderer Menschen hinauskommt, durch nichts als durch sich selbst bestimmt.«

Ein derartig von den beiden Nötigungen freigewordenes Denken braucht der Geistesforscher, um einerseits in die Gebiete der Natur und andererseits in die der Seele einzutreten. Wenn er das erste tut, so zeigt sich ihm hinter den Dingen der Natur nicht mehr dasjenige, was die heutige Naturwissenschaft daselbst zu finden meint: Atome, Schwingungen usw., sondern geistige Tatsachen und Wesenheiten. Er findet im Pflanzenreich die Urpflanze, im Tierreich die Gruppenseelen der Tiere, im Menschenreich die Entelechien der einzelnen Menschen. Und wenn er das zweite tut, wenn er in sich selbst hineinschaut, so gelangt er nicht mehr zu dem mystisch verschwommenen Begriff einer göttlichen Person, sondern er findet die Gesetze, nach denen sein eigener Organismus aufgebaut ist.

Das Eigentümliche an der Überbrückung des Zwiespaltes, welche die Geisteswissenschaft Rudolf Steiners ermöglicht, besteht darin, daß das Ich viel beweglicher und stärker gemacht wird, so daß sich das Denken einerseits leichter metamorphosieren kann, wenn es in die Natur eindringt, und andererseits sich kräftiger behaupten kann, wenn es sich der Gottheit nähert. Es kann nicht mehr an die Welt verloren gehen und braucht sich nicht mehr vor Gott auszulöschen.

Diese beiden Fähigkeiten, die das Denken leiten: Beweglichkeit und Kraft des Ich, werden durch die geisteswissenschaftlichen Übungen derart ausgebildet, daß sie uns einerseits über die Vergänglichkeit des Stoffes, *den Tod*, und andererseits über die Entstehung der Form, *die Geburt*, hinauszutragen vermögen. Sie führen den Forscher zur Erkenntnis der Gesetze der *Wiederverkörperung*. –

Ich versuchte eine Beschreibung der Krisis im Leben des schöpferischen Menschen in Begriffen zu geben. Man könnte sie auch als Bild: in Farben, Formen und Bewegungen darstellen. Nicht daß ein solches Bild aus Gedanken abgeleitet werden dürfte. Das wäre ein Allegorisieren. Nein, das künstlerische Erleben geht dem wissenschaftlichen voran, nicht hintendrein. Ein Künstler setzt niemals eine Erkenntnis in einen Ton oder eine Farbe um, sondern er empfängt seine Eingebungen primär.

Würde er z. B. etwas erleben, was der Einheit von Denken, Fühlen und Wollen entspräche, so stiege in ihm nicht die gedankliche Entwicklung auf, die ich dargelegt habe, sondern er empfände Farbe, Klang und Bewegung, er würde daraus ein Bild entstehen lassen von in sich geschlossenen Formen, von harmonischem Tone, von sonnenhaftem Strahlen. Er würde »das goldene Zeitalter« gestalten, von dem der Mythos redet.

Würde er eine Zeitepoche erfassen, die vom kategorischen Imperativ bestimmt ist, so griffe er nach kalten (blauen) Farben und eckigen Formen. Eine vom Glückseligkeitsstreben beherrschte Periode gäbe er in warmen (gelben und rötlichen) Farben und rundlichen Formen wieder. Im ersten Falle würde er mehr Köpfe, im zweiten mehr Leiber darstellen. Sein Künstlertum würde ihn, wenn es echt ist, mit unfehlbarer Sicherheit leiten.

Ein Bild, das der Künstler haben könnte, wenn er einen Geist wie Schiller erfaßte, ist dieses: Er schaut das Meer, das von Tritonen, Delphinen und Schlangen wimmelt. Ein Sägehai fährt jach hindurch. Aus der Kluft, die er reißt, steigt ein Kentaur, halb Roß, halb Schütze, empor, der auf dem Rücken eine fehlerlose Frau trägt. Er zielt mit seinem Bogen nach dem Wolkenwirbel, der am Himmel hängt. Er schießt, und aus der Wolke tritt ein Wagen, bespannt mit Ochs und Leu. Darinnen sitzt ein Kind. Es schwingt sich herunter und fliegt auf die Arme der Schönheit.

Der Künstler aber, welcher in Farbe, Form und Bewegung wiedergeben wollte, was ein Mensch erlebt, der die geisteswissenschaftliche Schulung durchmacht, sähe, wie das Kind mutig und kühn vom Schoß des Weibes, der reinen Jungfrau, auf die grüne Erde spränge, sich fröhlich reckte, wüchse und zum Manne würde. Er sähe, wie dieser mit stillen und steten Schritten nach vorne strebte, unbekümmert, was links und rechts neben ihm geschähe.

Links neben ihm, da stünde eine Gestalt, die höbe sich empor, in die Lüfte, um der Erde zu entfliehen, denn die Erde wäre ihr nicht schön genug. Dies Wesen möchte fliegen. Es stürzte nieder mit gebrochenen Flügeln: Luzifer.

Rechts neben der Gestalt würde sich ein anderes Wesen winden, es könnte sich nicht aus den Höhlungen des Irdischen befreien, es läge darin gefesselt: Ahriman, der keine Güte in sich hat.

In der Mitte aber schritte der wahre Menschheitsrepräsentant unermüdlich nach vorn und zöge alle Seelen, die gut, schön und wahr den freien Willen in sich haben, mit.

II

Ich versuchte darzustellen, wie die Geburt des Selbstbewußtseins in der menschlichen Natur eine Spaltung hervorgerufen hat zwischen Denken und Begehren, zwischen Vernunft und Sinnlichkeit, zwischen Formtrieb und Stofftrieb. Ich wies darauf hin, daß es eine Epoche gegeben hat in der Menschheitsentwicklung, wo die Seelenfähigkeit Denken, Fühlen und Wollen noch nicht voneinander geschieden waren, wo sie noch eine Einheit bildeten, die von außen, vom Kosmos, von den Göttern geregelt wurde. Die Innenwelt und die Außenwelt waren in jenem Stadium, das der Mythos »das goldene Zeitalter« nennt, noch nicht gesondert. Wenn der Grieche der Frühzeit, der Orphiker, der noch einen Abglanz dieser Zeit erlebte, auf das Meer schaute, so fühlte er eine Kraft in seinem Innern; eine Wesenheit tauchte bildhaft auf; er nannte sie Poseidon. Sie gehörte der Menschenseele *und* dem Meere, beiden an. Auf diese Weise lebte der Mensch auch mit dem Lichte, der Luft, den Schichten der Erde. Er fühlte sich mit den Elementen verschmolzen. Er war in einer übersinnlichen Gestaltenwelt. Die kosmischen Tatsachen traten in sein Inneres nicht als Gedanken, sondern als Bilder. Die Planeten (um ein besonders einleuchtendes Beispiel seines Erlebens zu nennen) schaute er als Imaginationen, als Wesenheiten, als Götter. Er wußte nichts von den Keplerschen Gesetzen oder den Fraunhoferschen Linien, aber er schaute dieses Wissen in den Farben und Formen, in der Bewegung, in dem Zusammenwirken der Gestalten, die er wahrnahm. Er hörte es in Klängen, er spürte es in Geschmäcken. Eine Farbe, ein Ton, ein Geschmack, die in ihm auftauchten, sagten ihm: Das ist die Wirksamkeit eines gewissen Planeten. Er schaute ein Rot und empfand: Der Mars spricht sich aus. Er hörte einen Dreiklang und empfand: Venus, Erde und Merkur stehen in einem bestimmten Verhältnis zueinander. Er spürte einen Bleigeschmack und empfand: So ist die Kraft, die vom Saturn ausgeht.

Aus dieser Einheit des Seelenlebens heraus gestaltete der Mensch seine Kunst. Er konnte nicht anders als Künstler sein. Die Kunst war ihm vom Kosmos gegeben. Sie war eine Spiegelung desselben, die in der Seele Eigenleben gewann und wundersame Gebilde hervorbrachte.

Ich gebe zwei Beispiele, die ich Alfred Jeremias' Handbuch der altorientalischen Geisteskultur entnehme.

Erstens: Die Mauern von Ekbatana hatten, nach Herodot, planetarische Farben. Golden (Sonne), Silbern (Mond), Blau (Merkur), Weiß (Venus), Rot (Mars), Sandelfarben (Jupiter), Schwarz (Saturn).

Zweitens: Das älteste kultische Monument, das in Bismya gefunden wurde, zeigt das fünfsaitige und siebensaitige Instrument.

Solche Tatsachen (man findet in dem genannten Buche noch viele andere) beweisen, daß es historisch gerechtfertigt ist, zu sagen: Das Urbild des Menschen *ist* der Künstler. Aber der Mensch war Künstler, wie der Biber es ist, der seinen Bau bildet. Er hatte ein Können, aber kein Wissen. Ebensowenig wie die Bienen wissen, was für kosmische Geheimnisse in der Struktur der Zellen sind, die sie bauen, wußte er, nach welchen Gesetzen er schuf. Der Mensch besaß alle Fähigkeiten der Tiere als essentielles Können. Er vereinigte das Adler-, Stier- und Löwenwesen (um die drei Haupttypen zu nennen) in einheitlichem Zusammenwirken. Sie waren Teile seines Organismus. Er *war* das Tierreich.

Es herrschte Harmonie und sie spiegelte sich im Leibe des Menschen als Schönheit. Diese Schönheit war eine Gattungsschönheit, wie die der Tiere es noch heute ist.

Wenn der Kosmos, der die Gattung regelte, seine Kräfte zurückzog, starb der Mensch, ohne Angst, ohne Häßlichkeit, ohne Qualen; wie das Leben, war auch das Sterben geregelt. Wenn man diesen Vorgang überhaupt Sterben nennen kann. Denn die Seele lebte, wenn der Leib hinsank, in den Nachkommen weiter. Der Mensch war Ich-los.

Die Götter haben die Macht, die sie ausübten, in unsere Hände gelegt, als sie uns das Ich-Bewußtsein verliehen.

Die Freiheit bringt, wie ich darstellte, die Möglichkeit dreier Abirrungen.

Erstens: Die nach einem Stofftrieb, der sich verschleudert.
Zweitens: Die nach einem Formtrieb, der sich verhärtet.
Drittens: Die nach einem Spieltrieb, der einschläft.

Man kann diese Abirrungen in ihrem Wechsel durch die ganze Geschichte verfolgen. Die eine Kultur ist mehr von der ersten, die andere mehr von der zweiten bestimmt. Dazwischen schlummert die dritte.

Ich will, zur Erläuterung, Fälle der gegenwärtigen Kunst erwähnen.

Stellen wir uns das Gemälde eines italienischen Futuristen vor die Einbildungskraft. Also: eine halbe Violine, quer darüber Rudimente einer Blume, einen Lichtblitz, der ein Loch hineinbohrt, ein Stücklein Nase, einen Notenschlüssel, dreiviertel Ellenbogen usw., genannt: Der Geigenspieler.

Wenn wir uns dieses Bild, das existiert, ich habe es selbst gesehen, vor Augen stellen, so empfinden wir sogleich, daß es von uns verlangt, daß wir unser von der Natur gegebenes Schauen unterdrücken. Wir müssen den Geist, der in den Gegenständen existiert, vorher hinaustreiben. Wir werden genötigt, die Dinge zu zerteilen. Wir sollen zersetzend sehen. Aber prüfen wir, bevor wir uns dazu entschließen, ob nicht auf der Seite des Malers eine Verirrung vorliegt. Was er malt, sind nicht Sinneseindrücke, sondern Netzhautbruchstücke, die noch nicht geordnet sind. Wir haben also nicht nur einen Sprung in das Sinnliche, sondern sogar einen in das Noch-nicht-Sinnliche. Es ist dies die gleiche Abirrung, der Johannes v. Müller, der berühmte, zu Goethes Zeiten lebende Physiologe, verfiel, als er das sog. Gesetz der spezifischen Sinnesenergien aufstellte, nach welchem nicht nur die Gedanken nichts über die Außenwelt zu sagen vermögen, was Wirklichkeit wäre, sondern nicht einmal die Sinne selbst. Was ich sehe, so sagt Johannes v. Müller, existiert nicht draußen in der Welt der Gegenstände, sondern drinnen auf der Netzhaut meiner Augen. – Ein Gesetz, das nur auf dem Erkenntnisbaume Kants wachsen konnte und nach welchem heute noch gemalt wird von Leuten, die sich Futuristen nennen; sie malen nichts Zukünftiges, sondern Vergangenes und Vergängliches.

Greifen wir ein entgegengesetztes Beispiel heraus: einen moralisierenden oder, wenn man will, einen antimoralisierenden Roman. Vor dem Kriege wurde der antimoralisierende, nach dem Kriege wird der moralisierende produziert. Nehmen wir den moralisierenden. Also, wohlverstanden, nicht etwa einen Roman, der moralische Menschen darstellt, das ist natürlich berechtigt, solange es solche gibt, wäre auch berechtigt, wenn es keine gäbe ... ich meine einen Roman, in welchem die Werturteile aus dem Munde des Schriftstellers und nicht aus dem Leben der Personen selber fließen, einen Roman, der den Bösen nicht so getreu und sachlich, so liebevoll schildert wie den Guten. Ein solches Dichtwerk will bessern oder bösern, es fordert den Leser auf, sich zu erbarmen oder zu richten, es greift in seine Freiheit ein. Wir haben ein Abirren, wie bei jeder Tendenzkunst, nach dem kategorischen Imperativ hin.

In vielen sog. aktivistischen Büchern von heute vermögen wir, trotz ihres pazifistischen Inhaltes, noch den militaristischen Rhythmus der vergangenen Kriegsjahre zu spüren. Der äußere Drill war nur die Auswirkung des inneren. Der Ursprung des inneren aber ist die abstrakte und dogmatische Auffassung des Pflichtbegriffes.

Die dritte Abirrung, das Einschlafen des Spieltriebes, besteht darin, daß man sich zurückträumt in frühere Epochen, daß man die Gegenwart flieht und verschläft.

Aber die Kräfte, die man aus dieser wie jener Vergangenheit holen kann, vermögen keine Hilfe für die Gegenwart zu geben. Ob man nach Indien oder Ägypten, ins Griechentum oder in die Gotik, zu den Chinesen oder Negern zurückkehrt, das hängt vom Geschmack ab. Und der Geschmack ist eine passive Eigenschaft. Er führt zur Dekadenz.

Diesem Entlehnen bei früheren Epochen, wie es sich fast bei allen heutigen Künstlern und Philosophen zeigt, liegt ein Urerlebnis zugrunde: die Sehnsucht nach dem goldenen Zeitalter. Man sieht, wie die Kulturen immer finsterer und brüchiger werden, gleich den Metallen. Gold enthält am meisten Licht, das der Sonne selber. Silber schon weniger, das des Mondes. Eisen leuchtet überhaupt nicht mehr, da muß schon der Blasebalg mitwirken, und selbst Weißglut ist vergänglich, geschweige Rotglut, die Mars entfacht. Was ist zu erwarten? Blech. Drum schaut man lieber nach rückwärts statt nach vorwärts, schon des Geschmackes wegen. Aber da gelangt man zur Phrase. Und die ist noch weniger als Blech. Die ist Papier. –

Jedes Zeitalter hat sein Antlitz. Das der Eva war traumhaft schön; es wurde durch die Abirrung nach links verflacht und durch die Abirrung nach rechts verfinstert, es wurde häßlich und krank, der Tod sah hindurch.

Die Möglichkeit, ein Ich zu sein, hat den Menschen in diesen Zwiespalt zwischen Natur und Geist hineingestellt. Das Abirren nach der einen oder nach der anderen Seite brachte die Disharmonie und als Folge derselben Häßlichkeit, Krankheit und Sterben hervor. Wo wir heute angelangt sind, sagt ein Gang durch die Gasse. Es scheint, daß Wärme und Kälte, Regen, Wind und das Erdreich eine verderblichere Wirkung haben, seit die Seelen Ichheiten geworden sind. Lebensweisen, die nicht irgendeine Krankheit im Gefolge haben, gibt es überhaupt nicht mehr. Man vermag, bei einiger Übung, an jedem Menschen, der einem begegnet, aus dem Gebrechen, das er hat, den Beruf zu erkennen, in den er gebannt ist. Die Frostbeulen verraten den Metzger, der Teint den Coiffeur, das schwärzliche Zahnfleisch den Anstreicher, die Heiserkeit den Bäcker (es sammelt sich Mehlstaub in seiner Lunge), gewisse Zuckungen im Gesicht das Telephonfräulein usw.

Ich fragte mich, wie ich so auf der Straße ging, wie Eva in unserer Zeit aussieht, da begegnete mir eine Gasarbeiterin mit grüner Haut und ockergelbem Haar. Die Eva von heute verfertigt Bomben.

Eine Darstellung solcher Verhältnisse wäre ein Abirren nach links (Naturalismus), denn sie berücksichtigte nur das Stoffliche und nicht die Gesetzmäßigkeiten, die dahinterliegen. Jede Krankheit ist aber ein Sichtbarwerden einer inneren Störung und Unregelmäßigkeit, die Äußerung eines Fehlers, der eben jenem Lebenswiderspruch zwischen Denken und Begehren entsprungen ist, die Verdichtung einer Unwahrheit, Ungüte und Unschönheit. In der Krankheit wird dieser Ausschlag wiederum reguliert, und zwar vom Kosmos aus, in den wir hineingestellt sind. Hinter der Krankheit, dem Zerfall und der Verwesung zieht etwas Neues heran. Novalis sagt einmal: »Jede Krankheit ist ein musikalisches Problem.« In der Tat, eine göttliche Melodie, bestehend aus Tönen, die himmlischen Gesetzen folgen, will sich Eingang verschaffen. Sie muß die irdischen Mißtöne zum Schweigen bringen. Sie muß zerstören, was ihr entgegensteht. Sie macht Leiden. Durch Leiden verschwindet die Disharmonie. Um den Satz des Novalis, der uns vom Naturalismus zur Romantik führt, zu erläutern, möchte ich einen Ausspruch des Paracelsus zitieren.

Paracelsus, einer der größten Kenner des menschlichen Körpers, des Mikrokosmos, stellt in seinem System der Medizin dar, daß die inneren Organe des Leibes: Herz, Gehirn, Lunge, Leber, Galle, Milz und Nieren ein Abbild der Planeten sind. Er sagt: »Das Herz ist die Sonn', und wie die Sonn' wirkt in der Erden und ihr selbst, also wirkt das Herz auch den Leib und in ihm selbst ...

Also auch der Mond sich wie das Gehirn vergleicht und das Gehirn wie er, im Geist, aber nicht in der Substanz ...

Das Milz führt sein Lauf wie Saturnus, und so oft er laufen muß von seinem Creato bis auf die Prädestinatio, also das Milz von seiner Geburt bis auf seinen Tod so viel Läufe tut ...

Die Gall' ist der Mars, sie ist in ihrem Geist wie der Mars im Lauf ...

Die Renes haben die venerische Art und Exaltationen, nicht minder noch mehr wie Venus, nach beider Prädestinierung ...

Der Merkurius ist den Lungen ein gleicher Planet, jegliches gewaltsam in seinem Firmament und keines dem andern nichts in dem seinen indringig ...

Und der Jupiter ist der Planet der Lebern gleich, also ganz in ihrem Wesen, beide gleichen Laufs, gleicher Übung, jegliches in seinem Firmament ...«

Man halte diesen Sätzen, die man intuitiv zu erfassen suche, einen Ausspruch Keplers, des größten Kenners des Himmels, des Makrokosmos, entgegen, worin er die Planetenharmonie als Stoff einer vielstimmigen Motette bezeichnet, und man begreift sogleich, was Novalis sagen wollte, als er die Krankheit ein musikalisches Problem nannte.

Musiker sind leidensfähiger als andere Menschen. Mozart und Beethoven waren Barometer des Schmerzes. Richard Wagner fürchtete zu sterben, während er ein Werk vollendete. Diese Künstler traten in der Tat dem Tode gegenüber, wenn sie komponierten. Sie gaben das gewöhnliche Ich auf, das unser Leben auszumachen scheint, um das höhere, über das Weltall ausgebreitete aufzunehmen. Sie überwanden die menschlichen Disharmonien, indem sie kosmische Zusammenhänge erfaßten und derart eine höhere Einheit fanden. Sie stiegen vom Selbstbewußtsein, das die Elemente des Sterbens enthält, zum Urton empor, der die ewige Ichheit selber ist.

Die neunte Symphonie, die Zauberflöte und Parzival holen das Übersinnliche herein. Der Ton, führt Rudolf Steiner in einem Vortrag aus, ist wie eine Öffnung, welche die Götter gemacht haben, damit sich der Mensch zu ihnen erhebt. Je nach dem Tone werden wir empfangen: hineingezogen so jäh, daß wir erschrecken; mit Barmherzigkeit umarmt; mit Freundlichkeit ermuntert; in eigene Erinnerungen geführt; zu Rätseln hingeleitet. So wird die Tonleiter, Prim, Sekund, Terz, Quart, Quint zum Aufstieg in geistige Welten.

In der Krankheit muß der Mensch, um sich zu halten, mehr Willenskräfte aufbringen, als in der Gesundheit. Indem er diese Willenskräfte beständig aufruft und anwendet, lebt er in den Gegenkräften, den gesundmachenden, den Schönheit bringenden Kräften, in den Tönen der Sterne, in der Sphärenmusik. Es sind dieselben Urklänge, die den Leib von Adam und Eva so vollkommen gebildet haben.

Die alte Schönheit war die Gattungsschönheit, ohne Zutun des Menschen entstanden, das Bild der Gottheit.

Die neue Schönheit ist die individuelle, durch den Willen des Menschen erreicht, das Bild der Ichheit.

Natürlich kann innere Schönheit nur dann die Folge von Krankheit sein, wenn die Krankheit Schicksal ist, niemals wenn sie willentlich, durch falsche Askese, durch Lebensflucht und Ekel hervorgerufen wird. Wenn sich jemand in den Kopf setzte, krank zu sein, um schön zu werden, so würde eher das Gegenteil erreicht: eine gewisse Verzerrung und Maskenhaftigkeit, der sog. hysterische Gesichtsausdruck.

Ich sagte vorhin, der Ursprung des Übels wäre der Widerspruch, in den der Mensch hineingestellt ist, jenes Auseinanderklaffen von Denken und Begehren. Das Denken zieht ihn zum Geist, das Begehren zur Natur. Gerade dadurch ist er Mensch. Wollte er nur im Reiche der Natur leben, so müßte er wiederum zum Tiere werden. Wollte er nur im Reiche des Geistes leben, so müßte er schon zum Gotte geworden sein. Er ist mehr als Tier und weniger als Gott und zugleich etwas ganz anderes. Denn er besitzt, was beide nicht haben: *das Schicksal*. Götter und Tiere sind schicksalslos. Die Götter, weil sie ewig, die Tiere, weil sie sterblich sind.

Das Ja-Sagen zu seinem Schicksal ermöglicht dem Menschen nun, den Widerspruch zwischen Denken und Begehren zu überwinden. Er muß Ich nicht nur zu seiner Persönlichkeit, sondern zu seinem Schicksal sagen. Dann enthüllt sich ihm die Individualität. Die Maske fällt. Hier sagen die Worte als solche, was gemeint ist. Individuum heißt das Unteilbare. Persona heißt die Maske.

Ein Mensch, der Ich zu seinem Schicksal sagt, gelangt zu den Kräften, die das Schicksal bewirken.

Eine geisteswissenschaftlich begründete Ethik zeigt dem Menschen vor allem seine Stellung zum Schicksal. Sie legt ihm dar, daß die Harmonie nicht dadurch gefunden wird, daß man das Tier in sich flieht und sich dem Gotte unterwirft, sondern dadurch, daß man das Ich derart vergöttlicht, daß es sich immer tiefer in das Gebiet des Tieres wagen dürfte, ohne gefesselt zu werden.

Das ist die Grundmaxime aller Ethik. Eine solche Ethik nimmt den Zwiespalt im Menschen als gegeben an. Sie flieht ihn nicht, sie nutzt ihn aus, sie begibt sich in Schmerzen, Krankheiten und Todesarten hinein, um sie zu erforschen, zu verwandeln und urbar zu machen. Diejenigen Menschen, welche vom Schicksal am fürchterlichsten gezeichnet werden, scheinen ihre besonderen Möglichkeiten zu haben, die freilich in weiter Zukunft liegen können.

Die Ethik muß von der Frage ausgehen: Wie läßt sich mit den Kräften, die in den Schmerzen, in den Krankheiten und im Sterben verborgen sind, *wirken*. Immer ist das Element, das uns diese Zustände unausnützbar macht, die Müdigkeit. Wir mögen nicht mehr, wir haben genug. »Alles, was wir treiben und tun, ist ein Abmüden, wohl dem, der nicht müde wird«, sagte Goethe in einem solchen Augenblicke. Nicht die Krankheit hindert die bewußte Entwicklung, sondern die Ohnmacht, die sich in diesem Zustande eher als in anderen einstellt. Die Müdigkeit ist der Anfang und Ursprung des Absterbens. Kommt sie immer wieder, Tag für Tag, Stunde für Stunde, ist sie nicht mehr der sekundäre, sondern der primäre Zustand, nicht mehr Folge von Arbeit, sondern Grundstimmung, mit der man aufwacht und einschläft, so erscheint die in gesunden Stunden errungene und in Lebensregeln ausgesprochene Harmonie als Oberflächlichkeit und Betrug.

Ein Denker hat sich etwa mit angestrengter Verstandeskraft zur Einheitlichkeit seines Wesens mit der Welt gebracht. Fühlt er sich müde, so ist das Chaos, für seinen Verstand, wiederum da. War ihm das Denken, das er jetzt, in dem Zustand der Ohnmacht, nicht mehr ausüben kann, Lebensbedingung, so ist er hilflos. Findet er keinen Ersatz, so geht er zugrunde. Hat es nun Sinn, so könnte ein derart Gelähmter fragen, eine Harmonie zu erstreben, die nur da ist, wenn wir gesund sind, die aber sogleich wieder verschwindet, wenn wir krank werden?

Eine Maxime, die man im Glück findet und nun in die Welt singt, mag gut und schön sein, aber wahr ist sie eben nur für die Glücklichen und die geben sich ihre Räte lieber selbst. Ein Rat muß so sein, daß er seine Kraft in der Müdigkeit, der Krankheit und dem Sterben nicht einbüßt. Novalis sagt: »Krankheiten, besonders langwierige, sind Lehrjahre der Lebenskunst und der Gemütsbildung. Man muß sie durch tägliche Bemerkungen zu benützen suchen. Jede Bedrängnis der Natur ist eine Erinnerung höherer Heimat, einer höheren, verwandteren Natur.« Dem Ethiker kommt es zu, dieses neue Land zu entdecken. Hier zeigt sich, wie sein Wesen beschaffen sein muß. Er sollte andere Menschen an Wille, Mut und Selbstüberwindung weit übertreffen. Er sollte ein Denker sein, dessen Gedanken der Ohnmacht gegenüber standhalten, weil sie von etwas getragen werden, das nicht dem an das vergängliche Gehirn gebundenen Verstand entstammt. Dies kann nun von den Einsichten gesagt werden, die aus den Seelentätigkeiten der Imagination, Inspiration und Intuition, wie sie Rudolf Steiner in seinen Schriften darstellt und lehrt, gewonnen sind. Sie erhellen die Gebiete jenseits des Sterbens. Sie heben die Müdigkeit auf. Sie wirken entgegengesetzt wie das gewöhnliche Denken. Dieses ist destruktiv, jene organisierend.

Wo ein Schmerz auftritt, ist immer ein Problem ungelöst. Und die Lösung des Problems läßt den Schmerz vergehen. Das kann bis zu einem gewissen Grade sogar von physischen Leiden gesagt werden. Immer darauf ausgehen, die Welt zu erkennen, in Charaktere, in Philosophien, Künste und Mythen einzudringen, kosmische und irdische Geschehnisse zu begreifen, das macht gesund. Haß, Abscheu, Widerwillen, Ekel und andere negative Gefühle haben letzten Endes im Nichtverstehen ihren Ursprung. Es sind maskierte Leiden, sie tragen den Tod in sich, sie verbreiten Dunkelheit. Wenn uns jemand etwas erzählt, das unverständlich ist, so packt uns ein peinigendes Gefühl, das sich zur Qual steigern kann. Weilt dieser Mensch, den wir nicht begreifen, Tag für Tag um uns, so werden wir ganz krank. *Aber*: Was Kopfschmerzen und Alpdrücken verursacht, mit den Methoden der Geisteswissenschaft durchleuchten, bedeutet stets die Eroberung eines neuen Seelengebietes.

In allen fruchtbaren Gefühlen, in Liebe, Achtung, Herzenshöflichkeit und Ehrfurcht ist das Element des Werdens enthalten und dieses bringt Licht mit sich. Die Gesundung, die eigentlich in einem Geborenwerden besteht, ist ein *malerisches* Problem. Man rufe das Licht zu Hilfe, dann gelangen Freude, Begeisterung und Mitleid geläutert und leuchtend zum Ausdruck.

Rudolf Steiner fährt in seiner Auffassung des Lichtes und der Farbe da fort, wo Goethe in seiner Farbenlehre aufgehört hat. In dieser steht ein Kapitel über die sinnlich-sittliche Wirkung der Farbe, worin dargestellt wird, daß der Mensch bei der Betrachtung einer Farbe »nicht bloß das Augenerlebnis, sondern ein gefühlsartiges Miterleben der Seele« hat.

Der Maler kommt vom Auge her. Er verstärkt den Sinneseindruck, bis er zur Empfindung wird. Er gelangt so vom Sinn in die Seele.

Der Geistesforscher geht den umgekehrten Weg. Er hat ein geistiges Erlebnis und läßt es in sich wachsen, bis es sich, von innen her, der Empfindung bemächtigt, die nach dem Sinneseindruck sucht, um sich zu äußern. Er steigt vom Geist herab durch die Seele, in den Sinn.

Der Maler erlebt erst die sinnliche und dann die sittliche Wirkung der Farbe. Der Geistesforscher erst die sittliche und dann die sinnliche Wirkung des Geistes.

Man darf sagen: Es gibt eine Geisteslichtlehre. Sie sagt, wie wir unser Inneres zu immer strahlenderen Farben entwickeln. Sie hat ein Blau, das sehnsüchtig macht, und ein Rot, das mutig macht, und ein Gold, das den Geist zur Erkenntnis erhebt.

Der Maler der Zukunft wird ohne sie nicht mehr auszukommen vermögen.

Menschen, die sich bei zerfallendem Leibe derart verhalten, daß die Gefühle und Gedanken leuchten, entwickeln innere Schönheit. Es ist kein Zufall, daß das Urbild der schönen Seele, die Goethe im sechsten Buch von Wilhelm Meisters Lehrjahren darstellt, das Fräulein von Klettenberg, krank war und stets in ihrem Zimmer weilen mußte. Und es ist höchste Weisheit, daß die herrlichste Frauengestalt, welche die Dichtung des Abendlandes bis heute hervorgebracht hat, daß Makarie, die wunderwürdige Seherin der Wanderjahre, gelähmt geschildert wird. Sie kommt ihren Besuchern auf einem Rollstuhl entgegengefahren. Physisch ist sie an ihren Sessel gebunden. Um so größer ist dann ihre geistige Freiheit. Sie bewegt sich ungehindert im Sonnensystem, sagt Goethe von ihr, sie macht gleichsam einen Teil desselben aus. Sie hebt sich darin zu stets höheren Sphären. »Dorthin folgt ihr keine Einbildungskraft,« fährt Goethe fort, »aber wir hoffen, daß eine solche Entelechie sich nicht ganz aus unserem Sonnensystem entfernen, sondern, wenn sie an die

Grenze desselben gelangt ist, sich wieder zurücksehnen werde, um zugunsten unserer Urenkel in das irdische Leben und Wohltun wieder einzuwirken.«

Hier ist also von einer Freiheit die Rede, die sich schon der göttlichen nähert, die aber zu dieser etwas hinzubesitzt, nämlich das Leben und Sterben: das Schicksal.

Makarie will zugunsten unserer Urenkel wieder auf die Erde kommen. Sie kann die Menschen hier unten nicht in der Starrheit der Not und nicht in der Blindheit des Unwissens lassen, sie will sie erlösen und deshalb will sie wiederkehren. Diese Stelle ist ein Hinweis, daß Goethe die Tatsache der Reinkarnation kannte und sich danach richtete, er schildert ja, wenn auch in kürzesten und vorsichtigsten Andeutungen, ihren kosmischen Verlauf.

In Novalis Romanfragment Heinrich von Ofterdingen ist der Gedanke der Wiederverkörperung das Motiv, das die Handlung in Bewegung setzt. Er, der seiner Zeit so weit vorausdachte, wußte, daß eine Schicksalsdarstellung nur möglich ist, wenn der Dichter die Gesetze der Reinkarnation durchschaut. Die Dichtung hat heute die Kraft, das Leben in Bewegung zu setzen, nur deshalb verloren, weil sie dies Agens nicht erfassen konnte.

Hier sollte es jedem freien Geiste, der nach vorwärts schaut Bedürfnis und Pflicht sein, Rudolf Steiner Dank zu zollen, dem Denker, der als erster und einziger die Tatsachen der Wiederverkörperung erkenntnistheoretisch begründet und philosophisch dargestellt hat und durch diese Tat der Dichtung unbegrenzte Möglichkeiten eröffnet. –

Er hat in seinem, durch mehr als fünfunddreißig Jahre aufgebauten Lebenswerk dargestellt, wie man, vermittelst geistiger Methoden (er geht von der »anschauenden Urteilskraft« Goethes aus), dazu gelangen kann, die Reinkarnation als empirisches Wissen zu erleben. Er beweist, daß im Menschen etwas existiert, das die Anlagen zu einer Neugeburt in sich trägt. Er zeigt, wie der geistige Forscher auf Kräfte in der Menschenseele stoßen kann, die dahin streben, einen neuen Organismus aufzubauen. Ein Kern ist in der Seele, der ganz anderen Bedinungen unterworfen ist als der Leib, der ausgewachsen ist. Dieser Kern hat die Tendenz des Werdens, während der Leib die des Sterbens hat.

Diese Tendenz des Werdens kann in dem Leibe, wie er ist, nicht völlig ausgelebt werden. Zu große Verhärtung steht ihr entgegen. Der alte Leib muß erst zerbrechen, verwesen, verstieben, zu Elementen des Weltalls werden, bevor die in dem Wesenskern latent liegende Neuorganisation stattfinden kann.

Erst das Ent-Werden im weitesten Umfang, das Verschmelzen mit dem ganzen Kosmos bringt die Möglichkeit einer Wiederverkörperung.

Aber *durchscheinen* kann dieser werdende Mensch schon in diesem Dasein, schon durch den sterblichen Leib. Und er wird dann durchscheinen, wenn man sich in richtiger Weise zu seinem Schicksal stellt, wenn man die vom Geschick beschiedenen Leiden und Entbehrungen, wenn man Schmerz und Krankheit, wenn man das Sterben im lebenden Leibe würdig durchzumachen vermag. Dann leuchtet dieser werdende Mensch als innere Schönheit durch den vergänglichen Körper.

Dies verstand Goethe unter der »schönen Seele«.

Die Gattungsschönheit ist ein Geschenk der Natur. Die Seelenschönheit ist eine Tat des Willens. Die Gattungsschönheit, als Gabe der Götter, deren letzte Spuren wir noch haben, wenigstens einige von uns, versinkt in Finsternis, wenn wir versäumen, uns die Seelenschönheit zu erwerben. Ethisch erlebte Entbehrungen, Leiden und Krankheiten haben Schönheit zur Folge. Wir dürfen sagen, wenn wir uns zu geisteswissenschaftlicher Denkungsweise aufzuschwingen vermögen, daß Menschen, die sich im jetzigen Leben richtig zu ihren Schmerzen verhalten, im nächsten in neuer Schönheit wiedergeboren werden.

Schiller in seiner Schrift »Anmut und Würde« kommt solcher Einsicht nahe.

Wer sich in der angedeuteten Art zu seinem Schicksal, zu seinen Schmerzen, zu seinem sterbenden Leibe verhält, wer also die Krisis des Lebens richtig erfaßt, in dessen Seele geht eine Verwandlung vor. Er vermag seinen Gedanken, Gefühlen und Begehrungen objektiver gegenüberzustehen als bisher. Sie erscheinen ihm wie Wesen, die ihn umgeben. Er bewegt sich frei unter ihnen. Er schätzt sie ein.

Ein auf dieser Entwicklungsstufe angelangter Mensch kann folgendes Erlebnis haben. Er faßt einen Gedanken, hält ihn fest und läßt ihn wiederum fallen, insofern er *Form* ist. In die Leere, die dadurch eintritt, daß er die *Form* des Gedankens, den er hat, verschwinden läßt, ergießt sich nun der *Gehalt* dieses Gedankens als *Bild*. Er schaut ein Bild, und dieses Bild ist viel lebendiger, viel sprechender, viel beziehungsreicher als der frühere Begriff.

Ein Beispiel: Ich denke in herzlicher Art an einen Freund. Nun lasse ich die Vorstellung, die mein Gehirn gespiegelt hat, verschwinden. Ich lasse die Gedankenhülse fallen. Da steigt im Blickfeld meiner Seele ein Bild empor von leuchtender Farbe, von sanfter Form, von zuneigender Beweglichkeit. Ein Gebilde ähnlich einer Rose schwebt vor mir. Das ist der Ausdruck der Liebe, die ich für den Freund empfinde.

Immer spricht sich in solchen Verwandlungen von Gedanken in Bilder eine Gesetzmäßigkeit aus, die um so unfehlbarer ist, je objektiver wir unserem Innenleben gegenüberzustehen vermögen. Derartige Erlebnisse hat jeder Künstler, der gestaltet, aber er hat sie, ohne daß er davon weiß. Er gestaltet unbewußt. Sobald er Selbsterkenntnis übt, hebt er sie in sein Bewußtsein empor.

Wie mit einzelnen Gefühlen, Gedanken und Begehrungen kann man dieses Erlebnis auch dem ganzen Innenleben gegenüber haben. Wir vermögen die Selbsterkenntnis zu einem solchen Grade zu entwickeln, daß wir unsern inneren Menschen als einziges Wesen schauen. Dieses Wesen, das uns so im Bild erscheint, hat keine Ähnlichkeit mit der äußeren Leibesgestalt. Es tritt uns, auch bei körperlicher Vollkommenheit, als etwas ganz anderes entgegen. Wir erkennen in ihm die Abirrungen nach links, nach rechts und nach hinten, von denen ich anfangs gesprochen, und zwar vermögen wir in diesem Bilde den Charakter dieser Abirrungen viel besser zu erkennen als in den gedanklichen Darstellungen. Wir sehen die Abirrung nach links als Stier und die nach rechts als Löwe. Die nach hinten als Drache und das Streben nach vorn als Adler. Das sind die Haupttypen der Bildformen, die wir erblicken. In Wirklichkeit sind es viel mehr, und eine geht in die andere über. Es ist eine fortwährende Beweglichkeit. Bald bekämpfen sich die Tierformen, bald laufen sie friedlich nebeneinander. Bald flammen sie rot auf, bald erblassen sie blau. Bald schwillt eine zur Riesengröße an, und die andere fällt in einem Pünktlein zusammen.

Bei jedem Menschen ist dieses Bild von anderer Art. Und wenn wir die Wesenheiten der verschiedenen Künstler, Dichter und Erzieher zeichnen könnten, so bekäme jeder sein Wappen, worin sein Haupttier prangte. Aber nicht jeder bringt es zum Löwen, die meisten nur zur Katze, und nicht jeder zum Adler, die meisten nur zum Sperling. Lichtenberg sagt einmal von einem Dichter, er wäre der Zaunkönig unter den Schriftstellern.

Die Urform des Menscheninnern ist die Sphinxgestalt. Sie hat einen Menschenkopf, Löwenpranken, Stierrumpf, Adlerflügel und ein wurmartiges Ende. Sie kann auch heute noch geschaut werden. Und die Ankündigung solchen Schauens ist die Bangigkeitsstimmung: Was soll ich tun? Sie kann sich zum Alpe verdichten, aus dem die Schreckgestalt der Sphinx hervorspringt. Dies Ungetüm, ein Zeichen der Abirrung von dem Bilde der Gottheit, nach der wir, wie die Genesis sagt, gebildet sind, muß verwandelt werden, wenn wir unsere Bestimmung, die uns in der Schönheit des äußeren Leibes, als Zeichen der Verheißung, entgegentritt, erfüllen wollen. Wir müssen die äußere Schönheit in unserem Inneren aufbauen. Wir müssen die Gattungsschönheit zur individuellen machen. Wir müssen Adam und Eva aus uns heraus gebären. Wir müssen Mensch nicht nur in der Erscheinung, sondern auch im Sein werden.

Die Sphinx hat einen Menschenkopf, das bedeutet: Der Mensch ist als solcher da, insofern er: Ich bin! sagt. Insofern er denkt, fühlt und begehrt, ist er erst Adler-, Löwe-, Stier- und Schlangenwesen. Das Ich muß mit dem Adler fliegen, mit dem Löwen reiten, mit dem Stiere ackern und mit der Schlange heilen können. Wenn man derart das Ich zum Erkenner, zum Herrscher, zum Arbeiter und zum Arzte machen kann, geschieht mit dem, was Sphinx im Menschen ist, etwas Eigentümliches. Der Adler wird zum Träger des Wahren, der Löwe zum Träger des Schönen, der Stier zum Träger des Guten und die Schlange zum Träger der Gesundung. Das Gift der Schlange, die das Symbol des Arztes ist, wird Gegengift. Hier haben wir den Zusammenhang platonischer Ideen mit der christlich-gnostischen Ausgestaltung der Sphinx, dem apokalyptischen Viergetier.

Man möge sich nun in folgenden seelischen Vorgang versetzen: In unserer Geistesschau steht die Sphinx. Denken, Fühlen und Begehren und das, was das Ich zu seinem Eigentume gemacht hat, stellen sich dar als Adler, Löwe, Stier und als Menschenantlitz. Wenn wir das Ich den anderen Seelentätigkeiten völlig einzuprägen vermögen, wenn wir es nicht nur zum Ich-Bewußtsein, sondern zum Ich-Willen, zur Ich-Kraft und Ich-Beherrschung bringen, dann verwandeln sich die Adler-, Löwen- und Stierteile der Sphinx, in menschliche Bildungen. Die Tiere fliehen, sie entweichen unserer Geistesschau, sie gehen weit hinaus, sie stehen plötzlich am Himmelsgewölbe, und wir erkennen in ihnen kosmische Kräfte. Es sind die Tierkreisbilder, die sich als Gürtel um das Weltall ziehen. Wir wissen nun, daß der Himmel mit allen seinen Wirksamkeiten in uns ist. Er hat unsere Gestalt gebaut.

In der Mitte jedoch dieser Tierkreisbilder, im Zentrum des Kreises, den sie bilden, erblicken wir diejenige Gestalt, die das Ich in der höchsten Vollendung ausgebildet hat, *Christus,* der das Ichheits-Menschentum durch alle Leiden, durch das Martyrium der furchtbarsten Qualen, durch den Tod am Kreuz hindurch getragen hat. Wir erblicken den Hirten inmitten der Herde. Christus ist der richtige Hirte. Er hilft uns die Tiere, die in uns wirken, behüten, beherrschen und belehren. Er lehrt uns den richtigen Dienst. Er ist derjenige, der die Aeonen* um sich herum bewegt, der das ganze All in der Runde dreht, der sich selber aufbauen konnte, weil er die Kräfte regiert, die vom Weltall auf uns niedergehen, der deshalb auferstehen konnte und der uns auch zur Auferstehung verhilft. –

Zum Gedenken dessen setzte Christus das heilige Abendmahl ein.

Welt, worin die Tage
Finster mir verfließen,
Ach, die ewige Klage,
Ob ich je
Nochmals in den Himmel seh,
Von der Sonne selbst zurückgewiesen.

Wehe, heiliges Licht,
Bist du bös geworden,
Weil ich immer nicht
Schlackenrein
Kann in deinen Strahlen sein,
Willst du deshalb meine Seele morden?

Lasse mich nicht darben!
Mit den Abendröten,
Deinen letzten Farben
Nimm mich mit,
Wär es auch zum Todesritt,
Frei von allen meinen Leibesnöten.

* Man beachte hier, worauf schon *Wolfgang Schultz* aufmerksam machte, die Wortbedeutung von *aipolos* = Hirte. *poléo* heißt drehen, *polos* heißt die Himmelsachse. *aix* heißt Ziege (sowohl das Tier als das Sternbild). *aíon* heißt Leben und Zeitraum (ein in der Zeit wirkendes Ewigkeitswesen). Das griechische Ohr empfand sicherlich, trotz heutiger Philologen, die auf solche Gedanken nicht mehr kommen, die angedeuteten Zusammenhänge, wenn von Gott als Hirten gesprochen wurde.

Wo der Sternenbaum
Steigt vom Horizont
In den schwarzen Raum,
Das Geäst
Schaukelt, sieh, ein Silbernest,
Und es liegt darin der Frühlingsmond.

An den Stamm gelehnt
Steht ein blauer Engel,
Reicht das Sakrament:
Scheibenbrot.
Hilfe, sagt er, vor dem Tod,
Vor den Rächern deiner Seelenmängel.

Und er zeigt gen Himmel,
Schaue, ruft er dort,
Wie das Tiergewimmel
Strömt herab,
Drückt und drängt dich in das Grab,
Sprich mir nach: Im Anfang war das Wort.

Und ich folgte stille,
Strafe wurde Labe,
Es gescheh dein Wille,
Und die Glieder,
Müde, heilten schnelle wieder,
Wenn ein Tier gegeben seine Gabe.

Löwe, Adler, Stier,
Selbst der Skorpion,
Nahen, wie sie mir
Schickt der Christ,
Welcher Herr der Herde ist,
Nimmer bangt mir vor dem Sonnensohn.

Die Erfüllung der Mysterien

Der Mensch, der sich auf hohem Bergesgipfel, bei allseitig offenem Horizonte und freiem Himmel über sich, hinstellt und, derart dem Weltall hingegeben, Selbsterkenntnis übt, erlebt sich schon in seinem physischen Organismus als eine Dreiheit: als Gliedmaßen-Menschen, als rhythmischen oder Brust-Menschen und als Nerven-Sinnes-Menschen. Die »Grundstein-Gedanken« Rudolf Steiners können ihm Lebenswahrheiten werden.

Mit seinen Füßen steht er fest auf dem physischen Grunde. Er spürt, wie die Schwere seine Glieder mit der Erde verbindet. Er hält sich aufrecht, indem er sich in die Senkrechte stellt. In der Kraft, die ihn nach unten zieht, erlebt er eine *Notwendigkeit*, der er unterliegt, seinen Fall, der einmal kommt, je nach dem Schicksal: den Tod. Aber indem er sich als Säule dagegenstemmt und derart das Urerlebnis der Architektur in sich bewußt macht, kann er ahnen, wie etwas im Weltall herrscht, das dem Tode widersteht: nämlich die vom Weltall wirkende schöpferische Macht, die ihm den aufrechten Gang verliehen.

Das ist vorzugsweise ein Erlebnis des *Gliedmaßen-Menschen*.

Wenn der Mensch nunmehr die Arme, die am Leib herunterhängen, bis zur Brusthöhe hebt und ausbreitet, etwa mit einem tiefen Atemzug, so empfindet er den Leib sogleich auf eine andere Art. Seine Lunge dehnt sich und verleiht ihm, trotz der Schwere seiner Glieder, ein Schwebegefühl. Er spürt in sich die Wirksamkeit von Luft und Licht. Wind und Wolken, Nebel und Himmelsfarben, Sonnenauf- und -untergänge, ja die Gestirne, die sich dem Horizonte nähern, der ganze *Umkreis*, Osten, Süden, Westen, Norden, stehen mit seinem *Brustorganismus* in Beziehung und wirken auf die Rhythmen seines Atems und die Schläge seines Herzens.

Als *Brust-Mensch* erlebt er zu der Senkrechten die Waagrechte hinzu. Er wird sich einer Gesetzmäßigkeit bewußt, die nicht der Schwere unterliegt. Denn Herz und Atem sind unermüdlich.

Während wir durch das Mineralische der Schwere, dem Tod, dem Grabe anheimfallen, kann uns doch nichts auf der Welt hindern, die Steine aufzuheben, zu bearbeiten, zu einem Haus zusammenzufügen, ja, sie sogar, nach kosmischen Gesetzen, zu einem Tempel Gottes nach dem Maß der Sterne – in völliger *Geistesfreiheit*, trotz *physischer Notwendigkeit*, emporzurichten.

Anders ist das Erlebnis im Umkreis. Als rhythmischer Mensch, der in seinem Lungen- und Blutsystem erlebt, ist man zwar nicht mehr so, wie der Gliedmaßenmensch, der Schwere unterworfen, aber man vermag sich auch nicht zum Herrscher über Wasser, Luft, Licht, Witterung usw. emporzuschwingen. Man kann diese Elemente nicht mehr, wie das der Erde, gestalten, sondern höchstens, in geringem Umfang, zersetzen und entmischen.

Nur insofern überwinden wir die Atmosphäre, als wir sie verwenden, Träger des Tones zu werden, Hülle des Lautes, Werkzeug (»Zeug« bildlich gedacht im Sinn von Stoff) des Wortes.

Als physisch-formale Gestalter des Gesteins (Architekten) waren wir frei. Als seelisch-rhythmische Überwinder der unregelmäßigen Wettererscheinungen, der Kälte und Hitze, des Klimas usw. nehmen wir den Umkreis in uns hinein und ordnen ihn innerhalb unseres Organismus gemäß den Gesetzmäßigkeiten des eigenen Rhythmus. Wir schaffen eine in der Natur nirgends vorhandene Regelmäßigkeit, die zum Beispiel in dem Verhältnis der Atemzüge zu den Pulsschlägen zum Austrag kommt. Ein Verhältnis, das in dem Versmaß ursprünglicher Sprachen gebraucht wird.

Wir haben also eine musikalisch-lautliche Gestaltung des Umkreises, halb bewußt und deshalb nicht mehr völlig frei in uns.

Der Brust-Mensch reicht insofern in den gestirnten Himmel, als dieser im Umkreis wirkt (das heißt innerhalb des Planetensystems, dem auch die Erde angehört).

Die *Ruhesterne* sind zunächst nur dem *Nerven-Sinnes-Menschen* wahrnehmbar, der sein Auge benutzt und gemäß seinen Beobachtungen Gesetze ausdenkt. Dieser *Kopfmensch*, der seinen Blick sowohl nach dem Himmel wie nach der Erde richtet und Gedanken an seine Sinneseindrücke anknüpfen kann oder nicht, wie er eben will, der darin *frei* ist: Er hat alle Gewalt über die *Welt* verloren. Über ihm stehen die Sterne in ihrer unerschütterlichen und unzugänglichen Gesetzmäßigkeit. Da ist

Ruhe und Stille. Wohl vermag er ihre Lichtbahnen zu verfolgen. Wohl kann er die Äonen berechnen. Wohl ist er imstande, die Stunden der Weltenuhr auf das Zifferblatt zu zeichnen. Und zwar in völliger Freiheit. Aber er, als Mensch, steht der kosmischen Notwendigkeit wehrlos gegenüber und ist, gemäß seinem Schicksal, in diese einbezogen.

Nur eines vermag er: dieses Schicksal, das von den Gestirnen bis zu einem gewissen Grade vorbestimmt ist, gemäß seiner Einsicht zum Guten oder Bösen zu wenden.

Als *Gliedmaßen-Mensch* hat er *physische Gewalt*.

Als *rhythmischer Mensch Macht des Wortes*.

Als *Sinnenmensch moralische Erkenntnis*.

Darin spricht sich die Tatsache aus, daß Freiheit und Notwendigkeit ganz anders erlebt werden, je nachdem wir sie im unteren, mittleren oder oberen Menschen erfahren.

Der physische Leib ist dort, wo er dem Stoffe nach am *mineralischsten* ist, das heißt in den Sinnen (ist doch das Auge, das am weitesten in das Weltall hinausreicht, beinahe ein physikalischer Apparat!), den *Kräften* nach am *geistigsten*. Die Organe, die am freiesten sind, erkennen die Notwendigkeiten, die am unüberwindlichsten wirken.

Der physische Leib ist dort, wo er dem *Stoffe* nach am *geistigsten* ist, das heißt in den Gliedmaßen, die, wenn auch unbewußt, die Träger der mächtigsten Impulse, Instinkte und Leidenschaften, wahre Kosmosbehälter sind (steht nicht das ganze Schicksal schon in der Hand des Menschen, auch wenn diese gelähmt ist?), am engsten an die Erde gebunden, also der *Kraft* nach am *physischsten*. Und doch! Gerade die Organe, die verglichen mit dem schweifenden Auge am gebundensten sind, die Glieder, können dem Stoffe himmlisches Gepräge verleihen.

Vertiefen wir dieses dreigeteilte Erlebnis, indem wir uns vorstellen, wir vereinigen uns noch inniger mit dem Erdengrunde, dem atmosphärischen Umkreis und der Himmelshöhe.

– Wir treten in eine Erdenhöhle, als wäre sie unser Grab. Wir setzen unseren Leib dem toten Gesteine gleich. Wenn wir uns mit dem Ungestaltet-Leblosen identifizieren, vermögen wir das Lebendig-Formende innerhalb unserer Organisation losgelöster, objektiver, sozusagen von außen zu betrachten. Die Kräfte, die unseren Leib bilden, bewegen, beseelen und so zum Ich-Träger erheben, treten uns, wenn wir sie durch Meditation zum Gegenstand übersinnlicher Erkenntnis machen, immer wesenhafter entgegen. Jetzt nehmen wir an unserem Leibe nicht mehr nur die Sinne wahr, sondern die Form-Gewalten, welche die Sinne aus dem Kosmos heraus geschaffen haben: den Weltenplastiker, den Weltenpriester, den Weltenmusiker, den Weltenmathematiker, den Weltenalchymisten, den Weltentherapeuten.*

Wir beginnen jenen Kultus zu verstehen, der in uralten Zeiten in den Felsentempeln abgehalten worden ist.

Da war die Menschheit noch in einem realen Verkehr mit den Göttern. Die geistigen Wesenheiten, die den Menschen aus dem Kosmos zur Erde herunterführen, die ihn zur Geburt bringen, die Hierarchien, traten dem Menschen in gewissen Anordnungen entgegen. Er nahm mit seinem instinktiven Hellsehen, Hellhören, Hellschmecken usw. wahr, wie sie von dieser oder jener Gegend des Weltalls nahten, je nachdem sie an seinem Haupte, an seinem Herzen und den inneren Organen, die sich um dieses gruppieren, oder an seinem Gliedmaßensystem schaffenden Anteil hatten. Er suchte sie in Bildern, in Klängen, in Bewegungen darzustellen.

Das war sein Kultus. Der Tempel aber, worin dieser stattfand, war als solcher ein *Abbild des Kosmos.*

– Wenn wir uns aus der Erdentiefe zum atmosphärischen Umkreis erheben und uns mit den Elementen, die hier herrschen, vereinigen, mit Wärme, Luft und Wolke, mit all den Einflüssen, die von den verschiedenen Himmelsgegenden, von Osten, Süden, Westen und Norden uns entgegendringen, mit Sonnenauf- und -untergängen, mit Blitz und Donner usw., so empfinden wir, daß in unserem Organismus noch etwas anderes wirkt als draußen in den mehr oder weniger chaotischen Erscheinungen der Atmosphäre, und daß wir deshalb nicht in dieser aufgehen, weil uns gewisse Rhythmen zusammenhalten, durchdringen und tragen. Ein musikalisches Element, das in Atem und Pulsschlag wirkt, regiert den Umkreis, sobald er in dem Menscheninneren Platz greift.

Und wiederum erleben wir, meditativ verinnerlicht, diese Kräfte wesenhaft, derart, daß uns begreiflich wird, warum die Alten (selbst noch in der griechisch-lateinischen Epoche) sagten, im Hymnos wirken die Götter. Diese wurden noch im Worte waltend empfunden. In Vokalen und Konsonanten, in gewissen Silbenwiederholungen erlebte man die Bildekräfte, die den menschlichen Leib gestalten.

* Vgl. »Der Künstler und die Erfüllung der Mysterien«, S. 20–23

Der Sänger vermittelte den Götterverkehr.

Aber wir sehen im Laufe der Menschheitsentwicklung, wie die Götter aus der Sprache entweichen.

– Abstrahieren wir von allem, was wir mit dem Gliedmaßen- und dem Brust-Menschen erleben, beschränken wir uns darauf, dasjenige zu erfassen, was uns durch den Kopf zugänglich ist! Dann entschwindet das Wesenhafte und das Rhythmische. Es bleiben nur Sinneseindrücke. Aber diese können wir wiederum meditativ vertiefen, und sie verdichten sich zu *Weltanschauungen*.

Und im Bilde erleben wir jetzt den letzten Abglanz der Götter.

Nicht mehr Götterbegegnungen, nicht mehr Göttergesänge, nur noch Göttergleichnisse binden an die Schöpfermächte, bilden Religion.

Und auch die Götterbilder verblassen allmählich zu Gedanken. Der *Mythos* wird *Philosophie*.

Im Maße aber, wie dies geschieht, wird das Selbstbewußtsein im Menschen wach und damit die Freiheit des Denkens rege. Der Mensch wird unabhängig von der Gottheit. Er fühlt sich nicht mehr mit ihr verbunden. Er wird irreligiös.

Nur noch *Traditionen* (und zwar von allen drei Arten, solche von *Götterbewegungen, göttlichen Hymnen oder Gebeten* und *göttlichen Lehren*) halten den Abfall auf.

Als im geschichtlichen Weltprozeß diese Überlieferungen immer mehr gefälscht oder profaniert wurden und endlich überhaupt entschwinden wollten, geschah die endgültige »Aufhebung« aller Mysterien durch das Erdenleben eines Gottes, durch die Fleischwerdung des Wortes, durch das Evangelium.

Wesen, Wort und *Lehre* wurde irdische Wirklichkeit, wahrnehmbar für die physischen Sinne durch die geschichtliche Tat des Christus Jesus.

In frühesten Epochen der geschichtlichen Entwicklung las der Mensch die Pläne seiner Tempel den Sternen ab. Die Heiligtümer der Druiden sind nach den Himmelsrichtungen angelegt, die Pyramiden nach kosmischen Gesichtspunkten errichtet, die Inkastädte nach dem Stand von Sonne und Mond gebaut.

Es liegt mir die Abbildung eines koptischen Denkmals vor: innerhalb einer Schlange, die sich in den Schwanz beißt, sind vier Tiere dargestellt, welche die Hauptrepräsentanten des

Tierkreises verbildlichen und an den Ecken eines quadratischen Altars stehen, der zur Rechten die Sonne, zur Linken den Mond zeigt.

Spätere Zeiten, die jene frühesten ablösten, hatten zwar nicht mehr ein Willensleben, das sich nach dem Kosmos richtete (was eben in der Architektur zum Ausdruck kommt), wohl aber noch ein Gefühlsleben, das himmlische Rhythmen harmonisierten. Die Götter sprachen noch im menschlichen Gesange, in Atem und Blut. Davon gibt die Dichtung Zeugnis.

Aber Wille und Gefühl traten immer mehr in irdische Dienste. Wir modernen Menschen sind hauptsächlich Bearbeiter der toten Erde geworden, Physiker und Mechaniker. Wir haben zwar noch durch unser *Denken* Zutritt zu den kosmischen Gesetzen. Aber unser Kopf, der nur das Gewordene erfaßt, findet im Weltall nichts mehr als das kausale Prinzip und erfindet die Maschine.

Im Maße, wie diese Emanzipation des menschlichen Erlebens von kosmischen Gesetzmäßigkeiten stattfand, verschwand jenes instinktive Hellsehen, die Fähigkeit, den Göttern zu begegnen, ihr Wort zu singen, ihr Bild zu schauen. Der Mensch wurde, weil sie ihm ferne rückten, frei.

Zugleich jedoch setzte die Dekadenz ein.

Und sie nimmt dort zerstörende Formen an, wo die weltliche Macht jene geistige, die in den Mysterien waltet, usurpiert: bei den römischen Cäsaren zur Zeit des erwachenden Christentums.

Die Tempel, die nach Sternenmaßen erbaut waren, worin nach harmonikalischen Gesetzen des Planetenhimmels Hymnen erklangen und ehrwürdige Mythen als Lehren ausgelegt wurden, werden entweiht, die Mysterienbücher mißbraucht, die Forschung in den Dienst der Machthaber gestellt.

Suetonius berichtet aus dem Leben des Octavian: »Während seines Aufenthaltes in Apollonia bestieg er in Gesellschaft Agrippas die Warte des Mathematikers Theogenes: als dieser dem Agrippa, welcher zuerst seinen Rat heranzog, große und kaum glaubliche Dinge prophezeite, wollte Augustus aus Furcht und mehr noch aus Scham, als ein Geringerer entdeckt zu werden, seine Geburtsstunde lieber verschweigen. Als er aber schließlich nach vielen Vorstellungen diese mit zögernder Selbstüberwindung offenbarte, sprang Theogenes vor und bezeigte ihm seine Verehrung. Augustus faßte nun bald einen solchen Glauben an sein Geschick, daß er sein Thema in der Öffentlichkeit verbreitete und eine Silbermünze mit dem Sternbild des Steinbocks, unter welchem er geboren war, prägen ließ ...« (zitiert nach Niemoyewski: *Astrales Christentum*).

Über derartige, ganz selbstverständliche Profanien, von denen die Literatur jener Zeit wimmelte, herrschte unter den wahrhaft Wissenden eine ungeheure Trauer. Sie erwarteten den Richter und den Erneuerer. Sie lebten in Wartestimmung.

Wir finden in den Evangelien, die ja Mysterienbücher sind, Nachklänge jener drei Arten, wie Götter-Erlebnisse in alten Einweihungsstätten durchgemacht wurden.

In frühesten Epochen erlebte der Mensch noch *Götterbegegnungen* innerhalb von Felsentempeln. Diese urälteste Zeit leuchtet in dem Bilde herauf, das uns Maria in der Felsengrotte darstellt. Ein alter Eingeweihter hätte in der Krippe, worin das Kind lag, und in den Tieren zu beiden Seiten, dem Ochsen und Esel, nicht ein irdisches Geschehnis, sondern einen kosmischen Vorgang geschaut: das Gotteswesen in der Mondenwiege, links und rechts zwei Sternbilder.

Das himmlische Bild wurde irdische Wirklichkeit, und damit erfüllte sich eine alte Prophezeiung.

Alle typischen Erlebnisse des Gottessohnes sind in den Mysterien vorgebildet.

Die Zeichen, welche die Evangelisten haben, Adler, Löwe, Stier und Engel, sind Wappen von der kosmischen Herkunft ihrer Mysterienschule. Sie geben den Grundton an. Sie weisen auf die *Tonart*, die in den Sternen steht.

Einige Jahrhunderte vor Christus war das Sternbild, worin die Sonne am 21. März aufging (Frühlings-Tag- und Nachtgleiche), der Stier; am 21. Juni (Sommer-Sonnenwende) der Löwe; am 21. September (Herbst-Tag- und Nachtgleiche) der Skorpion (vom geistigen Standpunkt aus der Adler) und am 21. Dezember (Winter-Sonnenwende) der Wassermann.

Es ist das Lukasevangelium, gemäß seinem Wappen, ein Frühlingsevangelium, das Markusevangelium ein Sommerevangelium, das Johannesevangelium ein Herbstevangelium, das Matthäusevangelium ein Winterevangelium.

Aus den Evangelien tönt die Musik des ganzen Jahreslaufes.

Mitleid, Opferliebe, Lilien-Gefühle des Frühlings führen uns zurück ins indische Zeitalter, zu Buddha, wenn wir das Evangelium des Lukas lesen.

Im Markusevangelium strömt uns die Löwenkraft der hochstehenden Sonne entgegen, ein gewaltiger Goldklang. Erklingt nicht Zarathustras Sonnenposaune darin?

Im Herbste wird der Mensch besonnen. Er kehrt vom kosmischen Sommerjubel zum irdischen Besinnen zurück. Er steigt herab. Er geht in sich. Er empfindet, was im Haupte sich erleben läßt und was der Adler, als apollinischer Vogel, vorbildet: die Macht der Weisheit. Johanneische Erkenntnis.

Wenn es Winter wird, so birgt sich der Mensch in seinem Heim; hier haust er, bei sich, umgeben von seinem Haustier, dem Vogel im Käfig, der Katze und dem Hunde am Herd. Die himmlischen Tiere sind bei Matthäus häuslich geworden. Das Licht brennt in der – Lampe.

Vier Tonarten tragen den Menschen durch das Jahr. Der Raphael-Klang im Frühling, der Uriel-Gesang im Sommer, das Michael-Wort im Herbste. Und die Haus-Musik im Winter: Gabriel als Dirigent.

Das ist die Evangelienharmonie der vier Erzengel!

Aus allen Himmelsecken klingt es.

Der ganze Umkreis tönt.

Aber auch die verschiedenen Mythen, abgeblaßt zu Lehren, Philosophien oder Gedankensystemen, können wir aus den Evangelien herauslesen.

Im Lukasevangelium ist ein ungeheures Weltgeschehen so beschrieben, daß es der arme Hirte begreifen kann. Und doch birgt es Geheimnisse, die für den weisesten Magier berechnet sind. Überall blickt die astrale Komposition hindurch. (Siehe Rudolf Steiners Zyklus über das Lukas-Evangelium.)

Lukas, der Schreiber dieses Evangeliums, war einer der liebevollsten und weisesten Menschen. Er war Arzt und Gelehrter. Er, der Schüler des Paulus, der ja auch der Verfasser der Apostelgeschichte ist, erfüllte mit äußerster Treue (mit »Akribie«, wie es im Lukasevangelium selber heißt) seine Aufgabe, »ein Diener des Wortes« zu sein. Er wollte dadurch falsche Darstellungen korrigieren. Denn er, mit seinem umfassenden Wissen, kannte alle Lehren und Irrlehren seiner Zeit. Schon durch seinen Lehrer, Paulus, war er bekannt mit dem Rabbinertum, dem Hellenismus, der Stoa, der Hierarchienlehre, dem werktätigen Alltag. Seine Reisen haben ihn weit herumgeführt. Zur Zeit, als Paulus nach Rom kam, weilte er in Gallien. Er muß um die hibernischen Mysterien und um die buddhistische Lehre gewußt haben.

Er und Titus haben den Tod des geliebten Lehrers, der von Nero enthauptet wurde, miterlebt.

Und so dürfen wir sagen, vieles von dem, was in Paulus lebendig war, lebt in Lukas weiter.

Lukas kannte die ungeheuren Widersprüche, die dazumal in der Auffassung des Christus herrschten.

Er begriff vor allem Paulus selbst und dessen Erlebnis vor Damaskus. Vorher hatte Paulus nicht an den Mensch gewordenen Christus, sondern nur an den kosmischen Christus geglaubt. Ihm war die Behauptung, daß Christus am Kreuze gestorben sei, ein Frevel.

Was Paulus vor Damaskus erlebte, berichtete Lukas als lebendige Geschichte. Auch Lukas lehnte jene Auffassungen ab, die von Christus als einem Wesen sprachen, das den Tod nicht durchgemacht hätte, aber er verdammte sie nicht wie ein Eiferer im Sinne der anderen Apostel. Dazu hatte er viel zu tief in die Seele des Paulus hineingeschaut.

Auf diese versöhnende Gesinnung weist zum Beispiel das 18. Kapitel der Apostelgeschichte! Da kam, heißt es, ein Jude namens Apollos von Alexandrien gen Ephesus. »Dieser war unterwiesen im Weg des Herrn und redete mit brünstigem Geist und lehrte mit Fleiß von dem Herrn, wußte aber allein von der Taufe Johannis«; den brachten Aquila und Priscilla dazu, daß er öffentlich erwies »durch die Schrift, daß Jesus der Christus sei«.

»Der Weg des Herrn« bis zur Taufe spricht von Christus, insofern er noch nicht in den Leib des Jesus von Nazareth herabgestiegen ist, also vom kosmischen Christus, wie er lange vor dem Mysterium von Golgatha in den Mysterienstätten zu Ephesus verkündet worden war.

Es ist hier auf jenen eigentümlichen Zwiespalt zwischen Paulusschülern und damaligen Ephesusschülern hingewiesen, der in mannigfachen Metamorphosen durch die ganze Geistesgeschichte geht.*

Ist Christus nur Gott? Oder ist er nur Mensch? Oder ist er Mensch gewordener Gott?

Auch heute gibt es noch Theologen, die Christus nur als Erdenwesen und andere, die Christus nur als Sternenwesen gelten lassen.

Lukas kannte das vorchristliche und nachchristliche Chri-

* Vgl. Apostelgeschichte 19; Epheser 4, 11–24

stuserlebnis. Das Christuserlebnis des Paulus vor Damaskus sagte ihm, daß Christus bei der Taufe am Jordan im Leibe des Jesus von Nazareth Wohnung genommen und nach der Kreuzigung auf Golgatha vom Tode auferstanden ist, daß Christus fortan in der Geschichte lebt.

Diese Gewißheit verlieh ihm das Recht, die Apostelgeschichte zu schreiben.

Die Erfüllung der Mysterien durch die Wirksamkeit des Christus auf Erden, die mit der Taufe am Jordan beginnt, spiegelt sich, gemäß der Dreigliederung des Menschen, wie Rudolf Steiner sie darstellte in Nerven-Sinnes-Menschen (Denken), in rhythmischen Menschen (Fühlen) und in Stoffwechsel-Gliedmaßen-Menschen (Wollen), innerhalb der Lehren, der Kulte und der Lebensgemeinschaften.*

Weltanschauungen, Gebete oder Hymnen und irdische Schicksale werden von nun an nicht mehr nach dem Weltenworte, das bis jetzt vom Kosmos her gewirkt hat, gerichtet, sondern nach dem Logos, der Fleisch geworden ist, nach dem Mensch gewordenen Gotte, der auf der Erde zu suchen ist.

Darin besteht die eigentliche Umkehr.

Die Überlieferung hat die Taufe auf den 6. Januar gelegt, auf den gleichen Tag, wo die drei Weisen aus dem Morgenlande nach Bethlehem, zu deutsch dem »Brot-Haus« pilgerten, indem sie dem Sterne, der ihnen den Weg wies, folgten. Wir haben erst eine »Epiphanie«, und, ein Saturnjahr (dreißig Jahre) später eine »Theophanie«.

Der 6. Januar war bei den alten Ägyptern das Fest des wieder erscheinenden Osiris. In der Nacht vor dieser Feier pflegte man Wasser zu schöpfen, um es das ganze Jahr als geheiligt aufzubewahren. Ein Brauch, der in der griechischen Kirche noch heute geübt wird.

Im Dreikönigs-Erlebnis schwebt das Göttliche über dem Kinde im Kosmos. Bei der Taufe senkt es sich herunter und nimmt Wohnung in Jesus von Nazareth.

Die lichte Taube ist das Zeichen, daß alle Weltanschauungen vom leibfreien Geiste überleuchtet und vereinigt werden. Die Lehren des ganzen Erdenrundes werden von diesem Urlicht durchstrahlt.

* Vgl. R. Steiner, Von Seelenrätseln, Kapitel 4

Wenn wir im Markusevangelium lesen, daß Christus der Geist »in die Wüste trieb«, wobei unter Wüste die innere Einsamkeit zu verstehen ist, »vierzig Tage, und ward versucht von dem Satan, und war bei den Tieren; und die Engel dienten ihm«, so haben wir in diesem Bilde eine Imagination, wie das Christus-Denken sich zu den anderen damals herrschenden Weltlehren stellte.

Die »Tiere« sind ebensowenig physische Kreaturen wie die Taube. Es handelt sich vielmehr um kosmische Kräfte, die allerdings in das irdische Leben eingreifen.

Ein griechisches Wort weist noch deutlicher darauf hin, daß gewisse Wirkungen von den Tierkreisbildern in des Menscheninnere aufgenommen wurden. Die Stelle im Johannesevangelium (16,32), wo Jesus spricht: »Siehe es kommt die Stunde, und ist schon gekommen, daß ihr *zerstreuet werdet* (skorpisthéte), ein jeglicher in das Seine, und mich allein lasset; aber ich bin nicht allein, denn der Vater ist bei mir ...« weist auf das Sternbild des Skorpion, das von Christus besiegt und in die reinste apollinische Kraft, die als Adler (nicht mehr als Drache) bezeichnet wird, verwandelt wurde.

Die in den Tierkreisgestalten verbildlichten Weltanschauungen werden von dem Sonnengeiste überstrahlt. Christus hütet sie. Er erscheint als der kosmische Hirte.

Je nachdem die Verkünder des Christus befähigt waren, gemäß ihrer Anlage, die sie durch die Geburt mitbrachten, nahmen sie »das Licht der Welt« in sich auf. Sie waren Vertreter verschiedener Welt-Lehren. Johannes war anders in das Geistesleben hineingestellt als Lukas. Die »Zwillinge« hatten nicht den gleichen Himmelsaspekt wie Petrus. Das Licht aber, das ihren Kreis durchleuchtete, war immer dasselbe, und deshalb vermochte es die Zwölfe zu einigen.

Es war zunächst ein gewaltiger Erkenntniskampf, den Christus in den Jüngern entfachte. Das makrokosmische Prinzip, das er zur Erde brachte, ergriff zuerst das Denken. In Freiheit wollte er, das Licht der Welt, begriffen werden.

Man muß sich vorstellen, wie Christus durch das Land wanderte und die Lehre in den verschiedenen Tempeln und Mysterien verkündigte. Er *befreite* die Menschen durch sein Wort von den Fesseln unverstandener Traditionen. Erst die Freien konnten wahrhaft Jünger sein und ihre Aufgaben empfangen, gemäß ihrem Schicksal; wie etwa Nikodemus, der ein »echter Israeliter«, ein Träger der Volksseele, war.

– Aber tiefgreifender und weittragender, als *was* Christus lehrte, war, *wie* er lehrte: die Weise seines Wortes. Jetzt ist der Logos, der einstmals Kosmos war, Mensch geworden. Er spricht aus der menschlichen Brust, nicht mehr aus dem himmlischen Umkreis heraus. Von der Rede des Christus ging der Glanz der Gestirne aus. Die Laute seiner Worte waren ehemals *Himmelskräfte* gewesen. Jetzt strahlte in seinem freudigen Ruf die Sonne. Von seinem tröstlichen Zuspruch ging die gleiche Stimmung aus, die der Abendstern verbreitet. In seinem heiligen Zorne glühte Mars. Und wenn er in der Erinnerung in Weltenzeiten zurückkehrte, waltete in seiner Erzählung der ferne Saturn.

Wir erkennen die Konstellationen der Wandelsterne in seinen Hymnen, das Melos ihrer Bewegungen, die Rhythmen ihres Auf- und Unterganges.

Die Gebete sind so gestaltet, daß sie den Menschen wiederum in die Weltverhältnisse hineinstellen. Aber jetzt, da das Licht der Welt auf der Erde wandelt, kehren sich alle Verhältnisse um. – Das brachte Christus in einen noch tieferen Widerspruch mit den Hütern der Mysterien als der Inhalt der neuen Lehre.

Einerseits gewann er durch sein Wort, das in herrlichen Hymnen erklang, die Jugend, die Künstler, die schönheitsdurstenden Seelen (es war ja, als tönte der Sternenhimmel selbst). Ein Nachklang solchen Wohllauts lebt noch im Johannesevangelium.

Andererseits entfachte er die Wut der Hohepriester, die den alten Kultus ausübten. Er griff ein in die Rhythmen und Formen desselben. Denn durch den Anruf des altjüdischen Gebetes stieg man empor in die Reiche der Himmel, durch Christus aber suchte man diese im Menschenherzen.

Rudolf Steiner hat uns diese Umkehr am Vater-Unser selbst gezeigt.

Er schildert in dem Kölner Vortrag vom 17. Dezember 1913, wie Jesus von Nazareth auf seiner Wanderung zu einer heidnischen Kultstätte gelangt, die von ihren Priestern verlassen worden ist und nur noch von aussätzigen, bresthaften Menschen umlagert wird. Wo früher Götter mit den Menschen verkehrten, hausen jetzt »Sendboten Luzifers und Ahrimans« und bewirken innere und äußere Seuchen. Jesus, vom Mitleid überwältigt, dergestalt, daß sein Körper selbst wie vom Tod getroffen ward, hatte jetzt das Erlebnis dessen, was einst an diesem

Orte gewaltet. Er nahm mit seiner Geistseele »das umgekehrte Vater-Unser« wahr. »Darin«, so sagt Rudolf Steiner, »ist wie zusammengepreßt das Geheimnis des menschlichen Werdens und das Verkörpertwerden in irdische Inkarnationen.«

Das erlebte Jesus von Nazareth *vor* der Taufe am Jordan. *Nach* derselben lehrte Christus das Vater-Unser, das nunmehr zum Hauptgebet der Christenheit wurde. Die herrlichste Erläuterung ist die von Rudolf Steiner, der uns zeigt, wie es den Menschen in die Dreiheit Vater, Sohn und Geist eingliedert, und die Harmonisierung seiner Wesensglieder bewirkt, indem es das Übel, das im Ich verankert ist, aufhebt; indem es die Versuchung, die im astralischen Leibe ihren Sitz hat, besiegt; indem es die im Ätherleib abgelagerte Schuld lockert und den physisch zerfallenden Leib von Grund aus aufbaut. Das Vater-Unser schafft die neue Verbindung des Menschen mit dem Kosmos.

Rudolf Steiner zeichnete damals ein Dreieck, als Zeichen der Dreiheit Vater, Sohn und Geist; der unteren, waagerechten Seite gliederte er ein Viereck an, dem er die vier andern Wesensglieder des Menschen zuordnete.* Er machte dadurch klar, daß ein Gebet ebenso nach kosmischen Gesetzen gebaut ist, wie eine Pyramide. In dieser sind auch alle Himmelszahlen verborgen. Beides ist Mathematik. Der Sinn, der sie aufnimmt, wird in eine höhere Ordnung versetzt. Christus konnte der Menschheit dieses Gebet geben, wirksam für alle Erdenzeiten, weil er das Reich des Vaters in sich trägt, dessen Name Ich-Bin in ihm geheiligt ist, und seinen Willen auf Erden verwirklicht hat, frei vom Ich-Übel, von der astralischen Versuchung, von der Schuld im Ätherleibe, weil er, mit einem Wort, den Tod überwinden konnte. Sein Gebet vermag den Menschen durch Inhalt, Laut und Bau neu zu gestalten.

– Die dritte Wirkungsweise des Christus war, daß er nicht nur die Lehren ordnete und die Gebete mit neuem Leben erfüllte und so das Denken und Fühlen der Menschheit mit dem Urgrund wiederum in Verbindung und Einklang brachte, sondern daß er den Schicksalen auf Erden Sinn gab, indem er das kosmische Erleben zur irdischen Tat machte und dergestalt, was in den Mysterien als Himmelsgeschehen geschaut wurde, zur Sichtbarkeit für irdische Augen brachte, zur Geschichte im eigentlichen Sinne des Wortes machte. Er gab dem Tod, der das

* Vgl. Rudolf Steiner, Das Vaterunser. Eine esoterische Betrachtung. Dornach 1983

wesentliche Erlebnis ist, das man auf der Erde haben kann (sie selber ist ein Grab), einen kosmischen Sinn und gliederte dadurch das irdische Gestirn wieder dem Weltall ein: er entzog es dem Vergehen.

Dadurch aber ordnete er die Schicksale aller der Vergänglichkeit anheimfallenden erdgeborenen Menschen auf eine neue ewigkeitswerte Art.

Was früher in den Mysterien nur Geistesschau gewesen war, wurde Tat und Leiden des Mensch gewordenen Gottes.

Rudolf Steiner sagte einmal in einem Vortrage: Dasjenige, was hier auf Erden Gehen, Sprechen, Denken ist, das hat seine Analogien drüben in der geistigen Welt, erstens in der Orientierung innerhalb der Hierarchien, zweitens in dem In-sich-lebendig-tönend-werden des Weltenwortes, und drittens in dem innerlichen Aufleuchten der Weltgedanken.

Diese Analogien aber sind in dem Christusleben Wirklichkeit. Christus vermochte dadurch das Denken, Fühlen und Wollen des Menschen zu ordnen, ihm die Wahrheit, den Weg und das Leben zu geben. Seine Lehre empfängt der Sinnes-Nerven-Mensch. Sein Gebet ordnet den rhythmischen Menschen. Seine Tat aber, die Besiegung des Todes, die Auferstehung, gibt selbst dem Menschen, der an die Erde gebunden ist, dem Stoffwechsel-Gliedmaßen-Menschen, den Keim zu einem neuen Leben.

Dieser Tat gegenüber ist der Mensch unabhängig; denn Christus, der am Kreuze hängt, übt keine Macht aus. Er will Nachfolge nur aus freiem Wollen heraus.

Durch Christus stellen sich Mysterienerlebnisse als irdisch-physisches Geschehen dar, sichtbar den Sinnen und gerade deshalb dem Menschen seine völlige Freiheit wahrend.

In vorchristlichen Zeiten waren die Mysterien-Erlebnisse kosmische Vorgänge, dem Menschen vermittelt durch Kultus, Hymnus und Mythus. Durch Christus wurden sie irdisches Ereignis, den physischen Sinnen wahrnehmbar.

In den Handlungen, den Preissagungen und Lehren des Christus war göttliches Geschehen menschliche Tat geworden. Die Gottheit starb am Kreuz. Das Eigentliche des Irdischen, der Tod, wurde aufgehoben. Die Menschheit erfuhr die Auferstehung.

Rudolf Steiner sagt in seinem Buch »Die geistige Führung des Menschen und der Menschheit«: »Während Jesus von Nazareth als Christus Jesus in den letzten drei Jahren seines Lebens, vom dreißigsten bis zum dreiunddreißigsten Jahre, in Palästina auf der Erde wandelte, wirkte fortwährend die ganze kosmische Christuswesenheit in ihn herein.« Seine Schritte gingen Sternenwege. Seine Handlungen hatten Himmelskraft. Jeder Augenblick war eine innere Geburt des Kosmos.

Bei dem gewöhnlichen Menschen wirkt bei der Geburt eine für das ganze Leben bleibende Himmelsstellung.

Bei Christus ist eine fortwährende Wiedergeburt. Man darf bei ihm nicht von einem Schicksal, wie bei anderen Menschen, sprechen, das von einer gewissen Konstellation der Gestirne abhängt. Wohl ist Christus der Ich-Träger kat'exochen; aber er, der von sich sagt: »Ich bin, der Ich bin«, trägt in sich den ganzen Kosmos. Er ist der Erfüller *aller* Menschengeschicke. Er ward *einmalig* geschickt, um bis zum Ende der Erdenzeiten die Schicksale der Menschheit als solcher zu ordnen.

»Und je nach der Gesamtwesenheit der Welt, mit welcher die Erde zusammenhängt, geschah das, was der Christus Jesus tat. Daher ist so oft die *Sternkonstellation* für die Taten des Christus Jesus in den Evangelien leise angedeutet.«

Professor Hermann Beckh ist den Andeutungen, von denen Rudolf Steiner hier spricht, nachgegangen. Er hat sie, geleitet von einer erstaunlichen Text- und Sprachkenntnis, geprüft und ist dazu gekommen, in den Evangelien die geistig-seelische Spiegelung eines dreimaligen Durchganges der Sonne durch den Tierkreis zu erweisen. Es ist in der Tat möglich, zu zeigen, wie sich das kosmische Leben des Sonnengeistes in den irdischen Taten des Christus Jesus abbildet. Ja, man darf von Stufen sprechen, wie das göttliche Wesen im Menschenleibe Platz greift. Erst erfaßt es das Haupt (und Christus lehrt), dann die Brust (und Christus preist), dann die Hände (und Christus heilt), ja, den ganzen Menschen (und Christus stirbt und aufersteht).

Zeigen wir (uns der Ausführungen des gelehrten Freundes erinnernd) auf eine solche Konstellation, die sich im Leben des Erlösers in drei Stufen darstellt.

Die Sonne tritt in das Zeichen der Jungfrau. Es ist Herbst. Das Getreide reift.

Christus erklärt das Gleichnis vom Sämann. Wer ihn hört, gedenkt des Sternbilds, das man auch die Ähre nannte. Der Jude erinnert sich der Ährenleserin Ruth, der Grieche der Göttin Demeter. Es ist das Sinnen und Besinnen angesprochen.

In das Haupt wird zunächst das Samenkorn versenkt.

Aber dieses sinkt tiefer.

Das Bild, das vor der Seele steht, wird Leben. Es gibt nicht nur dem Kopfe, sondern auch dem Herzen Nahrung. Das geschieht in der Speisung der Viertausend. Zu dem Gleichnis, dem Bild, der Imagination, die das Haupt erfüllt, kommt die Inspiration, die den Rhythmus des Menschen erfaßt. Da entringt sich der Brust das Preislied. Die Hände heben sich zum Himmel. Der Atem wird ergriffen und das Blut erfrischt.

Das *Herz* schlägt neu geboren.

Aber es gibt ein Brot-Erlebnis, das sogar den Stoffwechselmenschen durch die himmlische Nahrung erneuert: das Abendmahl. Johannes wird in alten Darstellungen, wo die Zwölfe nach den Tierkreisbildern angeordnet sind und vielfach deren Zeichen tragen, an Stelle der Jungfrau gesetzt, er, der Jungfräulich-Reine.

»Und indem sie aßen, nahm Jesus das Brot, dankte und brach es und gab es ihnen und sprach: Nehmet, esset, das ist mein Leib.«

Diese Handlung bewirkt die Wiederherstellung der *ganzen* Menschennatur.

Auf der ersten Stufe sammelt Christus die Angehörigen aller vergangenen Weltanschauungen.

Auf der zweiten Stufe erweckt er die Geistesgegenwärtigen.

Auf der dritten Stufe senkt er in die Seelen seiner Jünger den Lebenskeim, der sie zur geistigen Wiedergeburt bringt. Er wirkt in künftige Erdenzeiten hinein.

So waltet der Sonnengeist im Erdenleib als Lehrer, Erleuchter und Schöpfer.

Die Erneuerung der Mysterien und die Dichtung

I

Wissenschaftliche Forschung hat an Hand von Dokumenten und Zeugnissen, die überliefert sind, längst bewiesen, daß die großen Dichtungen der Vergangenheit aus uralter Mysterienweisheit hervorgegangen sind oder in mehr oder weniger verhüllter Art mit ihr zusammenhängen. Das trifft für epische, lyrische und dramatische Schöpfungen zu. Wir dürfen sogar sagen, daß die Mysterien als solche Urbilder der ältesten Poesie sind. Sie vereinigen in sich Kunst, Wissenschaft und Religion, indem sie die Wege in die geistigen Welten in Wort, Bild und Handlung darstellen und gangbar machen. Sie vermitteln dergestalt der Menschheit das Wirken der Götter, das Los der Toten, den Weg des Eingeweihten.

Jedoch, sie beruhen auf einem anderen Bewußtsein, als dem gegenwärtig maßgebenden, auf einem seherischen, von dem heute nur noch einige degenerierte Reste übrig geblieben sind, die mit den Musen, die noch bei Homer angerufen werden, nichts mehr zu schaffen haben.

Das Element der Dichtung ist und bleibt die Sprache. Aber das Grundverhältnis des Dichters zu ihr hat sich gewandelt. Ehemals war sie das Urkunstwerk überhaupt, in welcher sich der gesamte Kosmos als »Wort« ausdrückte. Die ursprünglichen Sprachschöpfungen tragen oftmals den Namen »Wort«, »Weda«, »Edda«, oder beginnen mit dem Anruf des Wortes. Das Wort ist selbst ein Gott. Das Wesen der Welt *spricht* noch. Erst als »die Sprache der Natur« nicht mehr von der Seele des Menschen erfaßt wurde, entstand »das Buch der Offenbarung«, die Bibel. Aber auch diese wollte die Menschen wiederum zum »Wort« zurückführen.

»Das Wort« war himmlische Wirksamkeit, bevor es irdische Sprache wurde. Der Logos mußte erst das Instrument bilden (den Kehlkopf mit den umliegenden Organen), damit der Mensch sprechen konnte. Davon zeigt die Sprache als solche noch die Signatur, bis ins Lautbild, und weist derart auf eine

Vergangenheit, wo sie noch leibgestaltend wirkte. Betrachten wir daraufhin das wundersame Wort *Psallein*, von dem das Substantiv Psalm herrührt. Das Psi könnte – stilisiert hingeschrieben – ein Bogen oder eine Harfe sein. Pindar nennt Lieder Pfeile. Psallein heißt in der Tat die Saiten der Harfe schlagen und die Sehne des Bogens spannen. Beides lernte der Grieche von Apollo, dem Sonnengotte. Der Strahl des Lichtgestirns fiel in die Brust des Sängers und wurde Hymnos. Das Lied, zur Lyra gesungen, war mit dem Sonnengange und mit dem Atem und Puls in Einklang. Das Herz des Sonnenläufers steht nicht still, wenn es bricht. Es lebt im Weltenherzen weiter. Er wird auf den Olymp erhoben.

Als dieses Göttergeschenk dem Schauen und Lauschen der Menschen entschwand, ging die Adonisklage durch die Welt, die noch in der attischen Tragödie nachklingt, das Weh über den Verlust des goldenen Zeitalters, der AI-Gesang.

Die Verkündigung der Weisheit konnte nicht mehr durch Lichtpfeile geschehen, welche über Griechenland ausgeschüttet wurden. Es kam die Spaltung der Offenbarung in die Idee als Wahrnehmung und in die Phantasie als Göttergabe.

Nach diesem Bewußtseinswandel verlor die Dichtung immer mehr ihre umfassende Bedeutung. Die Vermittlung des Übersinnlichen durch das Wort verblaßte und ging auf die Idee über. Die Philosophie ergriff jetzt die Verwaltung der Wahrheit über die geistigen Welten. Zwar stellten die großen Dichter immer noch Offenbarungen dar, aber da die Sehergabe versiegte, auf Grund der Phantasie. Und sie beriefen sich dabei mehr oder weniger auf die Überlieferungen, erst auf die Mythen der Vorfahren, dann auf die Berichte der Evangelien, oder auf beides. Dante zum Beispiel hält im Hintergrunde der göttlichen Komödie die Hierarchienlehre des Dionysios; diese wiederum geht auf vorchristliche Mysterien zurück.

Im Mittelalter wurde nach und nach nicht mehr das kosmische Wort, der Logos, der eigentliche Ausgang der Dichtung, sondern das Verbum incarnatum: Christus, als Erfüllung aller Mysterien vorchristlichen Ursprungs. Übergänge zu den christlichen Mysteriendichtungen liegen in den Weihnachtsspielen, wo sich die Hirten, von ihren Herzen geführt, oder die Magier, als Himmelskundige, dem Christuskinde nahen. Hier wirkt noch altes Lauschen und Schauen nach. Auf dem Felde, bei den Herden, sprechen noch die Elemente. »Ehre sei Gott in der Höhe und Friede auf Erden und den Menschen ein Wohlgefallen.« Und unter den Weisen aus dem Morgenlande, von denen die Legenda aurea berichtet, könnte Pythagoras weilen, wenn darüber gesprochen wird, daß drei Sonnen im Oriente aufgingen, die sich zu einer einzigen zusammenfügten, als Zeichen, »daß der Eine geboren sei, indem diese Drei: Seele, Leib, Gottheit zu einer Person waren gekommen.«

Keime einer ganz neuen Mysterienkunst werden von dem Christus, dem Mensch gewordenen Wort, das durch den Tod gegangen und auferstanden ist, selbst gesetzt, indem er nach dem Mysterium von Golgatha die Jünger belehrte.

In gnostischen Schriften findet man Wechselgespräche zwischen dem kosmischen Wort, dem Logos, und der menschlichen Seele, der Sophia.

Immer näher aber kommt eine gewaltige Umkehr für die Kunst: Soll der Dichter von dem göttlichen Urbild oder dem irdischen Abbild ausgehen? Die Alten schauten im Urbild das Vollkommene, im Abbild das Unvollkommene. Goethe, vor diese Frage gestellt, erblickte im Irdischen nicht mehr nur ein mangelhaftes Abbild, wie Plotin, der Neuplatoniker, sondern eine Urzeugung, welche etwas Höheres in sich tragen kann, als das fehlerlose Himmlische. Die Erde ist nicht nur ein Abfall von der Schöpfung, sondern eine neue Stufe derselben. Und es kommt alles darauf an, daß der Dichter zu dieser führen kann. Das tut er dadurch, daß er dem Stoff, den ihm die Erfahrung auf Erden verleiht, ideelle Gestalt gibt. Diese ist zunächst nur Schein, wird aber zu einer höheren Wirklichkeit als die physische, wenn der Mensch sie mit der unsterblichen Ichheit erfüllt. Der Schein, der als Sein der Seele durch den Tod hindurchgetragen werden kann, verwandelt sich in künftiges Leben. Das Ideal wird durch Christus, den das Ich in sich aufnimmt, eine Realität.

Die künftige Welt kann vom Menschen mit »gedichtet« werden, wenn auch nur im Wort, aber dieses wird Wirklichkeit, insofern das Menschheits-Ich darin lebt.

Auch die Erde ist vorher »gedichtet« worden. Sie war erst in einem Wärmezustand, dann in einem luftartigen, hierauf in einem wässerigen und endlich in einem festwerdenden Zustand mit den entsprechenden Intervallen zwischen diesen vier Weltenakten. Die »Dichter« waren die göttlichen Hierarchien, jene große Neunheit, welche in die Dreiheit mündet, die man Vater, Sohn und Geist, die Trinität oder, in einer anderen Terminologie, den dreifachen Logos nannte, oder die man sonstwie mit

Ausdrücken früherer Einweihungsstätten bezeichnete, etwa der altägyptischen zu Heliopolis, der eleusinischen, samothrakischen Mysterien der Griechen und so weiter.

Nun beginnt der Mensch als zehntes Glied dieser Hierarchien an der Weltenschöpfung mitzuschaffen. Er setzt das Werk der Götter, wo sie es verlassen haben, beim irdischen Abbild beginnend, fort. Er erhält dadurch seine Würde, daß er weiß, er ist im Schöpfungsplane mit vorgesehen. Die Verantwortung, die ihm aufgetragen wurde, ist die höchste. Sie ist ihm allein verliehen. Er ist frei darin. Aber er vermag nichts ohne Liebe.

Der Dichter hat innerhalb dieser allgemeinen Menschheitsaufgabe noch die besondere, daß er sich der Sprache widmen muß, so wie der Maler der Farbe, der Musiker dem Tone, der Philosoph der Idee. Dem Dichter obliegt vor allem die Rettung der Sprache, die ohne ihn verderben würde. Er liebt das Wort, das Mensch geworden ist, und möchte alle Wesen des Weltalls dem Worte, das Geist ist, wieder bringen. Darin liegt die Wendung, welche die Dichtung seit dem Mysterium von Golgatha genommen hat. Das ist ihre wahre Kontinuität.

Über die Dichtung innerhalb der Mysterien der Gegenwart, die als Initiationswissenschaft von Rudolf Steiner begründet wurden und vor aller Augen liegen, braucht nicht diskutiert zu werden. Sie ist da. In den vier Mysteriendramen hat sie Rudolf Steiner ihrem höchsten Ziele: Wege in die geistigen Welten an bestimmten Individualitäten zu zeigen, zugeführt.

Künftige Dichtergenerationen werden ihm folgen.

II

Der Dichter geht von einem Erlebnis aus, das er im Erdenleibe macht, von einer irdischen Erfahrung, die nur dem Menschen möglich ist und die er dem Geiste darbringt. Freiheit und Liebe geleiten ihn bei jeder Naturbetrachtung und jeder Schilderung eines Menschenverhältnisses. Was er in seiner Bewußtseinsseele, als innere oder äußere Beobachtung, aufnimmt, erhebt er in die Form der Idee. Diese ist als Dichtung, vom gewöhnlichen Leben her betrachtet, nur Schein. Aber der Schein verbindet sich mit dem Sein der menschlichen Entelechie, die sich, vom Geiste her geschaut, als ewig erweist und durch alles Vergängliche hindurchgetragen wird.

Ein Beispiel: Die Sonne ist untergegangen. Das Auge sieht

den Schein, den sie zurückgelassen, das Abendrot. Der Mensch nimmt es in sein Inneres auf und läßt es als Feuer seiner Seele weiter wirken. Es steigt die Nacht herauf. Aber in seinem Herzen verdämmern die Farben nicht, wenn er die Empfindung festhält, die ihm ihr Anblick eingeflößt hat. Versenkt er sich tiefer in sie, so erhellt sich sein Gefühlsleben. Die Abendröte erlangt ein Eigenwesen in ihm. Der Sonnenuntergang, seelisch erlebt, wird ihm zum Geistaufgange, wenn er imstande ist, die atmosphärisch webenden Farben nicht nur sinnlich, sondern auch sittlich zu erfahren, wenn er, wie Goethe sagt, ihre sinnlich-sittlichen Wirkungen erlebt, die sogar in chemische übergehen und als solche therapeutisch sein können. Dazu freilich muß der Mensch ihnen erst Eingang verschaffen, und dasjenige, was sie abstoßen kann, beseitigen. Er muß das Dunkle und Trübe, das Triebartige in sich läutern. Er muß, was sich in ihm verfilzt, verpappt, verknorpelt und sonstwie aus Unreinigkeiten verdichtet hat, auflösen und ausmerzen. Er muß seine Egoismen, die seine Ichheit einkerkern, durch die Erkenntnis, die ihm aufgeht, opfern. Wenn er dies vermag, so erfährt er, daß er nicht mehr so unmittelbar in den Schlaf versinkt, wie früher, sondern länger wach bleibt. Sein Inneres wacht in leiser Weise auf. Und aus dem seelischen Gewebe lösen sich Bilder, die zu ihm sprechen. Um dieses Bewußtsein zu erlangen, das ein höheres und helleres ist als das alltägliche und deshalb zu sonst verborgenen Wahrnehmungen führt, hat Rudolf Steiner die Übung über das Rosenkreuz gegeben.

Schon wenn man dieses Bild der beiden schwarzen, sich kreuzenden Balken mit den sieben Rosen im Geiste aufbaut, wird das Denkvermögen gestärkt und das Triebleben geläutert. Dies steigert sich im Maße, als man sich in das dem Geiste gegenwärtige Bild mit ungeteilter Seele versenkt. Man erlebt dergestalt in konzentrierter Weise, was der Künstler sozusagen auseinandergelegt und unwillkürlich immerwährend übt, wenn er den Stofftrieb und den Formtrieb mittels des Spieltriebes in Harmonie bringt, wie dies Schiller in seinen ästhetischen Briefen philosophisch schildert.

Indem man so sein Seelenleben allseitig erweitert, erhöht und vertieft, erringt man nicht nur die Fähigkeit, das Göttliche in der Natur (die Gott-Natur, wie Goethe sagt) zu ergreifen, sondern auch die menschlichen Angelegenheiten (das Soziale) zu ordnen. Weil das Todeserlebnis durch die Lebensgestaltung, die sich aus dieser Übung des Rosenkreuzes ergibt, zur Neugeburt der irdischen Verhältnisse führt, wird das Weh der Alten, das sich im Ai-Geschrei der attischen Dichtung ausdrückte, umgewandelt in das Ja-sagen zum Erdenschicksal, wie dieses auch sei. Der Tod, mit seinen Vorboten, Krankheit, Alter, Beschwerde, kann nicht mehr Ursache sein, daß man seinen Lebenslauf verflucht und lieber nicht geboren sein möchte.

Es wäre ein verhängnisvolles Mißverständnis, wenn Menschen, welche die Menschheit aus den sozialen Nöten hinausführen wollen, meinten, sie könnten sich selber von dieser Prüfung dispensieren. Dadurch würden sie nur beweisen, daß sie sich selbst von der Welt, die sie neu gestalten möchten, ausnehmen.

Aber wer nicht bei seinem Ich anfängt (als einem Teil, der mit zur Welt gehört), wird bei anderen nicht mehr ernst genommen.

Dieses Bei-sich-selber-anfangen ist jedoch mit den größten Gefahren verbunden. Sobald sich der Mensch dem Erleben, das nicht nur sinnlich, sondern auch sittlich ist, in aktiver Weise hingibt, löst er sich mit seinem geistig-seelischen Wesen aus dem physischen Leibe mehr oder weniger heraus. Und dieser zurückbleibende Körper wird von jener Kraft, die ihn bis jetzt naturgegeben durchdrang, nicht mehr so sicher wie früher gehalten. Er ist mehr als vorher sich selber überlassen und deshalb den Einflüssen, die von der Außenwelt an ihn herankommen, aber auch aus dem eigenen Inneren emporsteigen, zugänglicher geworden. Was derart von allen Seiten auf einen hereindringt, läßt sich zunächst nicht überschauen und beurteilen. Die Triebe, die im Organleben des Körpers verhaftet sind, maskieren sich. Die Selbstüberwindung bleibt illusorisch, solang das höhere Wesen, welches sie allein üben kann, aus dem niederen Körperleben herausgehoben ist, und die Selbstbeobachtung nur vom Sinnlich-Physischen ausgeht. Dieses täuscht dem Menschen etwas, was unmenschlich ist, als übermenschlich vor, nur weil es mit Notwendigkeit auftritt und sein Naturrecht verlangt. Es scheint das Gottgegebene, weil es jedem Menschen innewohnt. Was alle haben, so schließt der Verstand, kann nur gut sein.

Aber gerade das Gegenteil ist der Fall. Alle Menschen haben »böse Neigungen«. Und sie müssen sie haben, damit sie in sich das Vermögen aufrufen, sie als Stufen zu brauchen, um über das Naturgegebene zum Geist empor zu steigen.

Je intensiver sich ein Mensch dem Geistesleben hingibt, um so gewaltiger regt sich in seinem organgebundenen Wesen das

Gegensätzliche. Er kann sich zunächst nur mit seinem Denken, das er stärkt, distanzieren. Begierden oder Triebe sind auch dann, wenn man aktive Gedanken hat, in der Tiefe der Seele immer noch tätig, obschon nur schlafend. Und es kann in einem etwas ganz anderes als der Ich-Mensch, der sich in der Gewalt hat, erwachen.

Und dieses Andere, das so schwer zu durchschauen, geschweige denn zu beherrschen ist, regt sich besonders im Verkehr mit anderen Menschen. Bei jedem Gedanken, der laut wird, bei jedem Gespräch, ja sogar bei jedem Satz, den man liest, kann es empor steigen. Es bäumt sich bei jedem Schritte hoch, den man selber macht, um sich dem Geiste zu nähern. Eine verborgene Auflehnung gegen das höhere Wesen in seinen Mitmenschen oder der innere Zerfall mit sich selbst kündigt sich an, meist ohne daß man sich Rechenschaft darüber gibt. Dies kann in vielen Verkleidungen geschehen. Aber immer liegt ihm der Egoismus zugrunde, der nicht im Ich begründet ist, jedoch sich mittels eines Triebes, der stärker ist als dieses, sich des Ichs bemächtigt. In der Denksphäre äußert es sich als Selbstbespiegelung, Eitelkeit, Wahn; in der Gefühlssphäre als Neid und Mißgunst. Im Wollen als Zorn.

Es sind Eigenschaften, die, wenn man sie genetisch betrachtet, nicht umsonst entstanden sind und sich geltend machen. Der Mensch, der sie hat, kann sie kaum ohne weiteres ablegen. Er müßte mit ihnen so viel aufgeben, daß er sich selber nicht mehr halten könnte in seiner Umgebung, die ebenso schicksalsgegeben ist, wie das eigene Wesen. Was in ihm als diese drei Ungeheuer emporsteigt, gehört mit zu dieser Welt, und was er selber davon hat, bedeutet eine Schutzwehr, ohne die er nicht auskommt, ein Panzer, wie sie ein Gürtelschwein trägt, ein Stachel, wie die Hornisse, ein Schleim, wie die Schnecke. Man könnte auch sagen, es ist Mist, welchen die Pflanze braucht, um Blätter und Blüten zu treiben.

So braucht eben der Mensch, der sich zum Geist entwickelt, das Böse, das in seiner Natur wühlt. Er darf es nur nicht zur Tat werden lassen, sondern muß es in sich selber verwürgen, verdauen, verstrahlen.

Das Haupterlebnis des Dichters unserer Gegenwart ist das Verhältnis von Mensch zu Mensch. Wenn zwei Menschen, die das höhere Selbst in sich suchen, zusammen kommen, entsteht Kunst. Sie kann sich im Geringsten und Größten auswirken. Den Alltag zum *Alltag* gestalten, heißt ein Aperçu Christian

Morgensterns. Wo die Prosa des Lebens in Poesie übergeht, offenbart sich Schicksal, das befreiend wirkt und für die Zukunft fruchtbar wird. Es gibt nichts Menschliches, das nicht ins Reich der Dichtung gerettet werden kann. Der Dichter muß sich die Kenntnis des Menschen erringen, wie dieser auch sei; er steht ihm gegenüber, wie er durch das Geschick geworden ist, und sucht sich alle Eigenschaften aus demselben zu erklären, um sie objektiv zu schildern. Es liegt ihm ferne, zu kritisieren. Selbst dem Verbrecher gegenüber möchte er nicht Richter werden. Was diesen zu einer Untat treibt, trägt er selber in sich, wie jeder andere auch. Daß der Vernichtungstrieb in jenem durchbrechen kann und in ihm nicht, liegt in Umständen begründet, die es zu erforschen, nicht zu verurteilen gilt.

Des Künstlers Gegenspieler ist der Rechthaber, dem nichts paßt, der alles am falschen Orte sieht. Aber auch ihn soll man gelten lassen. Daß er alles anders haben möchte, ist für ihn ein Lebensbedürfnis; er muß seine Quälgelüste und seine Scheelsucht, sein ewiges Nörgeln auswirken, weil er sonst zusammenklappen müßte. Er dürfte zwar nicht zum Verbrecher am anderen werden, aber er könnte in sich selbst zerbrechen. So lebt er seinen Nihilismus in der Druckerschwärze aus. Weil er seine »bösen Neigungen« nicht durchschaut, schiebt er sie den Nächsten zu. Er richtet sie. Vielleicht mit Recht; denn »böse Neigungen« hat jeder. Aber es kommt darauf an, in was man sie verwandelt.

Wer Menschenschicksale objektiv darstellen will, muß die Leute nehmen, wie sie sind, und es ihnen selber überlassen, sich zu ändern. Sie sind zur Freiheit berufen. Er vertraut ihnen, daß sie ihre Laster von sich aus ablegen. Er will sie so schildern, wie sie im Grunde selber werden wollen.

Er für sich jedoch muß den Schutz der schlechten Eigenschaften, den sie genießen und nutzen, ablegen. Haut- und schalenlos geworden ist er verletzbar. Drum muß er nach anderen Hüllen suchen.

Zorn, auf den der Künstler verzichtet, ersetzt er durch die umfassenden Weltgedanken, für die er glüht. Er besiegt dadurch die Empörung, auch wenn sie berechtigt erscheint, und überläßt den Übeltäter der göttlichen Gerechtigkeit. Die Entwicklungsüberschau, die Rudolf Steiner in seiner »Geheimwissenschaft« von der Erde gibt, die Vorstufen derselben, Saturn, Sonne, Mond – das ist das sicherste Heilmittel für Menschen, welche den Drang in sich spüren, die Werke der Vergangenheit zu zertrümmern, weil diese, ihrer Meinung nach, dem Fortschritt der Menschheit entgegenstehen. In den Taten der Schöpfermächte liegt die Zukunft vorgebildet, an welcher der Künstler selber schaffen soll.

Neid der Seele, der im Künstler niemals aufkommen dürfte, vergeht schon im Entstehen, wenn sich der Sinn in die Schönheit vertieft. Die herrlichen Kunstwerke seiner älteren Brüder befreien ihn von den verhängnisvollen Vergleichen, wo einer unter den anderen herabgezerrt wird, bis keiner mehr etwas taugt und niemand mehr schaffen mag. Vom Neid angefressene Menschen sind immer faul. Sie vermoosen, verschlammen, verfilzen und versinken endlich ganz im Sumpf. Die Taten und Leiden des Lichtes, Farbentöne und Klangfarben, vermögen sie aus diesen Niederungen emporzulocken und aufzulichten und ihnen Flügel in höhere Welten zu verleihen.

Eitelkeit erkennt der Künstler in ihrer Nichtigkeit, wenn er ihren Ursprung im Selbstheitswahn durchschaut. Das geschieht, sobald er die Wesensgliederung des Menschen: Physischer Leib, Lebensleib, Seelenleib, Empfindungsseele, Verstandesseele, Bewußtseinsseele, Geistselbst, Lebensgeist und Geistesmensch in den vielfältigen Beziehungen zum Ich und zur Welt erblickt. Da vergeht ihm die Selbstbespiegelung von selbst. Eine direkte Bekämpfung dieser und ähnlicher schlechter Eigenschaften führt zur Selbstquälerei und zu Minderwertigkeitskomplexen. Sie ist unfruchtbar.

Man muß, wenn einem das Selbst zu sehr verleidet ist, die Welt etwas mehr lieben.

Um nicht ein asoziales Glied der Menschheit und ein herausgefallenes Geschöpf der Welt zu werden, muß man die umfassenden Weltentwicklungsprozesse begreifen, die herrlichsten Kunstwerke betrachten, die Wandlung seiner Wesensglieder beginnen.

Dazu verhilft Rudolf Steiners Geisteswissenschaft, seine Mysterienkunst und der Weg zur Einweihung, auf dem er der Menschheit als erster vorangeschritten ist.

III

Während der Dichter früherer Zeiten sein Vorbild im Schaffen fand, indem er auf vergangene Zustände der Welt, die höher waren als die jetzigen, zurückschaute, auf das Paradies, um im

Sinn der Genesis zu sprechen, oder das goldene Zeitalter, von dem der Mythos redet, oder auf die ältesten Kulturen der Völker, wo noch Heroen auf der Erde wandelten, und derart eine Uroffenbarung empfing, die er dann zum Epos oder Hymnos oder Drama gestaltete, so kommt er nach der großen Wendung, welche die Dichtung durch die Menschwerdung des Logos, das Mysterium von Golgatha, genommen hat, dazu, den Blick nach vorwärts zu richten, auf die Metamorphose aller irdischen Dinge, einem künftigen Zustand der Erde entgegen. Die Dichtungen der Götter: Gebirge, Meere, Wolken, die Landschaften mit allen Wesen der Naturreiche, liegen vor den Sinnen des Menschen. Er nimmt seine eigenen Hüllen daraus, aber er verwandelt diese und mit ihnen die ganze Welt, der er angehört. Er schafft sich aus ihrer Stofflichkeit Wohnung und Werkstätte. Er ringt, indem er gestaltet, mit seiner Seele, um eigene Werke zu schaffen. Wenn er dem Worte Goethes folgt: »Man sagt: Studiere Künstler die Natur. Es ist aber keine Kleinigkeit, aus dem Gemeinen das Edle, aus der Unform das Schöne zu entwikkeln«, so will er im Grunde die Erde, die als Materie von den Göttern verlassen ist, ergreifen und helfen, sie zu einem höheren Gestirn zu erheben. Er braucht dabei nicht einmal zu wissen, daß er mit dieser Tätigkeit im Sinne der gewaltigsten Wandlung wirkt, welche mit dem Mysterium von Golgatha eingetreten ist, der neuen, durch Christus verliehenen Erdseele. Er will, wenn meistens auch noch unbewußter Weise, den Menschen selber auf einer höheren Stufe seines inneren Wesens erleben. Deshalb geht er durch diese Abstürze und Katastrophen, dieses Entschwinden in Ungründen. Er nimmt die künftigen Formen und Zustände der Erde und der Menschheit in seinem Seeleninneren vorweg, indem er nun selber als schaffender Künstler, der seinem Werke hingegeben ist, etwas von jenen Fähigkeiten in sich rege macht, welche ehemals die Schöpfermächte ausströmten, als sie ganze Welten aus sich heraussetzten, etwas von ihrer »Opferliebe«, ihrer »schenkenden Tugend«, ihrem »Verzicht«*, indem er derart wenigstens eine schwache Ahnung erhält vom Walten des Schöpfer-Wortes.

Der Tod als letztes Erlebnis des Logos, aus dessen Wesen alle Welten geworden sind, wird aufgehoben; die Auferstehung ist das erste Erlebnis, das jedem Menschen teilhaftig werden kann. Dies ermöglicht, daß die früheren Göttertaten des Ver-

* Siehe Rudolf Steiner.

zichtes, der schenkenden Tugend, der Opferliebe, in folgenden Epochen, nach und nach, Erreichnis des Menschen werden können. Der Tod, der dem Künstler in seinem Stoffe, den er zu gestalten hat, entgegentritt, wird formverleihend und dergestalt ein Übergang zu einem höheren Erleben, das sich zunächst zwar nur im Scheine darstellt, aber als Schein in die Seele aufgenommen und so zum Sein werden kann. Die Wirkung des echten Kunstwerks wird derart durch den Tod hindurch getragen.

Das Urmotiv des Künstlers ist die Auferstehung als höchste Erdenwirklichkeit. Sie liegt der Gestaltung aller Stofflichkeit zugrunde, des Steines, der aus dem Berg gebrochen wird, in der Plastik; der Farbe, die flüssig ist, in der Malerei; der Sprache, die im Atem ihre Hülle findet, in der Poesie; der sozialen Tat, die hilft, wo es not tut, aus der Wärme des Herzens. Die Herzenswärme aber muß alle Werke durchdringen. Es gibt kein Kunstwerk, das ein Baustein zu einer neuen Erde ist, wenn es nicht aus der Liebe des freien Menschen entspringt.

Die gegenwärtige Dichtung geht von Erfahrungen aus, welche von Menschen des Bewußtseinsseelenzeitalters gemacht werden. Solche Erlebnisse haben sich seit Goethes Tod nicht nur ins Ungemessene vermehrt, sondern auch durch einen Niveausturz nach unten hin verwandelt. Die Naturwissenschaft mit ihrer ungeheuren Fülle von Sinnesbeobachtungen steigerte das Diesseitsinteresse. Der Naturalismus begann zu blühen. Aber die Samen, die er abwarf, keimten nicht, sondern erkrankten und verkümmerten auf seinem eigenen Feld. Dazu kam die Veränderung des Weltbildes durch die Technik, die Elektrizität und die Motorisierung. Das Untersinnliche griff Platz, nachdem das Übersinnliche preisgegeben worden war.

Die Brücke zwischen dem oberen und dem unteren Menschen brach zusammen, weil das bisherige Schöne nicht mehr die Kraft der Harmonisierung hatte.

Die Künstler, welche sich von den neuen Stoffgebieten ferne hielten, verfielen einer Fin-de-siècle-Stimmung und Décadence-Haltung. Sie wurden exklusiv und verloren die Bedeutung für die Kulturgestaltung. Für sie galt Nietzsches verzweifeltes Wort: »Nur Narr, nur Dichter.« Christian Morgenstern, der Erstling einer neuen Dichtergeneration, ist berühmt geworden durch seine Galgenlieder; aber seinen Gedichten »Wir fanden einen Pfad« folgten wenige.

Es traten immer mehr einseitige Kopf- oder Tatmenschen auf, und die einen schlossen die anderen aus. Merkwürdige

Spaltungserscheinungen zeigten sich. Wer das Leben vom letzten Drittel des neunzehnten Jahrhunderts an betrachtet und die realistischen Dichtungen studiert, die es symptomatisch beschreiben, macht die Entdeckung, daß die menschliche Persönlichkeit immer mehr auseinanderfällt. Solche Abweichungen von der allgemeinen Norm werden von den westlichen, östlichen und mitteleuropäischen Schriftstellern beschrieben. Und die Beschreibungen gehen meist auf Selbstbeobachtungen zurück.

Es sind Begegnungen mit dem Doppelgängerwesen, die mehr oder weniger verhüllt auftreten.

Mit dem Beginn des fünfzehnten Jahrhunderts setzt der Mensch, der sich von den Göttern emanzipiert, einen Teil seines Wesens aus sich heraus. Er schaut von außen an, was er bisher in sich bewahrt hatte, das Wesenhafte, das ihm Bewußtsein verleiht, das Denken. Es wird zum Gedanken-haben, die das Leben verlieren, zum toten Intellekt. Der Totentanz wird Motiv der Malerei und verbreitet sich vom Westen aus über Europa. Hans Holbein ist darin der klassische Künstler. Was Bild des Geistes war, wird gespenstige Stimmung und umwebt immer mehr die Worte mit Ungewißheit. Furcht geht von den Dichtungen aus. Der Zweifel regt sich. Das Böse spricht sich aus. Viele Schriftsteller, welche die Motive des Doppelgängers gestalten, werden selber wahnsinnig oder üben Selbstmord. Oft nimmt die Krisis die Form an, daß der geniale Mensch auf sein Künstlertum verzichtet und eine mechanistische Arbeit ergreift oder eine Nervenheilanstalt aufsucht.

Es ist der Einbruch des Dämonischen ins Denken, Fühlen und Wollen, die auseinanderfallen und einseitig gesteigert werden.

Rudolf Steiner hat zum erstenmal diese Erscheinungen vom Geiste her erforscht und sie als das bezeichnet, was sie sind: Chaotische Schwellenerlebnisse zur geistigen Welt. Sie erweisen sich als Begegnungen mit dem Schicksal in vielerlei Masken. Einbrüche, die sich infolge jener Spaltungserscheinungen immer häufiger unter den Menschen ereignen und sie überwältigen. Geht man solchen Krisen auf den Grund, so erkennt man immer, daß darin Hypertrophien von bestimmten Seelenfähigkeiten wirken. Das Denken, einseitig betrieben, führt zu einem Absterben, weil es sich nur an den Sinneswahrnehmungen nährt; es wird selber leichnamartig. Das Wollen wird egoistisch und deshalb destruktiv, es vernichtet andere. Das Fühlen schwankt und pervertiert, vom Denken oder Wollen usurpiert, ins Krankhafte oder Fanatische.

Es sind dies Seelenverfassungen, die immer mehr nicht nur einzelne Menschen, sondern ganze Menschengruppen ergreifen.

Dazu kommen jedoch Möglichkeiten völlig anderer Erfahrung, die es früher ebenso wenig gab, die aber in der heilsamen Entwicklung der Menschheit liegen, nämlich die Erkenntnisse der höheren Welten, die der gesunde Menschenverstand aufnehmen und verarbeiten kann und die dem Menschen ganz neue Fähigkeiten verleihen: Imagination, Inspiration, Intuition. Einsichten dieser Art können nur im Erdenleben begrifflich gemacht werden. Es ist ein Irrtum, wenn der Mensch glaubt, sie für das Leben nach dem Tode aufsparen zu müssen. Sie gehören zu dem modernen Menschen, und sie müssen in die Dichtung einbezogen werden, wenn man die Gegenwart wahrheitsgemäß darstellen soll. Alles, was durch die Methoden der Geisteswissenschaft Erfahrungsgut der Menschheit geworden ist, muß der Dichter kennen lernen. Er muß vor allem ein Lernender werden. Was wiederum das Wichtigste für die Menschheit geworden ist, die Einweihung, und alles, was diese mit sich bringt, darf Gegenstand der Dichtung sein. So erlangt diese wiederum ihre frühere Würde. Der Weg zur Selbst- und Welterkenntnis wird ihr höchstes Motiv.

Geisteswissenschaft ist etwas Allgemeines, das von jedem Menschen in das Leben aufgenommen werden kann.

Ihre Übungen sind immer Abbilder von Menschheits- und Weltentwicklungsvorgängen.

Rudolf Steiner spricht über das Wesen des Schlafes. Der physische Körper mit seinen Lebensvorgängen, die unbewußt verlaufen, bleibt im Bette liegen. Die Sinneswahrnehmungen schwinden hin. Das Ich mit seinem seelisch-geistigen Wesen hebt sich heraus und lebt in einer andern, übersinnlichen Welt, ohne sich derselben bewußt zu werden oder wenigstens, ohne sich ihrer zu erinnern, außer durch mehr oder weniger illusorische Träume.

Wenn nun der Mensch sein Denken stärkt und seinen Willen läutert, so bleibt sein Ich beim Einschlafen länger bewußt und wird beim Erwachen nicht so schnell in die organischen Vorgänge des Leibes zurückgeführt, das heißt es vermag in einem Zwischenzustand zu verharren, eh es einschläft und aufwacht. Dies wird durch jene Übungen erreicht, die Rudolf Steiner in seinen Büchern gibt. Zum Beispiel durch das Sinnbild des Rosenkreuzes. Die Anstrengung, welche das Ich macht, um die Formen des Kreuzes zu bilden und die sieben Rosen zu erhellen, und die Versenkung in diese sinnbildliche Vorstellung, führen eben zu jener Kräftigung und Reinigung. Man könnte auch sagen, zu einer Wandlung des Form- und Stofftriebes, zu einer Erhöhung des dichterischen Vermögens. Ein derart übender Künstler wird den Spaltungserlebnissen, welche unsere unheilvolle Zivilisation mit sich bringt, gewappnet begegnen und sie nicht nur überwinden, sondern auch gestalten können. Er wird therapeutisch wirken.

Rudolf Steiner schildert in seiner »Geheimwissenschaft im Umriß« die Weltentwicklung durch vier große Stadien hindurch. Er beschreibt die Stufen der Erde als Wärme-, Luft-, Wasser- und Erden-Wesen. Er gibt eine Darstellung, die das naturwissenschaftliche Denken in höchster Weise befriedigen muß. Aber er ergänzt es durch eine geistig-seelische Schilderung der gestaltenden Schöpferwesen. Man kann diese Weltentwicklung mit der Betrachtung der Natur verbinden. Zu einem Erlebnis, das über das Sinnesbeobachten derselben hinausgeht und das lebendige Seeleninnere, Denken, Fühlen und Wollen des Menschen ergreift, gelangt man durch jene Übungen, worin Rudolf Steiner angibt, wie man geistesgemäß über einen Kristall, ein Samenkorn, ein Tierwesen oder den Menschen selber meditiert; da wird etwas wachgerufen, was dem Weltgeschehen zugrunde liegt.

»Es ist eben durchaus so, daß auch der kleinste Vorgang in der Welt nur dann begriffen werden kann, wenn in ihm ein Abbild großer Weltvorgänge erkannt wird.«

Wie läßt sich eine Beziehung des Menschen zum Steine herstellen, die schöpferisch macht, so daß man das Wesen des Schöpfers des Gesteins im Urbeginn zu verstehen und sogar zu empfinden vermag? Ein reiner Bergkristall ist an und für sich etwas Totes. Man steht mit seiner Seele, die nur Wesensgleiches fühlen kann, zunächst dem Leblosen gegenüber. Man versinkt im Betrachten ins Leere. Man muß die Form als Idee in sich wachrufen, den wasserklaren Glanz in sich erleben, die sternenhafte Keuschheit wie durchleuchtete Atmosphäre erfühlen und wie durch ein Götterauge in das Weltall sehen; um dies zu können, muß man das Chaos, die Trübe, den Trieb, alles Vergängliche, das mit dem sterblichen Körper zusammenhängt, opfern können. Dann erlangt man eine Ahnung von dem Opfer, das die Götter brachten, um im Urbeginn die erste Anlage zum Physischen, das Wärme war, hervorzubringen.

Oder man erlebe eine Pflanze, wie sie keimt, Blätter bildet und *blüht*. Wieder macht man daran eine Wandlung durch. Was man erlebt, indem man sich in das Wachsen versenkt, die geistige Kommunion mit der Sonne, möchte man als Liebe weiter geben; das ist ein Gefühl, das einem die schenkende Tugend der Wesenheiten näher bringt, welche den Wärmezustand in den Luftzustand verwandelten.

Im Tierreich erblicken wir die Empfindungen und Begierden, welche unserem Willensleben gleichen, aber nicht von einem Ich-Bewußtsein gebändigt und in *einem* Menschen zusammengehalten sind, sondern in viele Gattungen auseinander fallen. Wäre es so in unserem Inneren, so würden die Organe selbständig sein und für sich allein wirken, dann wären sie krank. Das Tierreich ist ein Bilderbuch unserer sämtlichen Krankheiten. Schauen wir auf die Kreaturen der Welt, so sehen wir in ihnen unsere eigenen Einseitigkeiten und Unvollkommenheiten. Sie sind herausgesetzt worden, damit wir unser Selbst weiter entwickeln konnten. Gewaltige Verzichtleistungen von Schöpfermächten, die uns verliehen haben, was die Tiere nicht besitzen: Ein Ich, das sein Haupt aufrecht trägt, das denkt und spricht und in Freiheit um sich schaut, das erkennt, daß es einzig ist und die Einzigartigkeit der anderen Menschen lieben kann.

Wenn aber der Mensch auf sein eigenes Reich schaut, so muß er sagen: Ich habe ein Schicksal. Er findet, daß es für niemand ein solches gibt, das dem seinen gleich ist. Aber er entdeckt, daß jedes am andern Anteil hat. Sie müssen ineinander greifen und vermögen sich voneinander zu lösen. Und er erkennt die bindenden und befreienden Kräfte. Sie gelten für das Ich und für das Du. Es geht ihm auf, daß diesem Gesetz ein Menschheitsgeschehen zugrunde liegt, das sich darin erfüllt, daß ein Wesen für alle Menschen gestorben ist. Er findet den Sinn der Erde durch den Tod des Gottes. Die Christus-Tat: Die Überwindung des Todes, die Auferstehung, in ihren Wirkungen für die Menschheit wird ihm offenbar.

IV

Rudolf Steiner sagte einmal:

»Vieles lernen wir von der Natur um uns her. Vieles lernen wir von dem menschlichen Leben um uns her. Unendlich Wertvolles lernen wir von unseren älteren Brüdern.

Garnichts lernen wir von uns selbst.«

Es sollte uns ein dauerndes Gefühl der Dankbarkeit erfüllen, wenn wir auf die Natur schauen. Sie gibt uns die Stofflichkeit zu unserer Leibeshülle, wenn wir essen, wenn wir atmen, wenn wir die Sinne gebrauchen. Was draußen ist, nehmen wir als Nahrung, als Luft, als Licht auf. Es gehört im Grunde zu uns selbst, wie der eigene Organismus. Wir haben nur eine gewisse Distanz davon genommen. Jetzt ist es draußen, jetzt drinnen. Da waltet ein unaufhörlicher Wechsel. Und wir achten nur deshalb nicht darauf, weil wir mit dem innersten Wesen, dem Ich, das jedem Menschen allein gehört, nicht daran beteiligt scheinen. Aber alles, was um uns ist, war ehemals in uns. Es sind lauter Teile dessen, was wir einst gewesen sind, Stücke des Urmenschen, von dem die Sage spricht, des Riesen Ymir, aus dessen Gehirnschale das Himmelsgewölbe und aus dessen Knochen die Gebirge der Erde wurden, dessen Herz die Sonne war. Des Adam Kadmon oder des Dionysos Zagreus.

Wenn wir derart auf die Naturreiche schauen, so geben sie uns eine Geschichte unserer Hüllen. Wir können daraus die Entwicklung der menschlichen Wesensglieder ablesen. Wir wiederholen die Weltentwicklung, indem wir wieder geboren werden und führen sie selber weiter. Alles, was als sichtbare Welt um uns liegt, das Tierreich, das Pflanzenreich, das Mineralreich haben wir aus uns herausgesetzt, um uns selber höher zu entwickeln.

Wer das einmal erkannt hat, der entdeckt nun auch, woher das dankbare Gefühl kommt, das uns unwillkürlich ergreift, jene Rührung und Zärtlichkeit, jene Seligkeit im Anblick der Sinnesdinge. Es ist ein Gefühl, das selber gar nicht irdisch ist, ein Gefühl a priori, eine Stimmung, die trotz der Vergänglichkeit des Körpers erhalten bleibt; um diesen webt etwas, das zwischen den Dingen und den Augen lebt, hin und her schwebt, Botschaft bringt; etwas Wesenhaftes, das die Sinneseindrücke miteinander in Beziehung setzt, sie ordnet und auswählt, das sie zu einer Harmonie bringt; etwas, das von der Natur in meiner Seele aufgerufen wird, um eine höhere Wirklichkeit zu finden.

Die Gott-Natur um uns ist es, die den Künstler in uns weckt und ihn auffordert, daß er sie in die Sphäre der Idee erhebe.

Und nun merkt der so erwachte Künstler mit gesteigertem Staunen, mit wachsender Verehrung, daß auch sein menschliches Schicksal darauf hin veranlagt ist. Er entdeckt, daß ihm schon seine Geburt Menschen zuführt, Vater, Mutter, Geschwister, von denen er lernen kann, über sich als bloße Natur, als Essender, Atemender und Wahrnehmender hinaus zu kommen. Er tritt in soziale Zusammenhänge. Das Du, dem er als Ich gegenübersteht, ist etwas anderes als er; es kommt ihm interessanter vor; es sagt ihm, was er selbst nicht hat, was er aber erwerben muß, wenn er nicht leer bleiben will. Schaut er nämlich nur auf sich, so findet er einen Inhalt, der immer im Entschwinden ist. Das Ich ist wie ein Hohlraum, der alles in sich hereinsaugt. Je mehr er an sich selbst ein Ungenügen hat, um so mehr beschäftigt, begeistert oder bedrückt ihn der andere Mensch. Er beginnt das höhere Selbst bei den Lehrern zu suchen, die ihm von den Wegen sprechen, welche der Mensch macht, um die Unsterblichkeit zu erlangen; so kommt er zu den großen Denkern und Dichtern, zu den Begründern der Religionen, zu den Eingeweihten und zu dem, was für diese das Höchste war, und was sie in ihren Werken darstellten.

Von sich selbst kann er gar nichts lernen. Und wenn er selbst noch so Bedeutendes geschaffen hat, es hemmt ihn mehr oder weniger weiter zu kommen. Es läßt ihn höchstens sagen: Früher, da hattest du noch Genie und es gelang dir, in einer Woche ein Drama zu schreiben. Heute mußt du zufrieden sein, wenn du so viel fertig bringst, wie auf einem handbreiten Blättchen Platz hat. So sprach einmal Goethe zu Eckermann.

Aber das Seltsame ist, daß alles, was man mit Mühe und Not zustande bringt, schließlich für einen selbst nur eine abgeworfene Frucht ist, die für den eigenen Fortschritt nichts mehr taugt; für andere Menschen aber kann sie den Keim zu einer neuen Schöpfung bergen, wenn sie aus Freiheit und Liebe entstanden ist.

V

Man kann im Schaffen des Dichters dreierlei unterscheiden. Erstens das Erlebnis: der *Stoff*. Zweitens die Gestaltung desselben: die *Form*. Drittens das Element, worin er waltet: die *Sprache*. Der *Stoff* muß Erfahrung sein, sei es innere oder äußere, und der Dichter muß sie mit Bewußtsein durchdringen. Durch die *Form* hebt er sie in die Sphäre der Idee. Er verleiht ihr eine höhere Wirklichkeit, die zunächst als Schein auftritt, aber durch die Verbindung mit der Seele, welche das Vergängliche des physischen Leibes überdauert, Sein erlangt. Die Form nimmt er aus seinem Geist. Das Mittel dazu ist die *Sprache*. In ihr hat der Dichter schon auf Erden etwas, was nicht Abbild, sondern Urbild ist. Zunächst ist sie für den Alltagsmenschen ein bloßes Verständigungsmittel. Und der Künstler muß sich erst in die Sphäre des Sprachgeistes erheben (die von derjenigen der Idee zu unterscheiden ist, denn sie greift vorgeburtlich nicht nur in die Organisation des Gehirns ein, wie das lebendige Denken, sondern in die Bildung der Sprachwerkzeuge), er muß selber Sprachschöpfer werden, indem er auf das Wesen, die Bewegung, die Verwandlung der Laute zurückgeht. Dadurch gelangt er in kosmische Bereiche.

Der Dichter muß in der Sprachgestaltung mehr auslassen als zugeben, er muß zu der Sprache, insofern sie Urbild der Dinge und nicht Abbild derselben ist, zurückkehren, er muß wiederum eine Ursprache lernen, die im Erleben der Laute, der Rhythmen, der architektonischen Gesetzmäßigkeiten des Satzbaus, unabhängig von der Verschiedenheit der Sprachen, allen Menschen mehr oder weniger gemeinsam ist.

Diese Ursprache wirkt verjüngend, heilend, aufbauend auf den Menschen.

Lautgebilde, wie sie noch in Urnamen enthalten sind, werden, wenn man sich in sie versenkt, wesenhaft. Sie vermitteln den Verkehr mit dem Sprachgeist. In einer Interjektion wie A, O, U, drücken sie elementare Empfindungen aus, die einem kleinen Kinde, das noch gar nicht sprechen kann, sehr wohl eingehen; der Säugling empfindet unmittelbar die Zärtlichkeit im Worte lieb. Dieses I ist Seele an sich. Laute als solche dringen von den Lebenden zu den Abgeschiedenen, weil sie Gefühlsweisen wiedergeben, die sich vom Physisch-Leiblichen zu lösen vermögen. Sie können die seelische Hülle von Erlebnissen der Toten sein, die den Lebenden teilhaft werden, wenn diese mit dem Geiste lauschen. Falls in der Stille der Nacht ein Weh die Seele überwältigt, welches sie am Tage kaum berührt, so ist es oft ein Toter, der über, in und mit ihr weint. Bei vielen Worten braucht man nur das Intellektuelle des Sprachgebrauchs auszuschalten und man stößt auf das Elementare; wie etwa bei den Worten Wasser, Luft oder Licht.

So empfanden noch die alten Griechen, wenn sie sich bei Namen riefen. Mitgebrachtes Schicksal lebt darin.

Welch ungeheures Leid liegt im Namen Aias. Das Ai der Tragödie, die er erleiden mußte, als er in seiner Wut eine Rinderherde überfiel und hinmetzelte, weil er glaubte, daß es eine Schar von Kriegern wäre, und sich hernach aus Scham selber mordete. Der Grieche sah seinen Namen in der Blüte des Rittersporns eingezeichnet; er wußte den Toten erlöst von seinem Wahn, als Heros wandelnd in den Gefilden der Seligen. Und wie Aias einst die Leiche des Achilles rettete, ohne den verdienten Lohn, seine Waffen, zu erlangen, so wird ihm jetzt der Blumenhelm, von Helios verliehen, zuteil.

Der Dichter ist berufen, aus der Sprache die Erlebnisse der Götter und der Gestorbenen herauszuholen.

Er muß die Worte so erleben, daß sie die Brücke zu ihnen bilden.

Es obliegt ihm eine Tat, die keiner außer ihm zu tun vermag, die Rettung der Sprache als Werkzeug der Erkenntnis.

In den Mysterienspielen Rudolf Steiners, besonders dort, wo er die Wesen des Geistgebietes und ihre Erlebnisse darstellt, geben die Worte nicht nur Ideen wieder, sondern Taten, die fortwirken. Das ist deshalb, weil die Laute darin von den Weltall-Wesen abgelesen sind, die Menschen-Schicksale schaffen.

Hier ist die Dichtung Urbild auch im Abbild der Sprache: *Wahrspruchwort.*

Dichtung als Weg zur Einweihung

Im Denken erwache!
Du bist im Lichte der Welt.
Erlebe dich leuchtend,
Das Leuchtende tastend.

Im Fühlen erwache!
Du bist in den Geistestaten der Welt.
Erlebe dich die Geistestaten fühlend.

Im Wollen erwache!
Du bist in den Geisteswesen der Welt.
Erlebe dich die Geisteswesen denkend.

Im Ich erwache!
Du bist in deinem eigenen Geisteswesen.
Erlebe dein Sein von Göttern empfangen
Und es dir selbst gebend.

Rudolf Steiner

Als Rudolf Steiner noch seine vollen physischen Kräfte besaß und den Hügelweg zum ersten Goetheanum zu Fuß, in seinen Stiefeln, hinaufzuschreiten pflegte, durfte ich ihn hie und da begleiten, vielmehr, er rief mich, wenn ich selber unterwegs war, an seine Seite und sprach dieses oder jenes unvergeßliche Wort, wie ich so manches in meinem Tagebuch festgehalten habe.

Einmal traf es sich, daß ich ihm zwischen dem Glashaus und dem Kesselhaus begegnete, den beiden Gebäuden, die von dem Brand des Baues in der Silvesternacht 1922/23 verschont geblieben sind. Das erste ist von Quittenbäumen, das andere von Haselstauden umgeben, wie er selber es noch angegeben hat. Er stand einen Augenblick still, wie es sich im Gespräch ergab, und sagte dann: »Dichten – das kann ein Weg zur Einweihung sein.«

Dann ging es weiter den Abhang hinan, der Schreinerei entgegen, in sein Atelier, worin er an der Statue des Menschheitsrepräsentanten schnitzte.

In jenem Jahr gab Rudolf Steiner eine Unterweisung, der man

die Richtlinien zu einer Initiation des künftigen Künstlertums entnehmen durfte.

Der Dichter hat zuallererst die Aufgabe (der Drang sie zu erfüllen ist ihm als Lebensmotiv von Anfang an eingegeben), sich für alles in der Welt zu interessieren, das Wesentliche herauszufinden, zu ordnen und zu gestalten. Nichts darf ihn, mag es noch so schrecken- und schmerzerregend, ja unerträglich sein, gleichgültig lassen. Er soll es stets als Vollmensch miterleben, das heißt, nicht nur als physisch-sinnlicher Mensch, sondern auch als geistig-seelischer. Er muß ein Zeitgenosse mit dem Ewigkeitssinne sein. Vor allem hat er ein Interesse für dasjenige zu entwickeln, was zur Rettung der Menschheit das Wichtigste ist: für die Erkenntnis der übersinnlichen Welten, und zwar eine solche mit gesicherten Methoden, die ebenso exakt wie die der Mathematik sind. Solche Methoden hat es vor der Geisteswissenschaft Rudolf Steiners nicht gegeben. Es ist also ganz selbstverständlich, daß der Künstler, der die Gegenwart in ihrer Gesamtheit mit allen ihren Grundlagen, Zielen und Auswirkungen darstellen will, sich auch die Ergebnisse der Geisteswissenschaft, so wie früher die der Naturwissenschaft, durch ein unermüdliches Studium zu eigen machen sollte. Das ist die Voraussetzung für den modernen Schriftsteller, der den Weg zur Einweihung gehen möchte.

Aber die Möglichkeiten, ein dichterisches Werk zu schaffen, sind mehr als nur wissenschaftliche. Man darf dem Künstler nicht verwehren (was ihm seltsamerweise gewisse Kritiker oftmals noch übelnehmen möchten), selbst ein Geistesforscher zu werden, mittels jener Methoden, die für die ganze Menschheit gelten. Als Künstler jedoch hat er noch andere anzuwenden.

Welche?

Wie schon angedeutet wurde: Er muß ein von unermüdlicher Beobachtung ausgehendes Welt-Interesse haben. Er muß immerzu seine Sinne üben, um so das Seiende wahrzunehmen und durch das Innewerden dem Geiste einzuverseelen. Wenn ein Dichter die Beobachtungsfähigkeiten nicht von Geburt her erhalten hat und sie nicht fortwährend erneuert (denn sie verlieren sich mit dem Älterwerden), so wird er bald abstrakt. Er gerät ins Allgemeine. Er hat jedoch das Besondere darzustellen.

Aber es gibt noch einen anderen Grund für ihn, von den Sinnen, die, wie Goethe sagt, niemals trügen, wenn sie richtig gebraucht werden, seinen Ausgangspunkt zu nehmen. Er soll *wachsam* sein.

Wenn man mit den gesunden Sinnen wahrnimmt, ist man ganz wach. Darin muß der Künstler dem Naturforscher gleichen. Aber das Bestürzende, was er sehr bald merkt, ist bei dieser Sinnesbeobachtung, daß er mit ihr nicht alles erfassen kann, was ihm entgegentritt. Er sieht wohl ein Gesicht, eine Blume, eine Farbe mit seinem wachesten Bewußtsein, er kann einen Gegenstand abbilden, wie der Photograph es tut. Jedoch, das ist längst nicht das Wesentliche. Und es vermag den Leser keineswegs zu befriedigen. Da ergibt sich eben das Problem.

Aber es enthebt den Künstler niemals, selbst wenn es ungelöst bleibt, der Notwendigkeit, daß er seine Beobachtungen fortsetzt und immer neue Eindrücke aufnimmt, – fleißig ist. Das zeichnet die großen Epiker der Gegenwart aller Richtungen aus: Thomas Mann, Marcel Proust, John Galsworthy. Alle sind darin bewunderungswürdig. Zum mindesten kann man von ihnen lernen, wie man nie erlahmt, möge man im übrigen dieser oder jener Weltanschauung »verschrieben« sein (dem Naturalismus, dem Impressionismus, dem Surrealismus und so weiter).

Von früh bis spät, in allen Lebenszuständen und Seelensituationen, bei völligem Wachsein beobachten, das ist die erste Bedingung eines für die heutige Menschheit in Betracht kommenden Schriftstellers. Aber er reicht nicht aus mit der bloßen Beobachtung. Er denkt, fühlt und will ja überdies. Das gehört mit zur künstlerischen Gestaltung, sogar noch mehr als die Wahrnehmung als solche. Die Wahl des Wortes, der Rhythmus der Sätze, der Aufbau der Handlung, – das alles liegt in anderen Seelenfähigkeiten und deren Übung begründet. Solange der Mensch mit den Sinnen wahrnimmt und das Wahrgenommene beschreibt (wie der Naturforscher), bleibt er wach. Er sieht und hört dies oder jenes. Das ergibt Tatsachen. Er zeichnet sie auf. Sie sind nachprüfbar. Nicht aber ist er völlig wach, wenn er denkt, fühlt oder will.

Sagt er: *Ich* denke, so stimmt dies nur in den seltensten Fällen (erst nach einer exakten Erkenntnisschulung); denn was er denkt, sind meistens nicht seine Gedanken, sondern die seiner Epoche, zeitbedingt, anerzogen, von der Tradition übernommen, einer Schule, Partei oder Mode angehörig. Er müßte eigentlich sagen: es denkt gar mancherlei in mir, was nicht von meinem Ich herrührt. Aber ich bin mir dessen im gewöhnlichen

Bewußtsein keineswegs bewußt. Ich müßte darin erst eine gründliche Prüfung vornehmen. Im Denken lebt, wenn es nicht bloße Hülse oder Schablone, das heißt erstorben ist, etwas Lichthaftes, das mächtiger ist als mein Alltagsverstand. Es ist Phosphoros, der mein Haupt erfüllen kann, so daß der Gedanke meiner Herrschaft entgleiten will: Luzifer. Rudolf Steiner hat in diesem Zusammenhange gesagt: daß im Intellekt, wie ihn der heutige Mensch gemeinhin handhabt, meistens zwei Drittel nicht von ihm herrühren, sondern von mehr oder weniger luziferischen Wesenheiten.

Solches muß der moderne Künstler wissen, wenn ihn sein Gedankenflug nicht der Erde und ihren Nöten entfremden soll. Er darf als Denkender nicht schlafen.

Wie aber erwacht er?

Gehen wir, weil dies im Wesen des Künstlerischen an und für sich liegt, nicht von allgemeinen Gesichtspunkten, sondern von einem besonderen Beispiel aus, das Rudolf Steiner in einer überaus einprägsamen Weise dargestellt hat. Er sagte: Man betrachte zwei Kompositen. Die Wegwarte mit ihrem blauen Blütenkranz und den fiederspältigen Blättern, wie sie an einem trockenen Wegrand wächst, und den Löwenzahn mit seinem gelben Blütenköpfchen, den buchtig gezahnten Blättern und dem hohlen Stengel in der saftigen Wiese. Aber man bleibe nicht bei der äußeren Beobachtung und Beschreibung stehen, wie man dies von Linné lernen kann, sondern lasse das Bild der beiden Blüten in sich zur Empfindung werden. Diese Empfindung halte man frei von allem, was von leiblichen Einflüssen herrührt. Man suche sie mit dem Auge, das als solches ein Organ ist, welches durch seine Beschaffenheit objektiv wahrnimmt, zu erfühlen. Dann erlebt man die Blütenfarbe losgelöst vom physischen Eindruck. Das Blau der Wegwarte und das Gelb des Löwenzahns werden durch dieses Hineinempfinden des Denkvermögens inniger als mit den gewöhnlichen Sinnen wahrgenommen. Man west jetzt im Licht der Sonne, das sich in den Bildekräften der Pflanzenfarbe auswirkt, wie in einem ätherischen Gewebe. Und dieses vermag man, wenn es von der Blüte, die man mit der Wahrnehmung empfunden hat, zurückkehrt, wie ein Gewand zu ertasten. Der Wegwarte gegenüber hat man eine seidene Tastempfindung, dem Löwenzahn gegenüber eine samtene. Das sind die Sonnenkleider der Pflanzen, wie sie von den Gestirnen aus modifiziert sind.

Damit ist etwas Bedeutsames für den Maler ausgesagt, der

die Pflanzenwelt nicht nur so malt wie sie das Auge sieht (das gleichsam als physikalischer Apparat zunächst nur die gewordene Oberfläche wiedergibt), sondern wie die Bildekraft, die in dem Lichte wirkt, sie wachsen und welken läßt. Er löst die Farbe vom Gegenstand los und malt aus ihrem Eigenwesen heraus, so daß sie der Betrachter nicht nur äußerlich wahrnimmt, sondern auch innerlich, wie sie ihn wärmt oder kühlt, ihm schmeckt, ihn erfrischt und heilt. Ein solcher Betrachter kommt dann auch dazu, zu erkennen, auf welche Organe sie therapeutisch wirkt, Cichoria (Wegwarte) etwa auf den Magen, Taraxacum (Löwenzahn) auf die Leber.

Viel weniger noch als im Denken ist man im Fühlen völlig wach. Fühlen am Tag ist gleichwertig wie Träumen in der Nacht. Es gilt, auch im Fühlen zu erwachen. Das heißt natürlich nicht, daß Gefühle unterdrückt, wohl aber, daß sie überschaut werden. Sie können so eine Verinnerlichung und eine Erhellung erfahren. Sie erweisen dadurch ihre höhere Herkunft und ihre tiefere Wirkung. Sie erweitern sich von irdischen Bereichen zu kosmischen.

Es gibt viele durch die Erfahrung erprobte Übungen, um im Fühlen, das dem Menschen nicht zum vollen Bewußtsein gelangt, wach zu werden. Es unterscheidet sich vom Traum nur dadurch, daß dieser sich in Bildern spiegelt, es jedoch nicht ganz geboren wird. Der Seelenforscher, der sich in der Traumwelt orientieren will, kann dies erreichen, indem er sich über die Gefühle erhebt, Sympathien oder Antipathien beherrscht, seinen Trieben und Leidenschaften objektiv gegenübertritt. Er muß das Gefühl von der Warte des Geistes aus betrachten. Dann beginnt er allmählich im Träumen aufzuwachen und die Bilder, die für ein gleiches Seelengeschehen ganz verschieden sein können, gemäß ihrem Verlauf zu lesen. Sie sprechen sich wie von selber aus. Er ist gleichsam der Zuschauer oder Zuhörer solcher Traumspiele, ihr Lektor, ihr Dramaturg. Und wenn er im Wachen träumt und seiner Gefühle, die Traumwert besitzen, bewußterweise inne wird, so gelangt er nach und nach von Imaginationen zu Inspirationen.

Bevor der Mensch im Fühlen aufwacht, spricht er nicht die ganze Wirklichkeit aus, wenn er sagt: *Ich* fühle. Etwas in seinem Gefühl kann ihn überkommen, das gar nicht von ihm selber herrührt, sei es, daß es ihn als etwas Lichtes überwältigt, sei es, daß es ihn als etwas Finsteres unterdrückt. Es können ihn über- und untermenschliche Mächte seinem eigentlichen Wesen entreißen; sie stellen sich dem wachwerdenden Geistbewußtsein in sich äußernden Bildgestalten – zum Beispiel als Luzifer und Ahriman – dar, wobei in diesen Zusammenhängen keine Maßstäbe, ob gut oder böse, angelegt werden dürfen. Sowohl Begeisterung als Belastung der Seele können der künstlerischen Entwicklung förderlich sein. In das Gefühlsleben wirken natürlich noch viele andere Seelensphären herein: Volk, Familie, Geschlecht, das webt in den Empfindungen, nicht nur das eigentliche Ich.

Wer nun sein Gefühl gestalten will (und das möchte im Grunde jeder Mensch, nicht nur der Dichter, der gemäß seiner Begabung ein Abbild, wenn nicht sogar ein Vorbild davon zu schaffen versucht), der muß noch zu anderen Mitteln greifen als der Denker, welcher zu einer höheren Erkenntnis erwacht. Zum Erlebnis des Gedankens im »Lichte der Welt« muß das Erleben im Laut, im Rhythmus, im Worte hinzukommen. Das muß sich in der Sprache, die durch die Erkenntnis gegangen ist, kundgeben. Man kann mit geistigen Wesen, die sich dem wachgewordenen Fühlen offenbaren, etwa mit Gnomen oder Undinen, nicht in Prosa sprechen. Banausen gegenüber verstummen sie. Der tote Paragraph verwandelt sich für das erwachende Gefühl in einen lebendigen Prozess. Man lebt jetzt in den »Geistestaten der Welt«.

Der Wille schläft auch im tagwach bewußten Menschen. Dieser weiß nicht, was in seinem Wollen vorgeht. Wie vermag er darin zu erwachen? Er erweckt sich aus dem Schlafzustand des Wollens schon im Alltagsbewußtsein, wenn er zwei Seelenfähigkeiten pflegt, die ihm als etwas allgemein Menschliches gegeben sind, die er aber verliert, wenn er sie unbeachtet läßt oder vernachlässigt: das Mitleid und das Gewissen.

Durch das Mitleid geht sein Wollen schon hinüber in den anderen Menschen. Der Wille erwacht an der anderen Seele, er weitet sich über das leibverhaftete Ego hinaus, er verliert sich, um sich im anderen zu finden. Er löst sich von der Selbstsucht, durch die er die Freiheit des Wollens eingebüßt hat. Er sieht dadurch, was bisher in ihm – außer seinem Ich – für Mächte gewirkt haben und von wem sein Wille mehr oder weniger besessen war, eben von alledem, was der Liebe, dem Mitleid und der Mitfreude, dem Menschheits-Interesse als solchem entgegenwirkt. Dadurch lebt er in den »Geisteswesen der Welt«. Und er erkennt jetzt, daß er bisher ganz zu unrecht sagte, *ich* will, weil vor allem Ahriman in ihm wollte. Jetzt setzt er ihm die

Gegenkraft entgegen: Nicht Ich, sondern das Menschheits-Ich in mir, der Christus.

Das Gewissen in ihm sagt immer, was ihn von diesem Wege abbringen könnte; es warnt ihn von innen her, Handlungen auszuführen, die dem Menschheitsziel entgegengesetzt sind. Es stellt ihm, damit durch es der Wille erwacht, die Wirkung seiner Taten vor das innere Auge und hält ihn, und wär es auch im letzten Augenblick, von der Ausführung zurück. Er lernt durch es mit seiner Seele schauen und erlauschen, was durch ihn geschehen würde, wenn er auf diesem Wege – im Willensschlafe – weiter schritte, wie er nicht nur den anderen Menschen verderben würde, sondern auch sich selber. Es ist das Schreck-Erlebnis der Selbsterkenntnis, das ihn weckt.

Jetzt lebt er nicht nur »im Lichte der Welt« als Denkender, nicht nur in den »Geistestaten der Welt« als Fühlender, sondern in den »Geisteswesen der Welt« als Wollender, ein im dritten Grade Wachgewordener, der als solcher das eigene Selbst verwenden kann, um andere übersinnliche Wesenheiten, so wie er sich selbst als eine solche erkannt hat, wahrzunehmen. In früheren Epochen war der Mensch durch die Religion oder die Tradition mehr oder weniger vor der Abirrung seines Willens geschützt. Heute sind diese Bande lose geworden oder ganz zerrissen. Und nur die zur Liebe gewordene Erkenntnis, die ihm das Geistesauge öffnet, wird ihn die Wege weisen, die seinen Geist zum Geist in anderen Wesen führen können.

Es bleibt noch das Wachwerden im Ich. Der Mensch sagt: Ich denke, da wacht er nicht ganz. Er sagt: Ich fühle, da wacht er noch weniger, er träumt. Er sagt: Ich will, da ist er völlig im Schlaf, auch bei Tagesbewußtsein. Wenn er sagt: Ich bin, so spricht er dies nicht aus der eigentlichen, unvergänglichen, durch Tod und Geburt gehenden Individualität heraus, sondern aus der Spiegelung derselben im Selbstbewußtsein, das jedesmal, wenn er einschläft, im Nichts zu verschwinden scheint. Wie kann er in seiner ewigen Ichheit aufwachen?

Den Weg dazu zu weisen, ist eine Aufgabe, die von der Geisteswissenschaft als solcher erfüllt worden ist. Der Künstler hat, was sie im allgemeinen zeigt und was für jeden Menschen Geltung hat, im besonderen zu schildern, sei es als Musiker, Maler oder Dichter. Wenn er sich darin nicht immerwährend übt, wird die Kunst überhaupt keine Fortschritte mehr machen. Diese Gefahr kündet sich heute schon in vielen Symptomen an.

Der Mensch wacht auf in seinem Ich, wenn er ja zu seinem

Schicksal sagt, gleichviel wie es beschaffen sein mag. Indem er sich zu seinem Karma so verhält, als ob er selbst es gewollt haben würde, lebt er in einem viel weiteren Ich, als wenn er nur »ich bin« spricht. Er bejaht sein Ich in einem höheren und tieferen Sinne als dem bloßen Ich-Bewußtsein. Er sagt nicht nur: Ich bin ein denkendes, fühlendes, wollendes Ich (in drei Graden sich steigernder Wachheit), sondern: Ich bin ein Seiender, im »eigenen Geisteswesen«, das nicht nur ein irdisches, sondern auch ein kosmisches ist.

Der Mensch, der in seinem Ich aufwacht, lebt in einem Geistessein, das schicksalbildend wirkt, nicht nur denkend, fühlend, wollend, sondern tätig drinnen. Er erkennt, daß ihm dieses Ich im Verlauf der Weltentwicklung von höheren Wesenheiten verliehen worden ist und daß er es nur aus sich selbst heraus, in der Liebe zum Schöpfer, der es ihm geschenkt hat, erhalten kann. Er soll es aus seiner Freiheit heraus weiter entwickeln, damit er Mitschöpfer an den Schöpfungstaten der Götter durch sich selber werden kann.

Durch die Weltentwicklung – Saturn, Sonne, Mond –, die früheren Stadien der Erde, ist ihm das Ich als Göttergabe vorbereitet und verliehen worden. Er soll es aber, wie Fichte sagt, nicht nur besitzen, sondern setzen. Und es wird nur dadurch immer wieder neu gesetzt, daß es sich selber als schöpferisch erweist.

Das ist der wahre Grund, warum der Künstler stets Neues schaffen will.

Er tut gut, was nie genug gesagt werden kann, wenn er zugleich den Weg des Geistesforschers geht. Als solcher kann er nachprüfen, ob er den Pfad gewählt hat, der sich für alle Menschen als der richtige erweist. Als Künstler jedoch muß er jeweilen von einem bestimmten Fall ausgehen.

Versuchen wir das Wachwerden im Denken, Fühlen, Wollen und im Ich mit jener Exaktheit, die das geisteswissenschaftlich geschulte Wahrnehmen für diese vier Gebiete verlangt, in einem Bilde darzustellen, das besonders den Künstler fördern kann. Gehen wir dabei von einer knospenden und welkenden Blume aus. Man lebe sich, nachdem man sich in ihren Blütenkelch versenkt hat, mit der Empfindung in die Wandlung ihrer Farbe und Form hinein. Man hat nach der geschilderten Wachwerdung seiner Seelenfähigkeiten zunächst die Empfindung, daß sich im denkenden Haupte etwas spiegelt. Es verwandelt sich diese Empfindung bald in ein Gebilde, das sich mit einer Sichelschale vergleichen läßt, in der ein runder Kern geborgen ruht. Es ist die Mondenblüte mit der Sonnenfrucht, ein Gral-Erlebnis.

Wenn der so Sinnende von dieser Imagination (die zur Anschauung der Urpflanze führen kann) zum Wachwerden im Fühlen übergeht, so vermag er zu erlauschen, daß dieses Bild, wenn es entschwindet, einen Nachklang hinterläßt. Es ist als würde eine Taste angeschlagen oder eine Saite berührt. Und wenn er nun im Wollen wach wird, so gerät die Tongestalt in Bewegung. Sie wird wie von Wesen fortgetragen. Und das Ich, das erwacht, erkennt wohin. Es bewegt sich selbst mit ihr auf dem Wege zu dem Weltallmenschen.

Der Künstler, der ein solches Erlebnis wie an einer Blume haben kann, setzt dergestalt durch das Bild, die Sprache, die Handlung und die Kommunikation mit höheren Wesenheiten den Keim zum künftigen Gesamtkunstwerk.

Aufgaben der Dichtung

Die Worte, die Rudolf Steiner gegen das Ende seines Vortrages »Goethe als Vater einer neuen Ästhetik« am 9. November 1888 im Wiener Goethe-Verein gesprochen hat, sollen als Geleitstern über diesen Ausführungen stehen. Sie kennzeichnen »die kosmische Sendung des Künstlers«. »In diesem Sinne«, sagte damals Rudolf Steiner, »erscheint uns der Künstler als der Fortsetzer des Weltgeistes; jener setzt die Schöpfung da fort, wo dieser sie aus den Händen gibt. Er erscheint uns in *inniger Verbrüderung* mit dem Weltengeiste und die Kunst als die freie Fortsetzung des Naturprozesses. Damit erhebt sich der Künstler über das gemeine wirkliche Leben und er erhebt uns, die wir uns in seine Werke vertiefen, mit ihm. Er schafft nicht für die endliche Welt, er wächst über sie hinaus.«

Versenken wir uns in das schöpferische Geschehen, wie es in den ersten Sätzen der Genesis zum Ausdruck kommt.

»Am Anfang schuf Gott Himmel und Erde. Und die Erde war wüst und leer, und es war finster auf der Tiefe; und der Geist Gottes schwebte auf dem Wasser. Und Gott sprach: Es werde Licht. Und es ward Licht. Und Gott sah, daß das Licht gut war.«

Diese Übersetzung vermag uns nicht mehr die schaffende Kraft zu vermitteln, die im Urtext wirkt, jene Sprachgewalt, aus welcher solche Sätze entstanden sind. Rudolf Steiner entwickelt in seinem Zyklus »Die Geheimnisse der Schöpfungsgeschichte« den Weltenprozeß seinem eigentlichen Sinne nach aus dem Wesen dieser Urworte heraus: »Im Urbeginne schufen die Götter die Himmel und die Erde.« In dem, was hier Erde genannt wird, war aber keineswegs die heutige Erde, die fest geworden ist, zu verstehen, sondern ein Durcheinanderwogen von Wärme-, Wasser- und Luftelementen. »Finsternis war über den flutenden Stoffen.« Damit ein »Oberes« (die Himmel) aus der Wesenssubstanz der Elohim herausgesetzt werden konnte, mußte ein »Unteres« (die Erde, die aber noch nicht fest, sondern flutend war) wie als Widerlage entstehen, gleichsam als Opfer, aber so, daß dieses in der Göttlichkeit aufgehoben blieb, dergestalt, daß das »Obere« und das »Untere« von einem Dritten umfaßt wurde und sich wieder in der Einheit zusammenschloß. »Und der Geist der Elohim durchstrahlt wärmebrütend das elementarische Dasein.« In diese »untere« Schöpfersphäre der Elohim (»die flutenden Stoffe«) wirkt nun die »obere« Geistigkeit der Elohim (Licht-, Klang-, Lebensäther) und es wird *Licht.* »Und die Elohim sprachen: Es werde Licht, und es ward Licht. Und die Elohim sahen das Werk, und sie sahen, daß es gut war.«

Diese Dreiheit (Schöpfung eines Oberen und Unteren und Umschließen beider in einer höheren Einheit) findet man in den Schöpfungsvorgängen in den mannigfaltigsten Metamorphosen.

Um den Menschen »ihm zum Bilde« zu schaffen, ruft »Gott« auf der Erde noch andere Wesen hervor, die *nicht* nach seinem Bilde sein können: Pflanzen und Tiere; aber auch sie sind von seiner Göttlichkeit durchdrungen und bleiben als Naturgeschöpfe in Gottes Schöpfung geborgen.

Schauen wir uns auf dem schöpferischen Felde der Menschheit um, ob wir ein tätiges Abbild dieses All-umfassenden Schaffens finden.

Goethe, der von den höchsten Kunstwerken sagt: »Da ist Notwendigkeit, da ist *Gott*«, spricht über sein eignes Schaffen: »Zu den hundert Dingen, die mich interessieren, konstituiert sich immer eins in die Mitte als Hauptplanet, und das übrige Quodlibet meines Lebens treibt sich indessen in vielseitiger Mondgestalt umher, bis es einem um dem anderen auch gelingt, gleichfalls in die Mitte zu rücken.«

Das Wichtigste – sein »Hauptgeschäft« – war ihm in den Altersjahren der zweite Teil des Faust. Um diesen zu vollenden, mußte er manches hintansetzen. Er hat den Kultus des Helios in der Pandora, die Fragment blieb, opfern müssen. Er konnte die Wanderjahre Wilhelm Meisters nicht abschließen. Die »Meisterjahre« blieben ungeschrieben, wenn auch nicht ungetan. Es gab Forscher, die sie in Goethes Nachlaß suchten. Einer glaubte sogar, daß sie unter einer Säule in seinem Garten verborgen sein müßten. Das ist ein Mythos. Das Manuskript existiert nicht. Die Methode aber lebt, durch Rudolf Steiner dem Grab im Goethearchiv enthoben und zur Auferstehung gebracht. Und durch sie vermag die Menschheit auch in Goethes ungeschriebenen Werken zu lesen.

Wenn Goethe, um sein Meisterwerk, den Faust, fertig zu stellen und bis zu seinem Tode zu versiegeln, auf so vieles verzichten mußte, so hat er doch niemals ein Feld veröden lassen. Es lag ihm die ganze Weltliteratur, zu welcher er selbst die Möglichkeit in Deutschland geschaffen hat, immerwährend am Herzen. Er studierte die Literaturen aller Länder. Aber auch die anderen Künste: Malerei, Architektur und Plastik, die Musik, alle Wissenschaften und ihre praktischen Anwendungen, Gartenbau, Landwirtschaft usw. Er sah viele Erfindungen und Entdeckungen voraus, prophezeite technische Werke, wie den Suez- und Panamakanal. Allem, was gesund war, gewährte er eine Pflanzstätte in seiner Seele und bewahrte es im Keimzustand, in der Gewißheit, daß es wachsen und Früchte tragen würde, wenn es an der Zeit wäre; denn er wußte, daß er seine eigene Entelechie in rastloser Tätigkeit erhalten werde, auch über den Tod des Körpers hinaus. Er kannte seine »kosmische Sendung«, und er verkündete sie für jeden schöpferischen Geist.

Zur schöpferischen Tätigkeit gehört die Freiheit, welche das Feld bereitet. Frei im eigentlichen Sinne ist der Mensch, wenn er meditiert. Er rückt von sich aus einen geistigen Inhalt in den Mittelpunkt seines Bewußtseins und erkraftet seine Seele, so daß sie ihm zum Organ wird, eine übersinnliche Erkenntnis zu erfassen. Diese selbst muß er abwarten. Sie wird ihm gegeben.

Damit hat das Erfaßtwerden des Künstlers von einem Motiv viel Ähnlichkeit. Er hat es vielleicht in der Außenwelt, wie zufällig, zum Beispiel als Zeitungsbericht, gefunden und lange als bloßen Wissensstoff in sich getragen, bis er plötzlich fühlt: Es lebt, und zwar von innen her.

Es bekommt in ihm eigne Wesenssubstanz. Innere Wärme erfüllt ihn, Glut der Begeisterung, Seligkeit, die jedoch mit seinem gewöhnlichen Selbst nichts zu tun hat. Sie ist selbstlos und möchte alles umfassen. Obschon er das Motiv in seinem Ich ergriffen hat, ist er doch über dieses hinausgehoben.

Dazu kommt eine klare Überschau, die er im Alltagsbewußtsein niemals hat. Der Stoff in seiner Ausgestaltung ist ihm streckenweise, oft sogar von Anfang bis zu Ende gegenwärtig. Es ist ihm, als könnte er ihn als leuchtende Form hinzeichnen.

Und als drittes entschließt er sich zum Werk und gelobt, ihm treu zu bleiben und es durchzuführen, so gut er kann. Er fühlt die Verpflichtung, es anderen Menschen teilhaftig zu machen. Obschon er spürt, er allein vermag dies, bleibt er doch demütig, denn er weiß, daß er die Kraft dazu nie durch sich selber finden könnte.

Mit diesem Erlebnis ist immer Frommheit, Dankbarkeit und Ehrfurcht verbunden. Wer es hat, fühlt sich begnadet. Ein höheres Menschentum lebt darin. Man könnte es mit einem dreigeteilten Strahle, der von einem Auge ausgeht, malen.

In der Darstellung des Prologes im Himmel zu Faust, der mit dem Wort beginnt: »Die Sonne tönt nach alter Weise in Brudersphären Wettgesang«, sah man auf der Goetheanumbühne dieses nach oben gerichtete Dreieck mit dem Gottes-Auge, das schafft, schaut und umschließt.

Dieser schöpferische Dichtungsprozeß, den man vielleicht des Morgens beim Erwachen erleben durfte, läßt sich den Tag über selten halten. Er sinkt in sich zusammen und kann nicht so ohne weiteres zurückgerufen werden. Das Gedächtnis bewahrt zwar das Bewußtsein, daß man eine unaussprechliche Fülle in sich getragen hat. Aber die Beglückung wird, wenn man sie festigen will, selbstisch. Glaubt man nun, daß sie für alle Menschen Ziel sein muß, so verfällt man dem Wahne, daß die Erde jemals zum Paradiese werden könnte. Man belügt sich mit dieser Empfindung; denn man schenkt ja den anderen Menschen nichts, wenn man schwelgt, sondern man nimmt ihnen etwas. Man verhärtet sich, weil man das Gefühl unterdrückt, daß man nie glücklich sein kann, solange andere unglücklich sind. Man schafft aus seinem Eudämonismus heraus Sekten und gibt sich selber, da man als einziger, wie man meint, mit diesem Gnadenerlebnis ausgezeichnet worden ist, als Vorbild. Da man aber doch, wie jeder Mensch, im Leibe mit sämtlichen Übeln, die ihm anhängen, unvollkommen ist, muß man heucheln und kommt in eine sich steigernde Hypokrisie hinein. Diese erhebt ihr Haupt noch unverschämter, weil man sicher ist, eine absolute Offenbarung zu besitzen, die sich nie und nimmer ändern kann, und die man deshalb zum Gesetze macht. Man wird um so härter gegen andere, je leerer man selber geworden. Je blinder man ist, um so unerbittlicher verlangt man Gehorsam.

So entsteht, entgegen der göttlichen Dreiheit: Wesenserfüllung, Geistesschau und Entschlußtreue, – der Utopist, Sektierer und Dogmatiker. Und zwar deshalb, weil der Mensch in der Zeit der Wüste, welche der Fülle folgt, die Frommheit, Dankbarkeit und Ehrfurcht, welche aus der Gnade entspringen, nicht bewahren will. Neigungen zu kritisieren, zu quälen, zu zerstören regen sich in ihm. Der Selbsterhöhungstrieb flößt ihm die Lust ein, alles herabzusetzen. In der Negation anderer, die auf ihn zurückfällt, wird er unruhig und gereizt; er gerät in einen inneren Wirbel, und in diesen wirken durcheinanderwerfende Kräfte, von grundauf diabolische, herauf, die in das Chaos seiner Seele Einlaß erlangen. Was sich in einer mittleren Sphäre des Menschen abspielt (in der Empfindungsseele, Verstandesseele und Bewußtseinsseele, in die das schöpferische Erlebnis, bereits entgöttlicht, herabgesunken ist), fällt noch tiefer, in untermenschliche Gebiete, wo es von dämonischen Mächten usurpiert wird.

Wiederum könnte dies im Bild verdeutlicht werden, jetzt als finsteres Dreieck, mit der Spitze nach unten gekehrt, mit einem Auge, das Böses, Zwist, Vernichtung ausglüht. Es ist das Phorkyadenauge. Auch dies wurde – gegensätzlich zum Gottesauge – in seiner abgründigen Grauenhaftigkeit in der Faustaufführung am Goetheanum dargestellt.

Bösen Neigungen ist nach dem Heraufkommen der Technik jedermann ausgesetzt. Sie müssen Platzmacher für den Geist sein, der in das Selbst einziehen will. Indem der Mensch sie in sich zurückhält, so daß sie nicht zu Taten werden, weiten sie sein Ich; dadurch vermag er in dieses die höheren Welten aufzunehmen. Er weckt damit seine geistigen Wesensglieder. So stößt er das Böse nicht ohne weiteres aus sich heraus, sondern überwindet es und wandelt es in Gutes. Es kann so nicht weiterwuchern. Er gelangt von der Zweiheit, die sich als Himmel und Hölle darstellte, zu einer Dreiheit, in welcher er als Erdenmensch sein Gleichgewicht findet.

Der Dogmatiker glaubt eine absolute Wahrheit zu vertreten, die ein für allemal feststeht. Aber die Wahrheit, die Geist ist, lebt. Sie ist ein Wesen und hat einen Weg. Sie wandelt den Menschen, in dem sie Wohnung nimmt.

Der Sektierer, der meint, daß er die Wahrheit besitzt und sich selber als Vorbild ansieht, erkennt nicht, daß sie in anderen Menschen heller leuchten kann als in ihm.

Der Utopist zerrt die Wahrheit in ein Reich herab, das ihr wesensfremd ist.

Alle drei suchen das Licht, von dem die Gottheit am Beginn der Genesis sagt, daß es gut sei, dort wo es Illusion geworden ist. Das schöpferische Licht ist aber heute nicht mehr mit den Sinnen, die in Urzeiten noch Göttliches schauten, wahrnehmbar, sondern allein mit der Erkenntnis, das heißt in der geistigen Welt. Die physische Welt ist sogar für das sinnliche Wahrnehmen finsterer geworden, was sich in der Sonne selber zeigt. Ihre Flecken nehmen zu. Besonders russische Forscher haben sich in den letzten Jahren bemüht, die Zusammenhänge von kosmischen Vorgängen und menschheitlichen Prozessen nachzuweisen. An Hand astronomischer Tabellen, die Prof. Tschischewski mit dem geschichtlichen Material von 2400 Jahren vergleicht, versucht er zu zeigen, daß es sich bei den »Epochen größter Mordhäufigkeit, Revolutionen und ähnlichen politischen Bewegungen« nicht nur um »soziale Faktoren«, sondern um ein »physikalisches Agens« handeln muß; dieses findet er identisch mit der periodischen Fleckenbildung auf der Sonne, in durchschnittlichen Krisen von 11,1 Jahren*. Ein anderer Beobachter, Hilprecht, bringt damit die Mongolenstürme in Beziehung, die im Laufe der Jahrtausende wiederkehren. Danach soll, so sagt er, im zwanzigsten Jahrhundert wieder einer stattfinden. »Wenn nun solche Anlässe regelmässig eintreten, so liegt ganz sicher ein Naturgesetz zugrunde, das etwa mit Sonnenflecken oder dergleichen in Zusammenhang steht, und die Folge ist, daß wir zugeben müssen, unsere ganze Geschichte, die wir gewöhnlich für freies Werden in der Entwicklung des menschlichen Geistes halten, ist nur ein Teil eines großen naturgesetzlichen Geschehens.«

Mit solchen Worten wird zugleich ein Verzicht auf die Gestaltungskraft des Geistes im Gemeinschaftsleben ausgesprochen.

Viele Ärzte konstatieren Einflüsse der Sonnenflecken auf das Nervensystem, die innere Sekretion, die endokrinen Drüsen usw. Die Zunahme der Dementia-praecox-Symptome, des pathologischen Wandertriebes usw., so konstatieren sie, hängt damit zusammen. Und sie haben recht. Wer bei Witterungswechsel auf dem Land an einer altmodischen Irrenanstalt vorbeigeht, hört über die Mauern herüber das vermehrte Geschrei der Insassen. Bei einiger Aufmerksamkeit könnte jedermann Spuren solcher Wirkungen bei sich selber feststellen.

Hier handelt es sich jedoch auch darum, was man diesen Einwirkungen entgegensetzt; darin ist ein gesunder Mensch durchaus frei. Goethe schildert öfter, wie klimatische Verhältnisse seinem Schaffen hinderlich sind und wie er solche Hemmungen durch innere Anstrengung überwindet.

Die Stimmung, daß es in der physischen Welt finsterer und infolgedessen auch dämonischer wird, spricht sich in der russi-

* H. H. Kritzinger: Todesstrahlen.

schen Literatur am Ende des neunzehnten Jahrhunderts vielfach aus. Es gibt eine Novelle von Tschechow, in der ein Gutsbesitzer mit seinem Hund durch den nassen Nebel schreitet und am Waldrand einen Hirten trifft, der auf seiner Flöte bläst, fünf bis sechs Töne, ohne Melodie; von ihm angesprochen, sagt er mit trostlos-gleichgültiger Stimme: »Alles läuft auf dasselbe hinaus, es ist nichts Gutes zu erwarten«, und beginnt dann in der atonalen Art seines Liedes zu reden, wie es immer weniger Tiere im Wald, im Wasser und in den Lüften gebe, wie das Vieh die Instinkte verliere, das Geflügel die Brutzeit nicht mehr innehalte, die Früchte des Feldes schneller als früher faulen. Und die Menschen, sind sie besser geworden? Nein, nur klüger, und dennoch kränker und schläfriger, beide, Herr und Knecht, alle kommen herunter. Es ist eine unsichtbare Sonnenfinsternis über der Erde.

Hierauf bläst er weiter, ohne darauf zu achten, ob der andere zuhört.

In dieser fatalistischen Stimmung, die ein ganzes Volk erfaßt, erwacht ein apokalyptisches, mehr untersinnliches als übersinnliches Schauen. Man erinnere sich an die drei Gespräche von Wladimir Solowjow über das Böse, wo gegen Ende des dritten, bevor »Herr Z.« die Erzählung vom Antichrist beginnt, das Epigraph steht:

»Panmongolismus! wohl erklingt der Name sonderbar,
doch mein Gehör umschmeichelt er,
von Vorverkündigung des großen
Gottesschicksals scheint er mir voll ...«

Da sagt »der Politiker«: »Ich weiß nicht, was das ist – entweder trübt sich meines Alters wegen mein Augenlicht, oder in der Natur geht etwas vor. Ich glaube zu bemerken, daß in keiner Saison und an keinem Ort jetzt mehr diese hellen, ganz durchsichtigen Tage vorkommen, die es früher in jedem Klima gab. Sehen Sie zum Beispiel heute, – nicht ein Wölkchen ist da, vom Meere sind wir ziemlich weit entfernt, und dennoch ist es, als wäre etwas Feines, etwas Unbegreifliches über alles gezogen, und es kann daher zu keiner vollen Klarheit kommen ...«

Es liegt nicht nur in der Luft, sondern auch in der Seele, meint hierauf »die Dame« in jener Gesellschaft. Dieses Vorgefühl des Drohenden deutet auf das Böse, das sich verkörpern will, auf das Kommen des Antichrist, der sich dessen bemächtigen will, was an Stelle des »guten Lichtes« getreten ist, des Lichtes, das erst »wissenschaftlich« entgöttlicht wurde, indem man es zerlegte und ihm »Schwingungen« oder dergleichen unterschob, das dann durch die Elektrizität ersetzt wurde, die der mächtigste Faktor des »Fortschrittes« wurde. Dieser aber weist, je beschleunigter sein Tempo wird, auf das Ende. Film und Radio, so müßte man im Sinne von Solowjows apokalyptischer Erzählung sagen, sind Symptome, die den Zusammenbruch vorverkünden.

Dies bietet der Blick nach außen. Schauen wir nach innen. Was stellt sich vor das geistige Auge, wenn man von sinnlichen Wahrnehmungen, von intellektuellen Gedanken, von naturwissenschaftlichen Resultaten, die zu den verschiedensten Disziplinen verarbeitet sind, absieht? – Das unkontrollierte Gefühls- und Willensleben, wie es in Träumen emporsteigt. Dessen bemächtigt sich die Psychoanalyse, um es auf ihre Art zu deuten. Solche Deutungen schrecken nicht vor dem Furchtbarsten zurück, das jedes Kulturleben in Frage stellt: man denke an den Ödipuskomplex. Aber auch die Psychoanalyse findet keine Mittel, um das Böse, das im Menschengeschlechte liegt und das sie jedem Individuum zuschreibt, zu überwinden. Sie *kann* das Ich nicht finden. Dazu gehört ein höheres Erkennen, und das hat sie keineswegs. Sie schafft vielmehr, wenn sie konsequent vorgeht, die letzten Hemmungen, welche in den überlieferten Offenbarungen der Religionen liegen, beiseite und löst, indem sie die Seele auf der Basis bloßer Naturwissenschaft abreagieren läßt, das Gewissen auf. Sie macht es zwar den Menschen leichter, aber auf einem niederen Niveau.

Es ist im Grunde eine allgemeine Wahrheit, welche die Psychoanalyse zutage gefördert hat, nämlich, daß in *jedem* heutigen Menschen »böse Neigungen« vorhanden sind. Wie aber diese verwandelt werden können und auf welchen Wegen dem Geist der Eintritt in das Selbst gewiesen wird, das vermag sie nicht zu zeigen.

Versuchen wir darzustellen, wie dies einer Dichtung möglich wird, welche auf den Grundfesten der Erkenntnis beruht. Sie wird einen mächtigen Schritt über die genialen Russen (vor allem Dostojewski) und Skandinavier (besonders Ibsen und Strindberg) machen müssen. Jeder Schriftsteller ist heute vor die Notwendigkeit gestellt, sich über alles, was aus dem Unterbewußten emporsteigt, Rechenschaft zu geben. Er muß wissen, was in seinem Innern rumort, sonst gelangt er in Abhängigkeit von Mächten, die ihm die Selbstverantwortung entreißen. Der Traum wird ihm Problem.

Die Frage heißt demnach: Wie läßt sich dieses Tohuvabohu des Seelenlebens mit Geisteslicht durchdringen, so daß das Chaos zum Kosmos wird?

Rücken wir das Traumgeschehen des heutigen Menschen in die Geistesschau. Rufen wir in das Bewußtsein empor, was sich darin abspielt. Zunächst erscheint uns ein Wirrwarr von Bildern. Wir merken aber bald, daß ein Teil derselben aus Sinneseindrücken oder Erinnerungen besteht, die sich mehr oder weniger mit einander verbinden, die oft verwandelt sind, wechseln usw., daß jedoch darunter ein einheitlicher Strom fließt, der sie durch seine Bewegung, Wucht und Tiefe, und was ihm sonst noch wesentlich und eigen ist, zusammenführt, auseinandertreibt, durcheinanderwirbelt und dergleichen. Wir entdecken ferner, daß ein anderer Teil der Bilder mit den körperlichen Organen zusammenhängt und von den Funktionen derselben, besonders wenn sie unregelmäßig oder gestört sind, bestimmt wird, etwa von einem Magen, der überfüllt ist, einem Kopf, der Migräne hat usw., herrührt. Dieses zeigt sich in symbolischen Bildern, zum Beispiel das Gedärm als Schlangen, das Herz als Feuerherd usw. Solche Symbolbilder treten, gemäß ihrer Herkunft, die triebhaft ist, aktiver auf als die Sinneseindrücke.

Man kann sagen, daß der Seelenstrom des Traumes auf dem einen Ufer Sinneswahrnehmungen und Erinnerungsbilder, welche sich vom Gefühls- und Willensleben losgelöst haben, mit sich führen kann, und daß auf dem anderen Ufer das Organleben des Leibes, Triebe, Instinkte, Wünsche, die mit ihm verbunden sind, ihr Wesen und Unwesen treiben. Von der ersten Seite werden besonders auch solche Eindrücke mitgenommen, die im Tagesbewußtsein kaum bemerkt werden oder die man lieber vergessen möchte, ferner frühe Kindheitserlebnisse, die man im Alltagsleben schon verloren hat; von der anderen Seite künden sich Krankheiten an, lange bevor sich physische Symptome zeigen. Dort mündet Vergangenes ein, hier meldet sich Künftiges an.

Die Verschiedenheit dieser Seelenbestandteile offenbart sich deutlicher, wenn man auf das Gemeinsame der Strömung, die sie einschlingt oder aufwühlt, achtet. Diese kann verdeckt werden, wie der Fluß vom Herbstlaub, das auf den Wellen schwimmt, oder trüb und undurchsichtig sein von dem Erdreich, das mitgerissen wird, der Traumstrom ist jedoch noch etwas anderes, als was ihm die Sinne von der Welt, und was ihm die Triebe vom Körper mitgeben. Und dieses zeigt sich, wenn man sich einerseits bemüht, die Sinneswahrnehmungen und Erinnerungen auszuschalten, und andererseits sich von den Nötigungen des Körperlebens frei zu halten.

Es sind dies zwei Übungsgruppen, welche vom Geist ausgehen und auf der Verstärkung des sinnlichkeitsfreien Denkens und auf der Katharsis des egoistischen Willens- und Wunschlebens beruhen.

Man kann dergestalt an sich selber arbeiten und abends Seeleninhalt und -substanz dem Schlafe übergeben und wird dann morgens aufwachen, vielleicht ohne geträumt zu haben, aber außerordentlich erfrischt. Der Tag, der folgt, wird einem mehr schöpferische Ideen und Impulse bringen als sonst. Solche Übungen sind auf jeden Fall für den Körper gesund und für den Geist produktiv. Es wird sich in der Folge immer mehr zeigen, daß man mit diesem verstärkten Denken und geläuterten Wollen während gewisser Strecken, die man bis jetzt in bewußtlosem Schlafe verbracht hat, wachbleibt, und derart nach und nach überschaut, was von der geistigen Außenwelt oder von der stofflichen Innenwelt in den Traum hereinragt. Der Mensch erkennt nämlich, daß er die von außen herkommenden Sinneseindrücke in seinen Träumen zum Ausdruck des eigenen Seeleninnern macht, daß sie ihm also ein Mittel zur *Selbsterkenntnis* werden. Wenn ein Tier auf ihn, den Träumenden, losfährt, so ist dies eine Seeleneigenschaft von ihm selber, die sich im Grund nach etwas in der Außenwelt richtet, die sein höheres Selbst, das nicht völlig durch jene beiden Übungen der Reinigung und Entsagung gegangen ist, wiederum herunterziehen möchte. Es kann ihn ein Ungeheuer attackieren, das die Züge eines Feindes trägt, dem er vielleicht kurz vorher im wachen Leben begegnet ist. Aber hier, im Traume, kommt es nicht auf das äußere Bild, sondern auf den inneren Drang an. Das Bild ist nur die Maske, die er seinem eigenen Wesen aufsetzt. Durch die Art, wie er die Sinnesbilder aus dem Arsenal seiner Vorstellungen und Erinnerungen herausgreift und miteinander verbindet, wird ihm verraten, wie er sich sein Schicksal selber schafft.

Wenn er aber auf jene Symbolbilder eingeht, die ihm etwas über seine Organe aussagen, so wird er im Maße, wie er sich von seinem Körperleben emanzipiert, das heißt den Leib so betrachten kann, wie dies die Naturwissenschaft tut, nämlich völlig objektiv, als ob er auch einem anderen Menschen gehören könnte, – zur *Welterkenntnis* gelangen. Er wird in den Organen des Körpers die Kräfte des Kosmos finden, die ihn gesund erhalten, oder die Einflüsse des Klimas, die ihn krank machen. Er wird solche Symbolbilder als Korrekturen betrachten, die ihn warnen, eine verkehrte Lebensweise fortzusetzen. Aus diesen Träumen wird sich eine neue Art des Gewissens entwickeln, das sich nach dem Geistesziel der Menschheit richtet.

So wie der Mensch, der Sinnesbilder und Erinnerungen ausschaltet und ein leeres Bewußtsein herstellt, sich innerlich dem Seelenzustand nähert, den er hatte, als er noch ohne äußere Erdenerfahrungen war, das heißt der *Vorgeburt,* – so nimmt der Mensch, der sich von den Instinkten und Leidenschaften, die an den Körper gebunden sind, befreit, voraus, was er als Geisteswesen *nach dem Tode* erlebt.

Was der Mensch *vor der Geburt* und *nach dem Tode* erfährt, strömt mit im Traum dahin. Gesteigertes Denken, geläutertes Wollen bringen es zum Bewußtsein. Es steigt in Bildern empor. Und der Dichter gestaltet sie zum Mythos.

In den alten Kulturepochen wurde der Mythos noch am Naturgeschehen, das ehemals göttlich war, abgelesen. Die Götter nannten das Licht gut. Und der Mensch, der die Götter in ihren Werken wahrnahm, richtete sich nach diesem Lichte. So war es zum Beispiel noch bei den alten Ägyptern.

Jener Seelenstrom, der vom Menschen verträumt wird, kann, von einer Gefühlsreihe in eine Bildfolge verwandelt, als Metamorphose einer Darstellung wiederkehren, der wir oft in ägyptischen Totenbuchszenen begegnen.

Die Mumie auf der Löwenbahre. Zu ihren Häupten der Seelenvogel, welcher das Geistige, das der obere Mensch bewahrt hat, heraushebt. Zu ihren Füßen Anubis, der die Wesenskeime des unteren Menschen schützt. Dahinter Hermes mit der Seelenwaage der guten und bösen Taten. Darüber das Horosauge.

Dieses Bild in der Totenkammer eines alten Ägypters wirkt durch Jahrtausende weiter.

Damals war es kosmische Offenbarung, die von außen gegeben war.

Heute steigt es aus dem Seeleninneren wiederum empor.

Zwischen damals und heute liegt die Menschwerdung des Wortes.

In alten Hoch-Kulturen finden wir noch den Zusammenklang von Kunst, Philosophie und Religion im Kultus, der den Götterverkehr vermittelte. Die heilige Handlung ging aus dem Worte hervor. Das Sprechen war bei Gott.

Wir haben im Griechischen Bezeichnungen für das Wort, welche den Stufengang der menschlichen Entwicklung von oben nach unten weisen. Logos, das schaffende Wort; Mythos, das bildliche; Epos, das erzählende; Lexis, das sagende; Rhema, das redende; Onoma, das namentliche; Glōtta, die Zunge, die fähig wird, zu sprechen.

Das Sprechen war ehemals eine Kraft im Kosmos, die noch nicht Menschensprache, sondern Bewegung im Weltall war und von dort aus erst den Kehlkopf in seiner Verbindung mit Herz, Lunge und anderen Körperorganen des Menschen bildete, bis er nach und nach die Laute hervorzubringen vermochte. Wie diese Fähigkeit fortschritt, sagen die verschiedenen Verben. Lalein: Lallen des Kindes; phonein: Laute hervorbringen; legein: Gedanken durch Worte ausdrücken; phrazein: auseinandersetzen; diaballein: verleumden. Es ist die Linie, die zeigt, wie die Bildekräfte des Kosmos nach und nach die menschlichen Sprachwerkzeuge ergreifen, ausgestalten, als Instrument vollenden, um zuletzt den Menschen, der es handhabt, sich selbst zu überlassen, so daß er durch die Laute beide Wege gehen kann, den nach unten und den nach oben, ins Chaos, wo sie verwehen, oder zum Logos, aus dem sie geworden.

Das Sprechen war ursprünglich Bewegung der Gestirne. Die Himmelsverhältnisse der Planeten und des Tierkreises, ihr Leuchten und Tönen, ihr Kraften und Gestalten, ihr Wandel und Ruhen, das ganze Weltallgeschehen formte die Sprachwerkzeuge des Menschen und hob ihn dadurch aus der übrigen Schöpfung heraus. So wurde ihm die Möglichkeit gegeben, sich als Eigenwesen zu äußern, seelisch-geistiges Erleben in Vokalen auszudrücken und in Konsonanten zu umhegen, so daß sein Ich sich innerhalb seiner selbst wandeln kann.

Was in einer Wandlung, wie dieser: er spr*i*cht, er spr*a*ch, er hat gesprochen, sich darlebt, das I-A-O, war, bevor es in der Menschenkehle Laut wurde, als Kraft im Weltall da, es war ein Licht-Wesen, das den Raum durchflutete. Jetzt zog es durch die Sprache in das irdische Geschöpf ein. Es brachte so dem Menschen sein Ich herab, das früher bei den Göttern war. Die Sphären des Himmels wurden in die Formen der Sprache übertragen.

Auch in der nicht-menschlichen Schöpfung leben die Himmelskräfte, etwa im Wachstum der Pflanzen oder in den Empfindungen der Tiere. Aber hier wurden sie nicht Sprache. Dennoch wirkt, was am Himmel vorgeht, auch in der Natur. Dort, wo sie am reinsten ist, in der Rose und im Tau, der auf sie herniederträufelt, setzt der Sprachgeist beide Worte gleich, worauf einmal Rudolf Steiners Sehersinn gedeutet hat. Im Lateinischen heißt *Tau: ros*.

Jeder Vokal hat eine andere Stimmung. Jeder Konsonant eine andere Formung. Übt man sie mit allen Seelenkräften, so werden die Laute wieder wesenhaft und führen aus dem Haus des Körpers in die Sternenhallen hinein. Aber dazu gehört Wille des Geistes und Stille der Seele.

Es gibt noch Worte, welche ihre elementare Wirkung bewahrt haben, was sich erleben läßt, wenn man sich in ihre Lautfolgen vertieft. Zum Beispiel *Licht.* Man wird innerlich lichter, indem man sich in dieses ich zwischen L und t versenkt, und sich dabei bewußt ist, daß I und Ch die Anfangsbuchstaben von Jesus Christus sind. Dieses Wort ist vom All herabgestiegen und durch den Menschentod gegangen. Es hat selbst das Mysterium von Golgatha miterlebt.

Im Worte *Luft* kann man das Geheimnis des Atems erfahren, der im Körper des Menschen Ohnmacht und Not hervorruft, wenn er nicht richtig ein- und ausgeht, so daß die Seele von Furcht erfüllt wird. Das U in Luft weht weit hinaus. Das U in Furcht bleibt eingekerkert.

Das A in *Aare:* Nicht nur die Wiege dessen, der an ihrem Ufer geboren wurde, fährt darauf, sondern die des Volkes; A wird zum Träger der Menschheit überhaupt, aber nur wenn das Ich die Fahrt nach aufwärts nimmt, dem Geist zu, durch die Vorgeburt, in das All hinaus.

Das Wort *Ruhe,* wenn es richtig erlebt wird, verschafft der Seele auch in den Gewittern der Leidenschaften Raum, so daß sie das Leben und Weben der göttlichen Wesen zu erfassen vermag.

Der Mensch der Gegenwart findet, wenn er seinen Blick in die Welt und auf sich selber richtet, Anderes vor als im neunzehnten Jahrhundert und muß es, wenn er seiner Zeit gerecht sein will, in das Leben einbeziehen. Rudolf Steiners Werk ist in die Geschichte eingetreten und wirkt objektiv darin, ganz unabhängig, ob dies äußerlich sichtbar wird oder nicht. Dadurch hat der Mensch die Möglichkeit erhalten, Erkenntnisse der höheren Welten zu erlangen und an die Stelle des triebhaften Ego das geisterfüllte Ich zu setzen.

Betrachten wir einen Darsteller unserer Epoche, der nicht auf diese Tat Rudolf Steiners achtet und von den Zeitgeschehnissen nur auf jene Art Bericht erstattet, welche eine Errungenschaft der Naturwissenschaft des neunzehnten Jahrhunderts war und als solche selbstverständlich auf ihrem Feld Berechtigung hatte. Da machten zum Beispiel die Naturforscher Reisen in das unbekannte Afrika und zeichneten unter Lebensgefahr ihre Beobachtungen über wilde Tiere auf, photographierten sie im Sprung, mit dem Revolver in der Hand usw. Heute wird eine Propagandakompagnie (Dunkelkammerlaborant, Photoreporter, Funksprecher usw.) ausgerüstet und fährt – mit gleichem Todesheroismus – in der vordersten Linie, auf dem Tank oder Flugzeug, um auf das Exakteste den Verlauf einer Schlacht festzuhalten, die Leistung des Volkes, die – wie man sagt – in den illustrierten Zeitungen »unter Beweis gestellt wird.«

Im Mittelalter wurde noch der Anteil der Toten an den Kämpfen, zum Beispiel auf den katalaunischen Feldern, abgebildet.

Auch heute sind die Geister dabei, und es wird Aufgabe der Dichtung, sie sichtbar und hörbar zu machen, damit nicht jene Dokumente, die nur von der Zerstörung zeugen, das einzige sind, was von dieser Zeit »verewigt« wird. Forscher, die ohne Geisteswissenschaft nach innen, in die Seele blicken, wollten mit Hilfe der Psychoanalyse die Bilder, die im Traum auftauchen, deuten. Freud führt sie auf das Geschlecht zurück. Er hatte nicht nur in der Medizin, sondern auch in der Pädagogik und in der Theologie Erfolg. Seine Methode rief eine »soziale« Bewegung hervor. Wer von ihr sinnlich »geweckt« wurde, mußte, um nicht asozial zu werden, in noch tieferen Geistesschlaf versinken, und sich – selbstvergessen – mit der Menagerie in seinem Innern anfreunden. Das wurde einstmals ganz ernsthaft einem jungen Menschen von einem Arzt, bei dem er Rat suchte, empfohlen. Der Jüngling fühlte sich nämlich in seinen Träumen öfters in einen zoologischen Garten versetzt und konnte die Tiere, die ihm da entgegentraten, nicht mit seinen Idealen in Einklang bringen. Er hatte recht, denn es waren Bilder solcher Triebe, deren er sich schämte. Wie sie besiegen, wenn sie dergestalt auf ihn losfuhren und einhackten? Er hieb selber drauf los und wachte dabei auf. Der Mediziner aus der Schule Freuds, gab ihm mit zynischem Lachen ein Seelenrezept, das den Jüngling so empörte, daß er die Hand zum Schlag erhob, wie den Tieren gegenüber, sie aber, mit Selbstüberwindung, wieder senkte, sogar zum Abschied hinstreckte, hierauf zur Tür hinausstürzte, ins Freie, glücklich, daß er sich selbst besiegt hatte, und noch am gleichen Tag zu einer Bergtour auf die Blümlis-Alp verreiste.

Von diesem Kämpfer war zu erwarten, daß er sich eine höhere Weltanschauung erringen würde als jener Privatdozent und daß er sie einmal einer neuen Generation vermitteln dürfte.

Wer der heutigen Menschheit helfen will, muß von der Bewußtseinsseele ausgehen. Das gilt auch für den Dichter. Selbst- und Welterkenntnis im modernen Sinn kann er von den Schöpfungen der Vergangenheit, mögen sie ihn noch so begeistern, niemals lernen, selbst von den gewaltigsten nicht, zum Beispiel der Göttlichen Komödie.

Dante fußt auf der Verstandesseele, die ihm die Form für die Offenbarungssubstanz verleiht. Es ist der grandioseste Welten- und Menschheitstraum, den er auf halbem Lebenswege, im fünfunddreißigsten Lebensjahre, am Charfreitag 1300 begann, als er sich in jenem Wald verirrte, wo ihm ein Pardel, ein Leu und eine Wölfin entgegentraten. Furcht überfiel ihn. Zwar, das erste Tier erfüllte ihn noch mit Neugier, vor dem zweiten aber erbebte er und das dritte trieb ihn dorthin, wo »die Sonne schweiget« (wie Philaletes zuerst übersetzt hat. Später schrieb er »schwindet«). Dann traf er »in der großen Wüste« Virgil, der ihm nun Führer wird.

Der Dichter des Mittelalters weicht den drei Tieren aus. Er erkennt nicht, daß sie zu seiner Innenwelt gehören, das heißt, er gelangt zu keiner Anschauung des Bösen, das er als Möglichkeit in der eigenen Seele trägt.

Dies ist erst der Bewußtseinsseele möglich.

Aber auch die Erkenntnis des anderen Poles, der geistigen Welt, ist ihm, am entscheidenden Punkte, verschlossen. Er muß sich an die überlieferten Dogmen halten. Ein ungeheures Ringen hebt in seiner Seele an, um auszudrücken, was in diesem Himmel, den die Elohim geschaffen haben, geschieht.

Im dritten Gesange lebt noch ein Abglanz der Genesis:

»Die Herrlichkeit deß, der das All bewegt,
durchdringt die Weltgesamtheit und erglänzet
an einem Orte mehr, am andern minder.
Im Himmel, der zumeist sein Licht empfänget,
war ich und sah, was wieder zu berichten
nicht weiß und nicht vermag, wer dort herabkommt,
weil sich, dem Ziele nahend seines Sehnens,
der menschliche Verstand so weit vertiefend,
daß kein Erinnern von dort zurückkehrt ...«

Dante fleht Apollo an, daß er ihn zum Gefäße der himmlischen Fülle mache, aber er bekennt, daß die Schau, die ihm zuteil wird, unbegreiflich sei und die Phantasie zu schwach, sie zu vermitteln. Er kommt zwar zu mathematischen Vorstellungen, wenn er die Trinität verstehen will, jedoch sein Wort versagt. Die eigenen Schwingen seiner Seele reichen nicht aus, um den Urbeweger zu erfassen. Er wird nur mit einem Aufblitzen in seinem Geiste begnadet, aber nicht mit einer Geist-Erkenntnis.

»In der Substanz, der unergründlich klaren,
des hehren Lichts erschienen mir drei Kreise,
dreifach an Farbe und von *einem* Umfang;
und einer schien vom andern wie von Iris
die Iris abgespiegelt, und der dritte
wie Glut gleichförmig hier wie dort enthauchet.
Wie kurz und schwach mein Wort ist gegen meine
Vorstellung, die verglichen dem Gedanken
so ist, daß es nicht gnügt, zu sagen wenig.
O ewiges Licht, das auf dir selbst nur ruhend,
allein du selbst dich kennst, und dich erkennend,
so wie von dir erkannt, dir liebend lächelst!«

Das Bewußtsein des heutigen Menschen wirft hier zwei Fragen auf. *Erstens:* Wie halten es die Seligen im Paradiese aus, solange es Verdammte in der Hölle gibt; kann es jemals dem Wesen des Thomas von Aquino und des Franziskus von Assisi genügen, auf der Sonne ihre Reigen auszuführen, solange das Erdeninnere die Unerlösten gefangen hält? *Zweitens:* Wie kommt es denn, daß auf der Erde das Böse zunimmt, wenn es doch im Innern derselben abgesondert wird? Weshalb hat es heute in jeder Seele Zugang? Sind die Höllensäcke wiederum geöffnet worden?

Die Bewußtseinsseele ringt schon gefühlsmäßig mit solchen

Fragen. Sie können nur beantwortet werden, wenn der Mensch zur Erkenntnis der wiederholten Erdenleben gelangt.

Die drei Gesänge (Hölle, Purgatorium und Paradies) schließen immer mit dem Worte *Sterne.* Dante schaut am Schluß des ersten Gesanges die Sterne. Er ist am Schluß des zweiten rein und bereit, sie zu ersteigen. Und er vertraut sich am Schluß des dritten der Liebe an, »die da die Sonne rollt und andere Sterne«.

Die Liebe bewegt das Schicksal derer, welche die Gestirne bewohnen, der Lebenden auf der Erde, der Toten in der Hölle, im Purgatorium und im Himmel. Da diese Liebe die ganze Menschheit umfaßt, denn es ist die des Erlösers, weist sie den Weg durch alle Welten.

Ohne das Prinzipium der Liebe wäre die Hölle satanisch, der Himmel luziferisch. Nun hat sich aber sowohl die Höllenfahrt als die Himmelfahrt Christi, wenn man im Sinne der Offenbarung spricht, vollzogen. Wenn diese einmalige Tat des Gottes, der für alle Menschen gestorben ist, nicht umsonst gewesen sein soll, muß jeder wiedergeboren werden können, um gut zu machen, was er fehlte.

Der Mensch von heute lehnt den Himmel und die Hölle Dantes ab. Nur im Purgatorium findet er – wenigstens bis zu einem gewissen Grade – Befriedigung; denn hier trifft er auf das persönliche Schicksal des Dichters, eines Ich-Menschen, wie er selber einer ist, mit Vorzügen und Schwächen, welche sich wandeln können. Hier gibt es Farben, die vom Sinnlichen ins Sittliche übergehen, aber nicht das Licht, das blendet, noch die Finsternis, die löscht. Hier herrscht die Metamorphose, die Waage der guten und bösen Taten, die Weltgerechtigkeit, die noch nicht dogmatisch festgelegt ist. Hier kommt er noch als Wanderer zurecht.

Die Hölle ist ein neunteiliger Trichter, der bis zum Mittelpunkt der Erde geht, wo Satanas seinen Sitz hat; ihm gegenüber, in der Mitte der Erdoberfläche, steht Jerusalem, wo Golgatha geschehen ist, von wo die Höllenfahrt Christi begonnen hat.

Der Berg der Reinigung ist ein abgestumpfter Kegel mit Simsen und Gürteln, abgeschlossen von einem runden Hain, in dessen Mitte sich der Garten Eden befindet.

Der Himmel ist sphärisch gebildet, aus den Planetenkreisen mit den neun Chören der Hierarchien, wie sie Dionysios, der Areopagite, benennt.

In der Hölle wuchtet die Masse, im Purgatorium waltet die Farbe, im Paradies webt die Fuge.

Nimmt man alles Stoffliche, insofern es gewogen, geschaut und gehört ist, hinweg, so steigt der Pyramidenbau mit seinen Stufengängen und Maßen empor. Man sagt sich, tiefer dringend, daß in der Gestaltungskraft Dantes, die sich bis ins Sinnliche so konkreten Ausdruck gibt, ein Geist wirkt, der seine Impulse in der altägyptischen Kultur aufgenommen haben muß.

Je älter die Hochkulturen des Altertums sind, auf die wir zurückschauen, und je deutlicher sich ihr Ursprung aus den Mysterien erweist, um so wichtiger für die Ergründung ihres Wesens werden die Zeugnisse über die Götter und ihre Genealogien, die Mythen und Totenbücher, um so unwesentlicher die Dokumente über das physische Geschehen und Treiben der Menschen.

Das menschliche Tun fällt ab, wenn es nicht von göttlichem Geschehen durchdrungen ist.

Von den alten Ägyptern sind fünf Richtworte geblieben, die für die Gegenwart noch Geltung haben. Rudolf Steiner nennt sie:

»Ich bin an die Pforte des Todes gelangt. Ich habe die vier Elemente kennen gelernt. Ich habe die Sonne um Mitternacht geschaut. Ich bin den obern und den untern Göttern nahe gekommen. Ich bin in die äußere Welt zurückgekehrt.«

Es sind die Stadien auf dem Weg der Einweihung.

Als aber die Mysterien zurückgingen, versank allmählich das Wissen um die Wiederverkörperung. Es dunkelte der Gang durch die neun Stufen und Gegenstufen der Höhen- und Tiefenregionen. Es entschwand das Weltenauge, das über allem wachte. Es erstarb ein Element nach dem anderen, bis nur noch die Mumie blieb, mit welcher magische Verrichtungen vorgenommen wurden, um die Wesen im Totenreiche herbei zu lokken und zu bannen. Dämonen traten an Stelle der Götter. Der Kultus verfiel der Dekadenz. Der Geistesstrom ging in das Unterirdische ein. Die Macht der Materie nahm überhand. Jetzt wird die Waage der guten und bösen Taten zum Kreuz, das zur größten Ungerechtigkeit herhalten muß, die in der Welt möglich ist, zur Hinrichtung des Gottes, der die Liebe zur Menschheit verkörpert.

Aber das Wort, aus dem die Welt geworden ist, wird Mensch.

Christus am Kreuz trägt alle Menschenschuld und aufersteht aus dem Grabe für die ganze Menschheit. Er wird zum Lenker des Schicksals, auch des schrecklichsten, das zum Tod des Erlösers führte.

Damit ist das furchtbarste Menschenlos erfüllt: Ödipus war der Träger des ungeheuerlichsten Unheils, das sich denken läßt, Vatermord, Heirat der Mutter, Pest seines Volkes, Blindheit durch eigenen Willen ... alles aus Fatum, und dennoch wird er nach der Erfüllung seines Geschickes ein Seliger.

Was bei den alten Ägyptern kultisches Bild war: Der Seelenvogel zu Häupten der Mumie, Anubis zu Füßen derselben, darüber Hermes mit der Waage der guten und bösen Taten, das Weltenauge der Sonne, die um Mitternacht leuchtet, die oberen und die unteren Götter ... Es kehrt bei Aristoteles begrifflich als jene Theorie vom Drama wieder: Mitleid und Furcht, die zur Katharsis führen. Aber der Logos, der Mensch geworden ist, führt vom Tod zur Auferstehung. Er erhebt sich aus dem Grab des Körpers und verwandelt den Sarg des Fleisches zur Wiege des Geistes. Er läßt uns durch das Wort, das Wahrheit ist, über Tod und Geburt hinausschauen.

Der Seelenvogel ist von Apollo geschickt, Anubis von Dionysos, und beide der Sonne entstammenden Götter sind Jünger des Christus geworden.

Die *Furcht* wird schon im Leben überwunden, indem man sich auf sein höheres Selbst besinnt, das immerwährend im sterblichen Leibe geboren werden kann. Das *Mitleid* wird ins Leben hereingeholt, indem man die höheren Welten, die man mit allen Menschen gemeinsam hat, in das vom Tod verliehene Bewußtsein aufnimmt.

Damit wird die Verbindung zwischen dem plastischen Element und dem musikalischen wiederum hergestellt. Und der Dichter, der beides in sich vereinigt, weil er das Wort, das im Urbeginne war und bis zum Ende bei den Menschen bleibt, in sich heilig hält, – er kann jetzt die Individualität durch Geburt und Tod, durch Tod und Geburt, durch die wiederholten Erdenleben, begleiten. Die Reinkarnation zieht wieder in die Dichtung ein. Nicht nur die Dichtung wird durch sie verwandelt, sondern auch der Dichter.

»Das ist das Tor, durch das ich eingetreten
Und alle Dinge wie verwandelt schaue ...«

Christian Morgenstern

Das Wissen um die Reinkarnation des Menschengeistes kann durch das Werk von Rudolf Steiner zum Lebensgut des Abendlandes werden. Durch die Erkenntnis der höheren Welten wird die Wiederverkörperung zur Selbsterziehungsmaxime der mündig gewordenen Generation. Dem Dichter der Gegenwart obliegt es, schon heute die Verhältnisse zwischen Menschen, die sich dadurch wandeln, zu schildern. Die Beziehungen zwischen Alt und Jung, die Freundschaften und Ehen, die Völkerbündnisse vermögen neue Formen zu gewinnen. Die Technik selber, die sich als etwas Einheitliches um die ganze Erde zieht, kann eine Seele bekommen und dem Geiste der Menschheit dienen, statt weiterhin die Nationen zu zerfleischen. Der Arbeiter braucht sich nicht mehr bloß als Triebrad an einer Maschinerie anzusehen, sondern darf den Sinn der Erde erkennen, an der er schafft, der er mit seinem Werkzeug den Geist entbindet. Sie ist kein Staubkorn im Weltraum, sondern eine Pflanzstätte für göttliche Wesen.

Veräußerlichung war notwendig für den Kopernikanismus, sagt Rudolf Steiner. Verinnerlichung ist notwendig, um sich einzuleben in die Gesetze von Reinkarnation und Karma.

Eingehen auf Seelenerfahrungen, Symptomschau für Geschichte, das ist Sache künftiger Dichtung. Sie weist überall, wo sie schöpferisch wird, in der Lyrik, Dramatik oder Epik, den Gang der Menschheit. Ihr erstes Ziel ist stets der höhere Mensch gewesen, bei Pindar, Äschylos und Homer. Dies wird auch ferner sein, solang es wahre Dichter gibt.

Ich erinnere mich an einen Tag vor zwanzig Jahren, da durfte ich an der Seite Rudolf Steiners den Weg zum Goetheanum emporschreiten, woselbst er, in seinem Atelier, an der Christusstatue schnitzte. »Begleiten Sie mich«, sagte er, »dorthin«.

Unterwegs sprach er zu mir das unvergeßliche Wort: »Dichten ist ein Weg zur Einweihung!«

Heilkraft des Wortes

Die Götterweisheit in den Gestirnen, das therapeutische Element in der Wärme, der Luft, dem Wasser, in den Gesteinen und Metallen, der schöpferische Drang, der im Tode frei wird, damit er frisches Leben erzeuge: – Dieses ganze Walten im Kosmos kann vom Menschengeiste erkannt und in Worte geprägt werden, um von hier aus den Atem und Puls zu erneuern und eine Welt hervorzubringen, welche die zusammenbrechende überdauert.

Wer nicht diese Gewißheit in sich trägt, ist nicht zum Dichter berufen und sollte sich der poetischen Formen nicht bedienen.

Der höchste Sinn der Dichtung heißt, das Weltenwort in das Menschenherz aufzunehmen und der Menschheit zu vermitteln.

Ein Vokalzusammenhang, wie I O A, vermag das Ich des Menschen zu stärken, zu weiten und zu durchleuchten, so daß es den Untergang der irdischen Zivilisation, der sich mit ungeheurem Getöse vollzieht, übersteht.

Echte Dichtung muß das Menschenherz, das im Elend unserer Zeit zerbricht, heilen können.

Die Liebe zur Sprache führt zum Ursprung derselben zurück. Aber diese Liebe muß sich immerfort an den Lauten läutern. Dann gelangt sie in das Vorirdische, wo sie das Wesen der Dinge erfaßt, bevor diese physisch benannt werden, wo Name und Objekt noch eines sind und die Urworte wirken. Jetzt lernt man verstehen, wie alles aus dem Alpha und dem Omega geworden ist.

Das Herz, in welches das Wort mündet, ist diesem, seinem Ursprung nach, am nächsten und wird in der Brust des Menschen als Bewegung des Weltalls immerwährend neu geboren. Das Herz stirbt seinem Weltenschlage nach auch dann nicht, wenn es physisch stille steht. Es trägt das Wesen des Menschen, insofern das Blut geläutert und in Geist verwandelt wird, in das folgende Erdenleben hinüber. Im Herzen lebt das unsterbliche Ich als Dichtung, die einst Wirklichkeit wird.

Vielleicht gibt es solche Dichter heute noch wenige und nur

in seltenen Stunden. Aber sicherlich sind sie im *Begriffe* zu erstehen. Und sie sollten gerade jetzt, wo die prosaischste aller Welten zusammenbricht, Selbst- und Welterkenntnis üben, um den Weg zu finden.

Die Idee der Menschheit, aufrecht erhalten während eines Bombenangriffs; das Bild des Engels über dem Chaos einer zertrümmerten Stadt; der Geistesleib eines Toten, der sich aus dem Massengrab erhebt, – begriffen, geschaut und dargestellt von einem Dichter der Zukunft, widerlegen die sogenannten Kriegsziele.

Denn jetzt beginnt der Frontwechsel der Getöteten im Dienste Michaels, der den Drachen überwindet!

Der Dichter lebt nicht ohne den Tod, der ihm näher tritt als andern Menschen. Er muß, da er das Leben dort, wo es frei wird, das heißt im Sterben erfaßt, den Tod beständig in sich selber hereinnehmen. Seine Aufgabe ist, unermüdlich Krankheiten, Verbrechen, scheinbar unlösbare Schicksale aufzusuchen, um an ihnen die Heilung, die Katharsis, den Ausweg mittels des Wortes zu erfahren, das durch den Tod geht und aufersteht und sich als Geistesoffenbarung an die Völker aller Zungen wendet.

Auf dem Lichtstrahl, der ins Dunkel fällt,
ist, o Mensch, dein Name eingeschrieben.
Droben ist die Sonne, die ihn ruft,
drunten ist die Seele, die ihn hört.
Wort, das Mensch geworden, läßt dich lauschen,
wie die Sprache tönt der ganzen Welt.

Stoff und Gestaltung im Drama

Der zum Selbstbewußtsein erwachte Mensch vermag sich von den Nötigungen seines Organismus und von den Gesetzen des Weltalls unabhängig zu erhalten, insofern sich sein Ich im Gebiete des Denkens bewegt. Aber er bleibt doch immer noch mit seinem Körper und mit dem Kosmos verbunden. Gefühle tauchen in ihm auf, die von seinem Inneren und von seiner Umgebung herrühren und nicht so ohne weiteres überschaubar sind. Sie verlaufen im Halbbewußten, und man ist ihnen gegenüber nicht im gleichen Maße Herrscher, wie den Gedanken gegenüber. Man kann sie nicht, wie diese, aneinanderfügen und voneinander lösen, sondern muß sie unterdrücken oder sich über sie hinwegsetzen, wenn man ihrer ledig sein möchte. Will man sie verwandeln, so gehört dazu eine größere Anstrengung als die des logischen Schließens, nämlich eine sittlich weckende. Und gar die im Wachstum verhafteten Triebe oder die Stoffwechselvorgänge in den Bewegungen der Glieder verlaufen ganz im Unbewußten und hängen mit den verborgensten Kräften im Menschenwesen und Weltall zusammen. Am Anfang des Lebens, wo sie am innigsten und mächtigsten zugleich wirken, ist der Mensch am unfreisten.

Wer Selbst- und Welterkenntnis übt, hat Grund zur Ironie, wenn er die Unvollkommenheiten bemerkt, denen er infolge seines vergänglichen Leibes unterliegt, und zur Ehrfurcht, wenn er die Weltgesetzlichkeit betrachtet, aus der heraus er geboren ist.

Ironie ist notwendig, um eine Komödie, Ehrfurcht, um eine Tragödie zu schaffen.

Weil aber der handelnde Mensch nur als Denkender bewußt ist, nicht aber als Fühlender und Wollender, kann er jederzeit Gegenstand eines Lust- oder Trauerspieles werden, wobei er die Spielleitung in dem Grade in seiner Hand zu behalten vermag, als er an seinem Schicksal aufwacht.

Sogleich ergeben sich nun zwei Einwände.

Entweder will man selbst kein Schauspiel bieten und verzichtet deshalb auf jedes Handeln. Man verneint also seinen eigenen Lebenswillen und weiht sich ganz der Weltgesetzlichkeit. Dann entgeht man zwar der Komödie, die entsteht, insofern man mit seinen physischen Unzulänglichkeiten zu tun hat. Denn diesen stirbt man eben ab. Aber man läßt die Entwicklung der Erde, mit der man durch seinen Körper verbunden ist, im Stiche und übergibt sie dem Untergange.

Oder aber man leugnet den Sinn des Weltgeschehens überhaupt, indem man dem Verlauf desselben blinde Naturgewalten oder mechanische Gesetze zur Erklärung unterschiebt, und lebt nach eigener Willkür, gemäß seinem Nützlichkeitsstandpunkt oder seinem Willen zur Macht und dergleichen. Da kann man zwar zum Gegenstande einer Tragödie werden, aber man wird die Gestaltung seines Lebens anderen überlassen müssen.

Im ersten Fall wird die Erde preisgegeben. Im zweiten der Mensch.

Der Ursprung des Dramas liegt dort, wo sich das Ich dem Menschen zum ersten Male der Weltgesetzlichkeit entgegenstellt: im Akte der Erkenntnis selber. Da finden sich Urstoff und Urform zugleich.

Die vorchristlichen Mysterien suchten das ursprüngliche Verhältnis des Menschen zu den Göttern wieder herzustellen, indem sie auf den verlorengegangenen Zustand zurückwiesen. Sie schauten nach rückwärts, um der Uroffenbarung wieder teilhaftig zu werden. Einstmals erlebte die Menschheit die Zugehörigkeit ihrer Leiblichkeit, die sich noch nicht bis ins Irdische verdichtet hatte, zum Weltall bis in die Nahrungsaufnahme hinein. Es war eine Kommunion des Menschen mit den Wesen, die ihn aufbauten. Dann kam, als nächste Stufe, jener Akt, vom Mythos das Essen vom Baum der Erkenntnis genannt. Als Folge desselben der dritte: Verfestigung im Physischen und dadurch die irdischen Übel: Irrtum, Krankheit, Tod. Die Verbindung mit den Göttern löste sich. Sie wichen aus der Säftezirkulation, aus Blut und Atem, aus den Sinnen.

Aber immer noch suchten die Menschen die Kommunion mit den Göttern aufrechtzuerhalten, indem sie ihnen Speise und Trank weihten und sich selber die Mahlzeit heiligten. Im Maße jedoch wie die physische Organisation den Menschen von dem Weltall abschloß, entschwand jenes beseligende Miterleben der Werdekräfte, die den menschlichen Leib erneuern. Immer mehr wurde der Abbau mitempfunden. Die Weihestimmung wurde durch das weise Gespräch ersetzt, wie etwa beim Platonischen Gastmahl. Ironie, von einer Tischgesellschaft gepflegt, erschien zuletzt als Grundierung einer guten Komödie. Goethe sagt:

Ich liebe mir den heitern Mann
am meisten unter meinen Gästen:
Wer sich nicht selbst zum besten halten kann,
der ist gewiß nicht von den Besten.

Im christlichen Kultus wird der Sündenfall rückgängig gemacht. Der Logos, aus dem die Schöpfung entstanden ist und der sein Geschöpf, den Menschen, freigegeben hat, woraus sich das erste Drama – die Vertreibung aus dem Paradies – entwikkelt, wird jetzt selber Mensch und macht das irdische Leben in einem physischen Leibe, aber schuldlos, ohne Schicksal, durch. Die Handlung, in welcher dies zur Darstellung gelangt, verläuft umgekehrt: Sie beginnt dort, wo der Mythos endet, bei der Evangelium-Verheißung, mit der Erfüllung derselben im Leben des Christus, hebt das Leiden durch das Opfer auf, verwandelt die irdisch gewordene Stofflichkeit in geistig-göttliche Substanz und führt den Menschen zur Kommunion mit dem Logos, der sich selber dem Erdgeschehen verbunden hat. Ein neuer Akt fügt sich an: der Eintritt der durch das Wort ihre Unsterblichkeit erfassenden Individualität in die Geschichte des vergänglichen Menschengeschlechtes.

Am Ende des Mittelalters wird für den bisher diesen Kultus gläubig erlebenden Menschen eine doppelte Versuchung immer bedrohlicher. Im Kultus waltet die Gottheit. Aber zwei Mächte, die eine aus dem Kosmischen, die andere aus dem Irdischen hereinwirkend, lenken den Menschen, der zum Selbstbewußtsein erwacht, ab. Die eine verlockt zur egoistischen Seligkeit, indem sie vergessen macht, daß der Logos Mensch geworden ist; die andere verführt zur physischen Verhärtung, indem sie dem »Worte« den göttlichen Ursprung abspricht.

Diese einander entgegengesetzten Wesenheiten erscheinen in dem Drama, das maßgebend für die neue Menschheitsepoche wird, im »Faust«, als eine: Mephistopheles.

Bevor Faust, losgelöst von jeder Tradition, beginnt: »Habe nun, ach! Philosophie ...«, verhandelt Gott als Herr der Heerscharen mit Mephistopheles. Er läßt die Abirrung zu und ermöglicht so den individuellen Einschlag in eine Handlung, die – als »Prolog im Himmel« – hierarchisch anhebt.

Die drei Erzengel treten vor. Raphael spricht die ersten Worte:

Die Sonne tönt nach alter Weise
in Brudersphären Wettgesang,
und ihre vorgeschriebne Reise
vollendet sie mit Donnergang.

Gottes hohe Werke, »herrlich wie am ersten Tag«, zeigen die Erde mit dem Menschentum noch nicht miteinbezogen. Dies wird erst durch das Ich, das frei geworden ist, erfüllt. Das Ich-Drama muß begonnen und vollendet werden.

Am Ende des »Faust«, wo wiederum ein Kultus stattfindet, ist dieser durch das Menschen-Ich durchgegangen.

Goethe, der von einem wirklichen Erlebnis ausging, wenn er eine Dichtung schuf, nahm am Anfang und am Ende des »Faust« Vorirdisches und Nachirdisches in das Irdische hinein. Geburt und Tod rücken zusammen und wirken sich schon innerhalb des Lebens als dramatische Einbrüche des Übersinnlichen aus.

Es handelt sich jetzt nicht mehr um die Einheit von Raum und Zeit, worin sich das Schicksal einer Individualität darstellen läßt, sondern um die Einheit der Ichheit selber. Diese wird nicht mehr zusammengedrängt, um sich so, von Erkenntnisschranken eingekerkert, innerhalb der physischen Organisation nach den »Anschauungsformen« derselben, nach Raum und Zeit zu richten, sondern dehnt sich aus und umfaßt schließlich alle Weiten des Weltalls und den ganzen Verlauf der Geschichte. Das Band, welches physisches, elementarisches, seelisches und geistiges Geschehen verknüpft, ist immer das Ich. Es gibt keine andere Einheit als die der Ichheit.

Jeder Mensch hat ein Schicksal, das als Komödie oder Tragödie – wenigstens in Teilstücken – dargestellt werden kann, je nachdem er sich seinem physischen Organismus und der Weltgesetzlichkeit gegenüber verhält. Aber nicht jeder vermag es darzustellen. Dazu gehört erstens geistige Einsicht. Denn die Schicksalszusammenhänge sind nicht physisch sichtbar. Und zweitens schöpferische Kraft. Der Dichter hat demnach eine doppelte Schulung durchzumachen.

Erstens: die Schulung, um in die übersinnliche Welt, wo das Schicksal ergründet werden kann, einzudringen.

Zweitens: die der Gestaltung als solcher.

Jedes Schicksal erweist sich als Urstoff und verlangt eine Urform.

Der Weg in die übersinnliche Welt, den der Dichter einschlägt, wenn er einer Individualität folgt, ist jedesmal ein anderer, weil diese selbst nicht ihresgleichen hat. Gattungsdramen haben ihren Sinn verloren.

Die Exposition eines Dramas, das unserer Zeit angemessen sein will, muß auf dem irdischen Plane geschehen. Sie geht vom Bewußtsein aus, das an der Außenwelt geweckt wird, und schafft eine Situation, die jeweilen mit dem Orte und der Zeit rechnet.

Im ersten Akt wirft sich der gesunde Menschenverstand mit den Sinnen ins Zeug. Hierher gehört, was unter die Rubrik Quellenforschung fällt. Man sammelt Stoff. Aber man weiß von vorneherein, daß er von der Form aufgezehrt werden muß. Alles sucht man sichtbar und hörbar zu machen, bis in die Gebärde des Körpers und in den Klang der Stimme hinein.

Was man sich derart errungen hat, wächst in einem weiter, wie alles, was man in der Seele trägt, wenn man sich innerlich entwickelt. Es macht die Verwandlungen durch, die man selber auf dem Weg ins Übersinnliche erfährt, es wird mitgenommen in die geistige Welt, indem man in diese, als Übender, eintritt, und wird der Weltgesetzlichkeit entgegengehalten. Und dadurch fällt das Unwesentliche ab. Der Stoff gliedert sich. Was der Verstand zusammenstellte, ordnet sich nach der Stimmung. Diese geht von den Gestalten aus, die in einem lebendig werden.

Wenn derart der Stoff nicht nur durch Tag und Nacht, sondern durch die Jahreszeiten hindurchgetragen wird, so bekommt er Stil. Vom Sommer ein musikalisches, vom Winter ein plastisches Element. Er empfängt den Rhythmus, der in der Sternensprache liegt (nicht nur die Weisheit der Weltgesetzlichkeit).

Was sich im ersten Akte gegenständlich bildet, bekommt immer mehr Leben.

Jetzt zeigt sich innerhalb der Bühnendarstellung, wie das Schicksal in die Gefühlssphäre eintritt. Die Worte beflügeln oder belasten, die Dunkelheit wird Alp. Der Gedanke Bild. Das Bild Wesen. Das Schicksal fährt in die Glieder. Die Menschen tragen einander ihr Heil oder Unheil entgegen. Weltgesetzlichkeit wirkt durch sie nicht nur als Sprache, sondern als Handlung.

Der tragische Mensch erfährt durch die Lage, in die er versetzt ist, sein Schicksal. Er handelt nach Willkür. Die Situation spricht, warnt, weist zurecht. Er hört nicht, versteht nicht, richtet sich nicht danach. Er achtet nicht mehr die Bande, die ihn mit der Menschheit verknüpfen. Er verliert nicht nur die klare Urteilsfähigkeit, sondern auch den gesunden Instinkt. Die Mutkräfte, die in seinem Blut und Atem wirkten, verlassen ihn ebenso wie die Einsicht. Nachdem er einsam in seinem Denken geworden ist, wird er alpbeschwert im Fühlen, schwankend im Entschluß. Um sich zu halten, holt er Hilfe, wo er kann. Er wird gewissenlos. Die Götter, die ihn als Kind zur Welt gebracht, die Wesen, die seinen Lebenslauf geleitet, die Mutter Erde selbst: – Alle geben ihn auf. Er geht zugrunde. Er fällt.

Der Dichter, der sein schaffendes Vermögen erweitert und vertieft (man denke hier an den »Prolog im Himmel«), sagt sich: Die Menschen sind im vorgeburtlichen Leben in einem übersinnlichen Kultus begriffen, durch den sie, gemäß ihrer Teilnahme, die Richtung, die ihr Schicksal nehmen wird, vorbereiten und die Kraft, es zu ertragen, erhalten, um einst auf Erden ihre Aufgabe durchzuführen. Sie sind in die Taten der Heerscharen und ihres Widersachers (Mephistos) hineinverwoben. Dieses vorgeburtliche Leben, das wiederum die Folge früherer Erdentaten ist, hinterläßt ihnen eine Erbschaft, die sich im irdischen Dasein auswirken muß, als Weisheit oder Torheit, Freude oder Leid, Gesundheit oder Krankheit, Geschick oder Ungeschick, von den Göttern in jeden einzelnen gemäß seinem Schicksal hineingelegt. Dieses soll nach der Weltgesetzlichkeit, Weltensprache, Weltenwesenhaftigkeit von freien Menschen auf der Grundlage der Erkenntnis ausgestaltet werden. Die Ichheit, die im Vorgeburtlichen noch unter den Heerscharen aufgehoben ist, trägt ihr Los, als Keim des Lebens, den sie selber setzt, in sich weiter, auf die Erde hinunter, um ihn hier nach dem unter Göttern und Geistern vorgefaßten Willensentschluß, der nachwirkt, zur Entfaltung zu bringen.

Der Dramatiker, der solch ein Schicksal gestalten will, sollte im ersten Akte, der die irdische Exposition darstellt, vor allem sein waches, klares, übersichtliches Denken gebrauchen: Naturalist sein können. Das vermag vielleicht mancher, der gut beobachtet und vernünftig urteilt. Man erfüllt derart die Aufgabe des Tagesverstandes.

Aber schon um das Gefühl im wesentlichen zu erfassen, muß man in die Sphäre dringen, die seelisch dem entspricht, was im Wechsel des Jahres erfahren wird, man muß den Norden und

Süden, Westen und Osten, den Völkerstreit und Frieden, den man in seinem eigenen Innern trägt, überschauen. Zur Harmonisierung der Gefühle muß der Gestaltende sein Sehen sittlich und das Licht als Geist erleben. »Das ist aber die Krisis, daß das Licht in die Welt gekommen ist.«*

Wenn die Götter den Menschen verlassen, weil er selber sich von ihnen wendet, so müßte der Dichter doch mit ihnen in Beziehung bleiben, damit er die Gerechtigkeit in der Darstellung bewahrt.

Sobald er als Gestaltender in das Gebiet des Willens eintritt, steht er vor der Aufgabe, Substanz in die Gestalten zu gießen. Jedes Schicksal, auch das des Verbrechers, bleibt mit dem Weltengrunde verbunden. Um zu diesem vorzudringen, muß man nicht nur Tages- oder Jahreszeiten, sondern Erdenzeiten in sich selbst erleben können, das heißt ein Menschenlos, wie es auch sei, durch lange Lebensepochen hindurchzugeleiten vermögen.

Die Gestaltungskraft desjenigen, der sich im Eindringen ins Geistgebiet schult, wächst, je älter er wird, während sie als Naturanlage, sich selber überlassen, mit der Jugend, die vergeht, dahinschwindet. Aber wer den Weg ins Übersinnliche einschlägt, geht von vorneherein durch den Tod hindurch. Um das geistig Wahrgenommene im physisch Sichtbaren zu gestalten, muß er selber neugeboren werden. Er kann kein Schicksal darstellen, ohne selber aufzuerstehen. Das gibt ihm eine zweite Jugend.

Der Dramatiker trägt den Stoff, den er gestaltet, durch den Tag, das Jahr, das Leben. Er läßt seine Menschen eine Entwicklung mitmachen und entwickelt sich selber an ihnen. Indem er sich seinem eigenen Organismus gegenüber frei und der Weltgesetzlichkeit gegenüber liebend verhält, bringt er, wenn er dichtet, Sinn in das Sein.

Der Tageslauf, durch den er die Dichtung führt, gibt dieser Klarheit. Der Jahreslauf Rhythmus. Der Lebenslauf Substanz.

Und sein sterblicher Mund spricht das unsterbliche Wort in seinem Werke aus.

* Joh. 3,19

Kleist und die Gründe seiner Tragödie

Die Einheitlichkeit früherer Kulturen weist darauf hin, daß einstmals ein Gestaltungsvermögen existierte, von dem der heutige Künstlersinn nur ein schwaches Überbleibsel ist. Die Menschen hatten früher allgemeine, wenn auch in verschiedenen Graden auftretende Fähigkeiten, die sich noch nicht von ihren eigenen Urständen, den kosmischen Ursprüngen, emanzipiert hatten, Sinne, die noch allenthalben das Wesenhafte in den Naturerscheinungen wahrnahmen, Sprachen, die es in sich bargen, Hände, die es als Werke in die Welt stellten. Darauf deuten sogar noch historische Dokumente: etwa Funde griechischer Vasen oder Darstellungen aus ägyptischen Totenbüchern oder Zeichnungen in Felsenhöhlen der Eiszeit. Die ältesten Bauwerke, z. B. die Chromlechs von Stonehenge, zeigen, wie die Gesetzmäßigkeiten des Sternenhimmels selbst dem härtesten Stoffe eingeprägt sind. Die Erde wird, als Urgestein, zur Uhr des Weltalls, nach der sich die Menschheit richtet und deren Lauf sie im Kultus darstellt. Die Priester nehmen die Plätze der Sterne ein, in Gewändern, welche den Himmelsstand der Sonne, ihren Auf- und Untergang in Farben und Figuren abbilden. Sie intonieren Hymnen nach Klängen, die in den Sphären begründet sind. Sie vollführen eine Handlung, deren Aufbau in der Erdentwicklung, die ihre Stadien durchmacht, selber liegt, und zwar so, als ob alles, was sie an das Irdische bindet, die Schwere des Leibes, das Niederziehende der Leidenschaften, der eigene Fall, den sie getan, so daß sie ein Eigenwesen, abgesondert von dem Weltall, wurden, – nicht an diesem Kultus beteiligt wäre, als ob sie gleich Götterwesen sich bewegen, singen und sprechen würden. Sie opferten sich als physische Menschen, um Vertreter der Schöpfermächte zu sein. Bis in den irdischen Leib hinunter waren sie Götterträger, und auf diese, nicht auf die menschliche Hülle, schaute das Volk, das teilnahm an solchen Weihefesten und hier die Impulse für sein Leben holte.

Wenn ein Tempel eingeweiht wurde und die Eingeweihten in ihren verschiedenen Graden, nach dreimaligem Umgang, wobei jeweilen an die Pforte geschlagen wurde und das Wort, das

Einlaß begehrte, immer mächtiger erklang, endlich eintraten, war es, als ob die Hierarchien selber niedersteigen und Wohnung auf der Erde nehmen würden.

Der gegenwärtige Künstlersinn lehnt es ab, so ohne weiteres bei solchen Kulten oder ihren späteren Ausgestaltungen mitzutun. Und zwar aus dem Grunde, weil er sich für etwas Besonderes hält, und nicht im Allgemeinen aufgehen will. Dagegen sträubt sich der individuelle Mensch. Er weiß zwar (dazu hat er Geschichte studiert), daß einstmals kosmische Geschehnisse in derartigen Handlungen dargestellt wurden. Er anerkennt, daß die Künste aus ihnen hervorgegangen sind, etwa die griechische Tragödie, worauf Form und Stoff ja deutlich hinweisen, z. B. wenn Ödipus auf Kolonos die Totenreise beginnt: »Dorthin, mir nach, dorthin, es führen mich Geleiter Hermes und der Tiefen Königin«, oder das Mumienhemd, auf welchem der Gang durch die unteren und oberen Welten abgebildet ist. Aber der heutige Mensch will, vorausgesetzt, daß er wirklich noch gläubig ist, das Göttliche im Menscheninnern, nicht im Sternenhimmel finden.

Und wenn er nicht mehr gläubig ist, aber noch kein Erkennender zu sein vermag?

Der erschütterndste Fall ist Heinrich von Kleist.

Er schrieb an seine Verlobte: »Ach Wilhelmine, *unser* Gottesdienst ist keiner. Er spricht nur zu dem kalten Verstande, aber zu allen Sinnen ein katholisches Fest. Mitten vor dem Altar, an seiner untersten Stufe kniete jedesmal, ganz isoliert von den andern, ein gemeiner Mensch, das Haupt auf die höheren Stufen gebückt, betend, mit Inbrunst. Ihn quälte kein Zweifel, er *glaubt* ...«

Der Bettler im Geist will nicht durch den Kultus, der sich an die Allgemeinheit wendet, zur geistigen Welt zurück, sondern nur durch die eigene Einsicht. »Ich bin durch mich selbst in einen Irrtum verfallen, ich kann mich auch nur durch mich selbst heben.«

Der Weg der Erkenntnis war Kleist durch Kant verbaut worden. (Siehe hierzu den Aufsatz von Ernst Cassirer: Heinrich von Kleist und die kantische Philosophie.)

Kleist besaß im höchsten Maße jenen Künstlersinn, aber, als nordischer Protestant, mit dem auf die Freiheit des Menschenwesens gegründeten Gerechtigkeitsdrang. Er hatte die Erkenntniskritik Kants nicht nur als Denker aufgenommen, sondern auch als Dichter und zwar als Dramatiker, d. h. als Wollender, dem die (vermeintliche) Tatsache, daß wir nicht erkennen können, Schicksal wurde. Schon in seiner Jugend hatte er darleben wollen, wie eine Wahrheit, die man einsieht, ihre Umsetzung in die Wirklichkeit fordert. Deshalb siedelte er sich, wie Rousseau ihn begeisterte, als Landmann am Thunersee an. Der Künstlersinn, der sich auf die höchste Dichtung, das Drama, wirft, will sich nicht nur als Zuschauender oder Mitfühlender wie der Epiker oder Lyriker erleben, sondern als Wollender. Er will die Selbsterprobung in der Tat.

An Rousseau aber kann man nicht zum Heroismus des Lebens gelangen, weil er selbst ein idyllischer Mensch mit kulturverneinendem Einschlag ist. Je ernster man ihn nimmt, um so mehr lähmt er die Tatkraft ab. Kleist erzeugte in sich durch Rousseau nur Selbstvernichtungssubstanz.

Der Dramatiker verliert den Künstlersinn, der ihn zum Schaffen führt, wenn er sich in die Gestalt, die er dichtet, nicht als Vollmensch einlebt, so daß er aus ihr heraus ihr Schicksal nach den Weltgesetzen darstellt, die er als gültig erachtet. Insofern der Dramatiker Genie hat, sagt er zu seinen Gestalten (mehr oder weniger bewußt): Du bist in mir und handelst oder erleidest das allgemeine Menschenschicksal, auf Deine besondere Art – Du, Michael Kohlhaas, Du, Prinz von Homburg. Und in mir lebt das Wort, das Euch zu Eurem Rechte, zum Gericht oder Triumph verhilft, das Euer Schicksal, und wärs das schrecklichste, gestaltet, wie die Weltgesetzlichkeit es fordert. Aber wenn diesem Worte die Wirklichkeit genommen werden soll, indem die Erkenntnis entthront wird, derart, daß die Sprache zur Spielerei dient, dann bricht der Dichter zusammen, denn zum Glauben, dem das Wissen Platz macht, kehrt er nie mehr zurück.

Alle Dichter jener Epoche sahen sich vor der Aufgabe, Kant zu überwinden, wenn sie das neue Drama schaffen wollten.

Schiller versuchte es in den ästhetischen Briefen. Die Idee führte ihn, trotz des kategorischen Imperativs und der Erkenntnisschranken, durch das Tor der Schönheit in das Gebiet lebendiger Gestalten. Es war ein Weg, der dadurch möglich wurde, daß er den Gedanken mit Willen durchsetzte. Indem er vom Allgemeinen ausging, opferte er das Besondere. Aber dieses wurde als Typus wiedergeboren. Statt an einer Leidenschaft zu sterben, auferstand es im Geiste.

Schiller sah im Künstler das Vorbild des Menschen. Und

was er in der Idee fand, führte ihm das Leben zu: Goethe wurde ihm freund.

Goethes Freundschaft mit Kleist verschlug sich.

Je mehr man sich in jenes Gespräch vertieft, das Goethe im Jahre 1809 mit J. D. Falk über Kleist geführt hat, um so tragischer erscheint das Verhältnis der beiden Dichter.

Goethe tadelte an Kleist »die nordische Schärfe des Hypochonders«, »die Gewaltsamkeit solcher Motive, wie er sich ihrer als Dichter bediene«. »Es gehöre«, sagte er, »ein großer Geist des Widerspruchs dazu, um einen so einzelnen Fall (wie den Michael Kohlhaas) mit so durchgeführter, gründlicher Hypochondrie im Wettlaufe geltend zu machen. Es gäbe ein Unschönes in der Natur, ein Beängstigendes, mit dem sich die Dichterkunst bei noch so kunstreicher Behandlung weder befassen noch aussöhnen könne. Und wieder kam er zurück auf die Heiterkeit, auf die Anmut, auf die fröhlich bedeutsame Lebensbetrachtung italienischer Novellen, mit denen er sich damals, je trüber die Zeit um ihn aussah, desto angelegentlicher beschäftigte.

Dabei brachte er in Erinnerung, daß die heitersten jener Erzählungen ebenfalls einem trüben Zeitraume, wo die Pest regierte, ihr Dasein verdankten. Ich habe ein Recht, fuhr er nach einer Pause fort, Kleist zu tadeln, weil ich ihn geliebt und gehoben habe; aber sei es nun, daß seine Ausbildung, wie es jetzt bei vielen der Fall ist, durch die Zeit gestört wurde, oder was sonst für eine Ursache zum Grund liege; genug, er hält nicht, was er zugesagt. Sein Hypochonder ist gar zu arg; er richtet ihn als Menschen und Dichter zugrunde.«

Goethe sprach in der Folge dieses Gesprächs über Lessing als Bahnbrecher des deutschen Dramas und Begründer der neuen Epoche, die durch die Einführung Shakespeares begonnen hatte, und zeigte an der Hand von Minna von Barnhelm und Emilia Galotti auf jene »Züge einer Meisterhand, welche hinlänglich beurkunden, wie tiefe Blicke Lessing in das Wesen der dramatischen Kunst vergönnt waren.«

Er sah den Weg, den Lessing von den Griechen in die Gegenwart gewiesen und den er selber weiter in die Zukunft führte, durch Kleist gefährdet. Was er an Kleist selber schrieb, erinnert an seine gelegentlichen Bemerkungen über Selbsterkenntnis, welche er nur dann für förderlich hielt, wenn sie den Menschen zu einem Tun führte, das eine Folge hatte.

»Wie kann man sich selbst kennen lernen? Durch Betrachten niemals, wohl aber durch Handeln. Versuche deine Pflicht zu tun, und du weißt gleich, was an dir ist.« Und hier, beim Dichter sah er das Theater, das gegeben war, *als Tempel an, wo Proben abzulegen waren.* »Auch erlauben Sie mir zu sagen (denn wenn man nicht aufrichtig sein sollte, so wäre es besser, man schwiege gar), daß es mich immer betrübt und bekümmert, wenn ich junge Männer von Geist und Talent sehe, die auf ein Theater warten, welches da kommen soll. Ein Jude, der auf den Messias, ein Christ, der aufs neue Jerusalem, und ein Portugiese, der auf den Don Sebastian warten, machen mir kein größeres Mißbehagen. Vor jedem Baugerüste möchte ich dem wahrhaft theatralischen Genie sagen: Hic Rhodus, hic salta! Auf jedem Jahrmarkt getraue ich mir, auf Bohlen über Fässer geschichtet, mit Calderons Stücken, mutatis mutandis, der gebildeten und ungebildeten Masse das höchste Vergnügen zu machen. Verzeihen Sie mir mein Geradezu: Es zeugt von meinem aufrichtigen Wohlwollen.«

Goethes Warnungsruf ist so zu vernehmen, wie wenn in einem Drama unmittelbar vor der drohenden Katastrophe noch ein Ausweg gewiesen wird. Dieser Ausweg war eben »das Abenteuer der Vernunft«, das Goethe selbst – trotz Kant – bestanden hatte, der Weg in die geistige Welt, wie er damals von ihm gegangen wurde. Würde Kleist den Heroismus, der dazu nötig ist, erkannt haben, so hätte er nicht mit dem Gedanken gespielt, Goethe die Krone vom Haupte zu reißen, sondern wäre ihm als Führer in Freiheit gefolgt.

Welch reiner Wille war in Kleist: »Ich hatte schon als Knabe mir den Gedanken angeeignet, daß die Vervollkommnung der Zweck der Schöpfung wäre. Ich glaubte, daß wir einst nach dem Tode von der Stufe der Vervollkommnung, die wir auf diesem Sterne erreichten, auf einem andern fortschreiten würden, und daß wir den Schatz von Wahrheiten, den wir hier sammelten, auch dort einst brauchen könnten.«

Was noch Dante dichten konnte, als Lehre, die er glaubte, war Kleist nicht mehr möglich. »Wir können nicht entscheiden, ob das, was wir Wahrheit nennen, wahrhaft Wahrheit ist, oder ob es uns nur so scheint. Ist das letzte, so ist die Wahrheit, die wir hier sammeln, nach dem Tode nicht mehr – und alles Bestreben, ein Eigentum sich zu erwerben, das uns auch in das Grab folgt, ist vergeblich ... Seit diese Überzeugung, nämlich, daß hienieden keine Wahrheit zu finden ist, vor meine Seele trat, hab ich nicht wieder ein Buch angerührt. Ich bin untätig in meinem Zimmer umhergegangen, ich habe mich an das offene Fenster gesetzt, ich bin hinausgelaufen ins Freie, eine innerliche Unruhe trieb mich zuletzt in Tabagien und Kaffeehäuser, ich habe Schauspiele und Konzerte besucht, um mich zu zerstreuen – und dennoch war der einzige Gedanke, den meine Seele in diesem äußeren Tumulte mit glühender Angst bearbeitete, immer nur dieser: Dein *einziges,* dein *höchstes* Ziel ist gesunken ...« (Siehe Ernst Cassirer.)

In diesen Sätzen sind alle Tragödien des neunzehnten Jahrhunderts, die folgten, schon keimhaft angedeutet.

Weil der geniale Dichter die Notwendigkeit der Entwicklung nicht im Drama meistert, stellt der Weltgeist seine eigene Entelechie in das Geschichtliche hinein, selber als Mittelpunkt einer Tragödie. Ob Kleist dichtet oder ob Kleist vom Weltgeist selber gedichtet wird, gedichtet werden muß sie – die Menschheit verlangt nach dieser Offenbarung: bewußt in der Gestaltung, unbewußt im Gestaltetwerden. Als Objekt oder Subjekt des Zeitgeistes, der selber Welten-Dichter ist und nur als solcher in seiner unerbittlichen Gerechtigkeit begriffen wird. Goethe aber stand damals, als er jenen Ausspruch tat, dem Zeitgeist am nächsten von allen Dichtern. Lebte er jedoch heute, so würde er Kleist als tragischen Helden verherrlichen.

Das Vermögen, das wir Künstlersinn nennen, ist ein schwaches, vielfach metamorphosiertes Überbleibsel jener Fähigkeit, die früher der Menschheit als etwas Allgemeines eigen war und die Verbindung der irdischen mit der kosmischen Welt erleben ließ. Als diese Möglichkeit schwand, entstanden Stätten, wo ihre Wiederherstellung – religio – als Weisheit, Wort und Bewegung gepflegt wurde. Im Kultus stellte der Priester ein Geschehen dar, welches den Himmel in seinen Sternenbewegungen und Stellungen verbildlichen sollte. Zusammenfassend darf man sagen, daß in solchen Handlungen das Licht des Himmels, vorzüglich das der Sonne, die Schwere der Materie, besonders die des Erdenleibes, als überwunden zeigen sollte.

Seltsam kann man sich berührt fühlen, wenn man sich ein Bild von einem solchen Mysterienvorgang gemacht hat, und nun in Kleists Werken jenen Dialog wieder liest, wo Herr C (Tänzer an der Oper) die tiefsinnigsten Gedanken über das Marionettentheater entwickelt. Er spricht über den Mechanismus der Figuren, den Rhythmus ihrer Bewegungen, von dem man sich nicht, wie er sagt, »vorstellen müsse, als ob jedes Glied einzeln, während der verschiedenen Momente des Tanzes, von dem Maschinisten gestellt und gezogen würde.« Er weist dabei auf den Schwerpunkt, den man im Innern der Figuren ergreifen müsse, worauf dann »die Glieder, welche nichts als Pendel wären, ohne irgendein Zutun auf eine mechanische Weise von selbst« folgten. Er erklärt dann diese Bewegungen und ihre Handhabung. Und sagt unter anderem, wie »sich die Bewegungen seiner Finger zur Bewegung der daran befestigten Puppen« verhalten, nämlich »ziemlich künstlich, etwa wie Zahlen zu ihren Logarithmen oder die Asymptote zur Hyperbel.« Und fügt hinzu: »Inzwischen glaube er, daß auch dieser letzte Bruch von Geist, von dem er gesprochen, aus den Marionetten entfernt werden, daß ihr Tanz gänzlich ins Reich mechanischer Kräfte hinübergespielt, und vermittelst einer Kurbel ... hervorgebracht werden könne.« Ja, daß er eine Marionette erbaubar halte, die einen Tanz darstellen könnte, wie kein Tänzer seiner Zeit.

Schon damals (während der napoleonischen Kriege) gab es künstliche Beine, und jener Tänzer sagt über ihr Tanzen: »Der Kreis ihrer Bewegung ist zwar beschränkt; doch diejenigen, die ihnen zu Gebote stehen, vollziehen sich mit einer Ruhe, Leichtigkeit und Anmut, die jedes denkende Gemüt in Erstaunen setzen.«

Aber er geht noch weiter und setzt die Vorteile einer Marionette vor den lebendigen Tänzern auseinander. »Zuvörderst ein negativer ..., daß sie sich niemals zierte«. Die Glieder, die tot sind, bewegen sich nach einer höheren Anordnung, als es die irdische Natur erlaubt, und sind nicht den Mißgriffen ausgesetzt, die sich aus der Seele des Menschen ergeben (die er vis motrix nennt) und die daher rühren, daß der Mensch vom Baum der Erkenntnis gegessen hat, das heißt aus seinem eigenen Wesen sich bewegen kann, und deshalb die Gesetze des reinen Pendels beeinträchtigt.

»Sehen Sie den jungen F ... an, wenn er als Paris unter den drei Göttinnen steht, und der Venus den Apfel überreicht: die Seele sitzt ihm gar (es ist ein Schrecken, es zu sehen) im Ellenbogen.«

Die Puppen sind, wenn sie am Draht gezogen werden, vom Gesetz der Schwere befreit, dem auch der beste Tänzer unterliegt, sie sind *antigrav*. Dem Menschen sei es, sagt dieser Dialektiker des Tanzes, »schlechthin unmöglich, den Gliedermann darin (in der Anmut) auch nur zu erreichen. Nur ein Gott könne sich, auf diesem Felde, mit der Materie messen; und hier sei der Punkt, wo die beiden Enden der ringförmigen Welt ineinandergriffen.«

Das tun sie in der Tat, denn diesen Vorteil hat die Puppe sogar vor dem Eingeweihten der alten Mysterien voraus, daß sie sich hemmungsloser als dieser nach den Gesetzen bewegt, welche die Naturwissenschaft an der Außenwelt, oder die Astronomie an den Sternen abliest. Hier beschreibt Kleist durch den Mund eines Tänzers, mit höchster, kaum bemerkbarer Ironie, den Zustand, der eintritt, wenn man das soziale Leben (und die Quintessenz desselben: den Tanz) nach den Gesetzen der Technik einrichten will. Aber dies ist weiter gediehen, als man sich eingesteht. Die Nationalökonomie, die Experimentalpsychologie und die darauf fußenden Erziehungsmethoden ... sie alle tendieren nach diesem Ideal. Selbst die Künste: – Habe ich doch letzthin in London einen Maler in einem Atelier gefunden, wo er sich solch einen Gliedermann als Modell aufgestellt hatte, denn er konnte an ihm, je nach der Stellung, die er den drehbaren Gelenken gab, interessantere Bewegungen studieren, als an einem lebenden Menschen.

Denkbar ist, daß die Handhabung der Marionetten von Gesetzen ausginge und in Bewegungen verliefe, die im Kosmos begründet wären, wie in den alten Mysterien, wo der Priester sein eigenes Wesen als Opfernder beiseite setzte und ganz den Willen der Götter zum Ausdruck brachte. Und es wäre (vom Verstand aus) gar nichts dagegen zu sagen, wenn man sich solch einen Mysterienvorgang in Erinnerung ruft, indem man ihn durch Puppen vorführt. Aber es müßte dies in voller Freiheit geschehen, und nicht unter einem Zwange. Dann hätte man eine vollkommene Marionettenkunst. Kasperl erschlägt das Krokodil. Was gibt es erfreulicheres? Was gefällt und bildet mehr? Das ist sogar ein Erziehungsmittel für Kinder. – Aber wenn man als Mensch selbst Puppe sein soll, und nicht die Ziele durchschaut, nach welchen das Spiel geschieht, und nur dem dunklen Instinkte derjenigen, welche die Drähte ziehen, vertraut, und es dann noch tut, wenn alle Fäden gerissen sind, und die Drahtzieher selber sagen, es gibt keine Re-ligio, oder den Weg, der die Verbindung herstellt, verbieten, dann ist dies die Exstirpation des Geistes. Der Gliedermann, der tanzt, singt, spricht, ist die direkte Fortsetzung des Eingeweihten, welcher die Gottheit im Außermenschlichen sucht und nicht im Menschenherzen selber, wohinein sie gezogen ist, und woselbst man sie finden kann. Rettung ist nur möglich, wenn man den Menschen nicht hinausnimmt aus Kunst, Wissenschaft und Religion, sondern hineingibt. Was man nur kann, wenn man ihn entfaltet, läutert, durchlichtet, mit dem Göttlich-Geistigen bewußterweise und in Freiheit erfüllt, indem man die irdische Schwere durch das Wort, durch die Weisheit, durch das Licht aufhebt, indem man den Weg geht vom Geistigen im Menschenwesen zum Geistigen im Weltall.

Kleist spricht in seinem Aufsatz von einem Jüngling, der badet und sich dabei, die Füße trocknend, im Spiegel erblickt und durch dieses Spiegelbild an den berühmten Dornauszieher erinnert wird und eitel genug ist, seinen Gefährten auf diese Ähnlichkeit aufmerksam zu machen. Wie er aber die Situation noch einmal hervorrufen will, mißglückt es. Die Wiederholung eines Gegebenen macht ihn lächerlich.

An diese Geschichte wird nun noch ein drittes Erlebnis geknüpft, nämlich eine Fechtübung mit einem Bären, wobei das Tier die Stöße auf meisterhafte Art pariert und auf keine einzige Finte hereinfällt.

»Aug' in Auge, als ob er meine Seele darin lesen könnte, stand er, die Tatze schlagfertig erhoben, und wenn meine Stöße nicht ernsthaft gemeint waren, so rührte er sich nicht.«

Damit ist einerseits ausgesprochen, daß der Instinkt dem Intellekt überlegen ist, andererseits aber auch, daß man dem Tiere nicht beikommt mit irgend einer Spiegelfechterei.

»Wir sehen, daß in dem Maße, als in der organischen Welt die Reflexion dunkler und schwächer wird, die Grazie darin immer strahlender und herrschender hervortritt. – Doch so, wie sich der Durchschnitt zweier Linien, auf der einen Seite eines Punktes, nach dem Durchgang durch das Unendliche, plötzlich wieder auf der andern Seite einfindet, oder das Bild des Hohlspiegels, nachdem es sich in das Unendliche entfernt hat, plötzlich wieder dicht vor uns tritt: so findet sich auch, wenn die Erkenntnis gleichsam durch ein Unendliches gegangen ist, die Grazie wieder ein; so daß sie, zu gleicher Zeit, in demjenigen menschlichen Körperbau am reinsten erscheint, der entweder gar keins, oder ein unendliches Bewußtsein hat, das heißt in dem Gliedermann oder auch in dem Gott.«

»Mithin, sagte ich ein wenig zerstreut, müßten wir wieder von dem Baum der Erkenntnis essen, um in den Stand der Unschuld zurückzufallen?«

»Allerdings, antwortete er: das ist das letzte Kapitel von der Geschichte der Welt.«

In diesen Sätzen wird auf ein bekanntes mathematisches Theorem gewiesen, das in ein erkenntnismäßiges übergeht: auf die Mathematik als Vorschule der Esoterik, die zu einem höheren Bewußtsein führt.

Der Kenner von Rudolf Steiners Werk denkt an dieser Stelle an die Bedeutung, welche die Mathematik für das Erkenntnisstreben Rudolf Steiners hatte.

»Die Vorstellung des Raumes«, schreibt dieser in seinem Lebensgang, »bot mir die größten inneren Schwierigkeiten. Er ließ sich als das allseitig ins Unendliche laufende Leere, als das er den damals herrschenden naturwissenschaftlichen Theorien zugrunde lag, nicht in überschaubarer Art denken. Durch die neuere (synthetische) Geometrie, die ich durch Vorlesungen und im Privatstudium kennen lernte, trat vor meine Seele die Anschauung, daß eine Linie, die nach rechts in das Unendliche verlängert wird, von links wieder zu ihrem Ausgangspunkt zurückkommt. Der nach rechts liegende unendlich ferne Punkt ist derselbe, wie der nach links liegende unendlich ferne.

Mir kam vor, daß man mit solchen Vorstellungen der neueren Geometrie den sonst in Leere starrenden Raum begrifflich erfassen könne. Die wie eine Kreislinie in sich selbst zurückgehende gerade Linie empfand ich wie eine Offenbarung. Ich ging aus der Vorlesung, in der mir das zuerst vor die Seele getreten ist, hinweg, wie wenn eine Zentnerlast von mir gefallen wäre. Ein befreiendes Gefühl kam über mich. Wieder kam mir, wie in meinen ganz jungen Knabenjahren, von der Geometrie etwas Beglückendes.«

Kleist waren gewisse Seelenerfahrungen und -experimente, die auf ein übersinnliches Erleben wiesen, wohl bekannt. Den Somnambulismus hatte er schon während seines Schweizer Aufenthaltes durch Zschokke kennen gelernt. Der Naturphilosoph der späteren Romantik, Gotthilf Heinrich Schubert, den er 1806 in Dresden traf, war Mitarbeiter an seiner Zeitschrift Phöbus. Sie lernten sich, wie Schubert in seiner

Selbstbiographie erzählt, in einem geselligen Kreise näher kennen.*

»In Dresden war schon, schreibt Schubert, seit einigen Jahren das Bedürfnis gefühlt und auch befriedigt worden, den gewöhnlichen Unterhaltungen der gebildeten Welt im Theater und in Konzerten auch noch eine andere, die wissenschaftliche Belehrung beizugeben. Männer von Fach und von Einsicht hielten namentlich während des Winters Vorträge, wodurch in allen für solche geistige Anregungen empfänglichen Zuhörern der Sinn geweckt und geschärft werden konnte für jene augenfälligen Lichtpunkte im Gebiete der Wissenschaft und der Kunst, welche der Beachtung am meisten wert und von eigentümlich anziehendem Reiz sind. Ich sollte solche Vorlesungen aus dem Gebiet der Natur- und Seelenkunde halten, welches seinem Wesen nach das Anziehendste und gerade für die damalige Zeit von höchstem allgemeinen Interesse war: über die Äußerungen des Seelenlebens in jenen Zuständen einer Gebundenheit des leiblichen Lebens, welche der animalische Magnetismus hervorruft oder welche ohne diesen im Traum, in den Vorahnungen des Künftigen, im geistigen Ferngesicht usw. sich kundgeben.«

Diese Vorlesungen sind im Jahre 1808 unter dem Titel »Ansichten von der Nachtseite der Naturwissenschaft« erschienen.

Die eigentliche Domäne Schuberts war das Hellsehen, das in früheren Menschheitsepochen allgemeine Fähigkeit gewesen war und heute noch in Ausnahmefällen, bei Krankheiten, gesteigerten Träumen, außergewöhnlichen Schicksalen, besonders bei religiös verinnerlichten Freundschaftsverhältnissen auftreten kann.

Solche Fälle, wie den folgenden, sammelte Schubert in seinem Buche »Altes und Neues aus dem Gebiete der Seelenkunde«, er hatte sie in seinen Vorlesungen stets bereit. Erbauliche Fälle, die sich dem Poetischen nähern und Kleist des Stoffes wegen anziehen mochten.

»Es ist ein gar sonderbares Geheimnis um die Sympathie. Ich kann nicht wissen, ob euch der merkwürdige Zug aus der Lebensgeschichte des berühmten Schweizers Sulzer bekannt ist, der in Lavaters Lebensbeschreibung steht, darum setze ich ihn

* Siehe die Dissertation von Wilhelm Lechner, Gotthilf Heinrich von Schuberts Einfluß auf Kleist, Justinus Kerner und E. T. A. Hoffmann.

hierher. Sulzer wurde, da er noch in dem Alter war, wo man noch nicht ans Heiraten denken kann, auf einmal von einer ihm unerklärbaren tiefen Schwermut überfallen. Er konnte sich durchaus keinen Grund seiner großen Traurigkeit denken. Wenn er sich aber in seinem Inneren über den rätselhaften Zustand befragte, so war es, als wenn ihm gesagt würde, seiner künftigen Geliebten und treuen Lebensgefährtin sei ein großes, ihr viele Gefahr drohendes Unglück begegnet. Nach einiger Zeit wird er wieder heiter, ohne daß er sich auch jetzt den Grund des wieder Heiterwerdens deutlich angeben kann. Aber siehe, ziemlich geraume Zeit danach erfährt er, daß gerade um jene Zeit seine liebe, nachmalige Gattin den schweren Fall getan hatte, an dessen Folgen ihr Körper fast das ganze Leben zu leiden hatte. – *So waren hier zwei dem Leibe nach sich noch ganz unbekannte Seelen schon lange vereint und innig eins, ehe das Schicksal ihre Hände ineinanderlegte.* Ehen sind also, das geht auch wohl hieraus hervor, gar nicht zufällig zusammengewürfelt, sondern sie gehen aus einer tieferen inneren Verwandtschaft hervor.«

Diese Vorliebe für eine ursprünglich atavistische Fähigkeit, die bei ihm selber durch ein gottesfürchtiges Leben geläutert war, hatte er von seinen Vorfahren geerbt. »Ich bin aus einer träumenden Familie, wo mehrere Male durch einen Traum, ohne daß ein einziges von uns sonderlich auf Träume achtete, ziemlich bedeutendes vorauserkannt, ja zum Teil entschieden wurde.« Die Bekanntschaft mit Herder hat Schubert den weithinschauenden geschichtlichen Blick gegeben, die Freundschaft mit Schelling die hohe philosophische Begeisterung geweckt, die Gespräche mit Abraham Gottlieb Werner, dem Geologen, das tiefgegründete Interesse zu der elementarischen Natur fundiert.

Aber immer war ihm das Heil der Seele das Wichtigste. Schubert, dessen Lehrtätigkeit Geologie, Botanik, Zoologie, Medizin, Geschichte, Philosophie und Theologie, Bergbau und Forstwissenschaft umfaßte, suchte überall nach Beweisen der Unsterblichkeit. Als er bei der Eröffnung der Realschule in Nürnberg die Antrittsrede hielt, begann er unversehens über das Hellsehen zu sprechen.

Aber trotz der ausgebreiteten und tiefen Gelehrsamkeit fehlt seinem Weltanschauungsgebäude die Stütze der Erkenntnis. »Im Ablauf des vorigen Jahrhunderts hatte ein frecher Geist der Empörung gegen jedes in einer höheren Ordnung Festbegründete der Seele alles genommen, was ihr teuer und wert, ja das eigentlich Ihrige ist: den Glauben an Gott und an seine der Menschen sich erbarmenden Vorsorge, ja an das selbständige Dasein des Geistes im Menschen. Da wurde der Seele im Schlafe das wiedergegeben, was man ihr im Wachen genommen hat.« Aber solche übersinnlichen Erfahrungen, wie er sie sammelte, blieben besondere Fälle und hätten erst dann einen allgemeinen Wert bekommen, wenn Schubert die Ansichten von der Nachtseite der Naturwissenschaft zu Erkenntnissen des Geistes, methodisch gesichert, erhoben hätte. Schubert beginnt seine Geschichte der Seele, Paragraph I, als Theologe, nicht als Wissenschaftler:

»Mitten in dem Reiche des Seyns stehet eine Sonne, welche alles trägt und hält, alles belebt und bewegt, und es ist ein Auge, selber von Sonnennatur, für jene Sonne gemacht. Die Sonne ist Gott, das Auge ist die Seele.

Nicht der Schrecken, nicht die Furcht, wenn sie auf dem Fittiche des Ungewitters, oder im Donner der stürzenden und flammenden Berge vorüberzogen, haben es dem Menschen gesagt, daß ein Gott sei; er hat dies nicht erst in der Sternenschrift der Werke gelesen. – Innig tief, wie das Sehnen, das aus dem neugeborenen Kinde nach der noch ungekannten Mutter schreit; laut wie das Rufen der jungen Raben nach dem noch nie genossenen Futter; mächtig und still, wie der Drang, wo das eben aus dem Dunkel geborne Auge oder die aus der Samenhülle gebrochene Pflanze das noch niemals empfundene Licht suchen, wird in meinem Wesen ein Sehnen vernommen nach der lebendigen Quelle alles Seins, aus welcher ich bin.

Nähme ich Flügel der Morgenröte und flöge dahin, wo die letzten Wogen der Sichtbarkeit verhallen; führe ich hinab ins Dunkle, da kein Stern ist, da das Geschrei der Angst, das Jauchzen der Luft, da selbst der leiseste Hauch eines Lebens nicht mehr gehört wird, und bliebe ich da allein und einsam mit mir selber, siehe, so fühle ich dennoch, daß Er mich hält; ich vernähme Seine Nähe, wie das Rauschen eines Adlerflügels in stiller Nacht und ein Etwas in mir, das nach Gott rufet ...«

Da seine Seelenerlebnisse, an Kants Kritik der reinen Vernunft gemessen, kein gesichertes Wissen waren, so konnten sie für Kleist wohl zu dichterischen Motiven werden (wie etwa gewisse

Züge im Käthchen von Heilbronn), aber nicht zu Richtlinien, seine Lebenskrise zu überwinden.

Kleist selber fehlte es keineswegs an Seelenerlebnissen, welche auf ein Übersinnliches wiesen. Im Gegenteil, ihre Überfülle bedrängte ihn.

»Es kann kein böser Geist sein, der an der Spitze der Welt steht, es ist ein bloß unbegriffener. Lächeln wir nicht auch, wenn die Kinder weinen? Denke nur diese unendliche Fortdauer! Myriaden von Zeiträumen, jedweder ein Leben, für jedweden eine Erscheinung wie diese Welt! Wie doch das kleine Sternchen heißen mag, das man auf dem Sirius, wenn der Himmel klar ist, sieht? Und dieses ganze ungeheure Firmament nur ein Stäubchen gegen die Unendlichkeit! Sage mir, ist dies ein Traum? Zwischen je zwei Lindenblättern, wenn wir abends auf dem Rücken liegen, eine Aussicht, an Ahnungen reicher, als Gedanken fassen und Worte sagen können. Komm, laß uns etwas Gutes tun und dabei sterben! Einen der Millionen Tode, die wir schon gestorben sind und noch sterben werden. Es ist, als ob wir aus einem Zimmer in das andere gehen! Sieh, die Welt kommt mir vor wie eingeschachtelt, das Kleine ist dem Großen ähnlich.«

Dieser Brief stammt aus der Zeit, da Kleist mit Schubert bekannt wurde. Rudolf Steiner, der ihn in seinem Zyklus »Die Evolution vom Gesichtspunkte des Wahrhaftigen« an Kleists hundertjährigem Todestage (21. November 1911) zitiert, fügt die Worte hinzu: »So drängt die Sehnsucht, die er in solche Worte fassen konnte, einen Geist, der noch nicht finden konnte eine Befriedigung dieser Sehnsucht durch das, was – wenn sie nur mit einigem Verständnis an die Geisteswissenschaft herantritt – die moderne Seele finden kann.«

Schubert blieb als Forscher weit hinter Goethe zurück (er wurde von Goethe zu einem der seltsamen Käuze von Nürnberg gerechnet), trotzdem er mehr Erfahrungen als dieser an übersinnlichen Geschichten sammelte, aber er gelangte nicht dazu, jene »wahre Symbolik« zu gestalten, in der, wie Goethe sagt, »das Besondere das Allgemeine repräsentiert, nicht als Traum und Schatten, sondern als lebendig augenblickliche Offenbarung des Unerforschlichen.«

Solche Erlebnisse können zwar den allergrößten Erfahrungswert haben, aber sie genügen nicht, Schicksale, wie dasjenige

Kleists, zu verhüten. Einen solchen besonderen Fall hätte Kleist auch in Kants Schrift, Träume eines Geistersehers, finden können, wo von Swedenborgs prophetischem Hellsehen die Rede ist. Dasselbe hatte ja Kant nicht veranlaßt, die Erkenntnisschranken aufzuheben.

Wir sehen an Kleists Lebensgange, wie weder Theologie, Philosophie, hellseherische Erfahrungen aller Art, noch Freundschaft und Liebe der Schwester und der Frau, wie kein Mensch sein Schicksal abwenden konnte.

An Kleist's hunderstem Todestage sprach Rudolf Steiner in dem schon zitierten Vortrag über dieses Schicksal:

»... eine gewisse Verehrung für solche Menschen kann auch darin bestehen, daß wir uns erinnern, wie alles menschliche Leben zusammengehört und wie der heutige Mensch sein Leben widmen kann jenen geistigen Bewegungen, welche die Menschen – das zeigen uns ihre Schicksale – lange schon gebraucht hätten.«

Und er weist so auf die Geisteswissenschaft »als die Bringerin der Erlösung der Menschensehnsucht« »an einem Tage, der als der Jahrhunderttag des tragischen Todes eines dieser sehnsüchtigen Menschen sehr wohl daran erinnern kann, wie das, was die Geisteswissenschaft geben kann, von den Menschen stürmisch – aber auch wehmütig seit langen Zeiten schon verlangt worden ist ...«

Vier Perspektiven in der Malerei

I

Das Element, worin der Maler lebt, ist die Farbe. Rot, Gelb, Grün, Blau, Violett sind die Stofflichkeit, womit er gestaltet. Die Farben selber jedoch, sowohl die aktiven, von Rot über Gelb bis zum Grün, als auch die passiven, vom Grün über Blau bis zum Violett, sind das Werk des Lichtes. Das Licht ist die höchste denkbare unteilbare physische Energie; der Ausdruck derselben, das Ergon, sind die Farben.

Dieses Werk der Götter ergreift der Mensch und versucht es weiterzuführen in der Kunst.

Hier tritt sogleich die Forderung auf, daß er solches in völliger Freiheit tue. Und zwar ist es die höchste denkbare unteilbare sittliche Energie, die solches verlangt, der Geist in ihm.

»Licht und Geist, jenes im Physischen, dieser im Sittlichen herrschend, sind die höchsten denkbaren unteilbaren Energien.« Diesen Leitspruch hat Goethe dem freien, schöpferischen Menschen, dem Künstler, gegeben.

Wenn der Mensch hinaustritt in die Natur, hat er zunächst nicht die Möglichkeit, die Farbe in Freiheit zu erleben. Er schaut als hauptsächlichste Färbungen des Himmelsgewölbes die Mittagsbläue, das Morgen- und Abendrot, und fühlt sich ergriffen. Sich in das Blau versenkend, spürt er, daß nicht nur das Auge, sondern auch der Atem durch die Sehnsucht, die rege wird, beteiligt ist. Die Atmosphäre macht ihn abhängig vom Organismus. Und die Glut des Sonnenauf- und -unterganges in sich trinkend, fühlt er sich durchbebt von einem leisen Feuer, worüber er keine Macht hat.

Er erlebt in den passiven Farben, die der Finsternis die nächsten sind, auf dem Umwege über den Atem, mehr den Nerven-Menschen; und in den aktiven, die dem Licht benachbart sind, auf dem Umwege über das Blut, mehr den Stoffwechsel-Menschen. In dem ersten Falle ein Erstarren. In dem andern Falle ein Verbrennen.

Aber es gibt ein Phänomen in der Natur, wo er diese Erlebnisse, die ihn unfrei machen – die Entführung in den Makrokosmos, die Fessel an den Mikrokosmos – nicht empfindet: *Es ist der Regenbogen.*

Diese Erscheinung hat weder mit dem Atem noch mit dem Blute zu tun, sondern wirkt unmittelbar durch das Auge hindurch in die Gefühlswelt und harmonisiert sie. Der Regenbogen bringt das rhythmische System in Einklang. Es ist unmöglich, daß ein Mensch, der den ätherischen Farbenbogen längere Zeit betrachtet, dergestalt, daß er sich des Phänomens bewußt wird, unruhig atmet oder in Leidenschaften verharrt.

Die Klarheit, Konsonanz und Vollendung dieser Erscheinung, ihre Schönheit als solche, wird vom Auge, gemäß dessen Organisation, in der ganzen Fülle aufgenommen und lebt unmittelbar in dem Gemüt des Menschen auf, wird in diesem eine moralische Realität. Der Mensch weiß intuitiv, wenn er das Rot, Gelb, Grün, Blau, Violett im Farbenbogen, der sich von der Erde zum Himmel wölbt, erblickt, wie er sich innerlich verhalten müßte, um wahrhaft Mensch zu sein.

Am Rot den Mut, am Gelb die Erkenntniskraft, am Grün die Liebe zu den irdischen Geschöpfen, am Blau die Sehnsucht, am Violett die Inbrunst entwickeln, aber keine Eigenschaft einseitig, sondern alle in Beziehung zueinander; immerwährend in dem dunklen Untergrund der Seele die Tugenden wecken, als Taten der höchsten denkbaren sittlichen Energie: – Dazu ruft den Menschen das Licht auf, das auf die schwarze Wolkenwand den Farbenbogen zaubert.

Der Regenbogen ist der beste Erzieher des Malers. Er macht ihn den Farben gegenüber unabhängig, auch wenn sie atmosphärisch sind.

Wenn die Tiegel vor dem Maler stehen, gefüllt mit reinen Farbenflüssigkeiten, dann muß er zu jeder ein Freundschaftsverhältnis entwickeln, das ihm erlaubt, in Freiheit von einer Tinktur zur anderen überzugehen, derart, daß er niemals von einer Vorliebe gefesselt wird; der Wunsch darf ihn nicht an das Rot, der Gedanke nicht an das Blau binden.

Und wenn er anererbte Idiosynkrasien mitschleppt, soll er sie abwerfen.

An den Taten des Lichtes kann er die Freiheit des Geistes entwickeln.

II

Ein Kind, das die Berufung zum Maler in sich trägt (ob diese im späteren Leben erfüllt wird oder nicht) und zum ersten Male die griechischen Buchstaben sieht, ausspricht und nachschreibt, kann den Eindruck von einer rotbraunen, mit Blütenstaub beladenen Biene haben, während ihm das lateinische Wort, so geschliffen es ist, in graublauer Schale eingekrustet erscheint.

Im Griechischen erlebt man noch die aktiven, im Lateinischen schon die passiven Farben.

Kommt man von Homer, dessen Ilias in rote Gluten getaucht ist, zu Virgil, so erstarrt man zu Eis. Gegen Herodot ist Livius ein Totengräber.

Shakespeare: bunte Farben für die Sinnenschau. Nicht mehr das Feuer des Blutes wie bei Äschylos noch die Kälte der Knochen wie bei Cäsar.

Ibsen (als hauptsächlichster Vertreter der zweiten Hälfte des neunzehnten Jahrhunderts) vermittelt ein Grau, wie es ein bedrucktes Zeitungsblatt in genügender Entfernung zeigt. Aber zugleich glimmt in der Grauheit eine geheimnisvolle Transparenz. Und dieses durch den Alltag dringende Weiß beginnt nach der Jahrhundertwende, von innen her, immer lichter zu werden.

Solche innerlichen, mehr oder weniger ausgesprochenen Farbenwahrnehmungen, die man bei einzelnen Dichtern haben kann, erlebt das lernende Kind instinktiv und gerade deshalb tiefer in das Organische eingreifend als der Erwachsene; es sind leiblich-seelische, in Blut und Nerven wirksame, aber unbewußt bleibende Sympathie- und Antipathie-Erlebnisse. Deshalb die unüberwindlichen Zuneigungen und Abneigungen vieler Schüler beim Lernen bestimmter Sprachen.

Wie verwundert ist später der Student, der liest, daß die Hauptfarben der Griechen Rot, Ocker, Weiß und Schwarz gewesen seien. Als er Sophokles in der Schule übersetzte, erlebte er diese Skala in der Gefühlssphäre. Jetzt kann er sie in das Bewußtsein heben.

Was der Schüler instinktiv empfunden hat, ist an Dokumenten nachzuprüfen. Jede Zeit hat ihre Farbe, die je nach dem Charakter der Epoche mehr nach der Willensseite oder nach der Verstandesseite geht, warm oder kalt wirkt, ins Rote oder Blaue spielt, im Haupte oder im Stoffwechselmenschen verhaftet ist. Die ganze Geschichte verläuft in einer gewissen Fuge, die nach dem Spektrum des Lichtes orientiert ist.

Aber die in der Geschichte wachsenden und welkenden Impulse, die sich der Imagination bildhaft darstellen, erscheinen keineswegs ungetrübt wie die Farben des Regenbogens. Wenn sie auch seit der Urzeit her den Weg vom Willenspol gegen die intellektuelle Sphäre (von den aktiven zu den passiven Farben), im Sinne des Spektrums (Rot, Orange, Gelb, Grün, Blau) nehmen, so sind sie doch nicht rein. Sie machen einen wolkigen Eindruck wie die atmosphärischen Farben. Und nur bei den Spitzen der Menschheit, bei Zarathustra, Hermes, Buddha leuchten die Lichter in Sternenhelle durch.

Rot ist an das zeitliche Erleben (den Stoffwechsel- und Gliedmaßen-Menschen), Blau an das räumliche Erleben (den Kopf-Menschen) gebunden.

Als in der Menschheitsentwicklung die Instinkte geistlos wurden, verrohte das Rot, und als die Gedanken erstarben, erblich das Blau.

Je weiter wir in der Kulturgeschichte zurückschauen, um so deutlicher tritt zutage, daß man durch die Farben nicht Sinnes-Eindrücke, sondern Geist-Erlebnisse darzustellen versuchte; man wollte durch Kunstwerke nicht das Auge befriedigen, sondern den Geist wecken. Die Bilder waren nicht irdische Gemälde, sondern himmlische Zeichen. Sie erinnerten an überirdische Zustände.

Nehmen wir eine mittelalterliche Miniatur aus der Karolingerzeit. In eine Lemniskate ist eine Christusgestalt hineingezeichnet, derart, daß der Schnittpunkt der achtförmigen Figur in die Herzgegend fällt, die Füße auf einer Erdkugel ruhen und das Haupt von einem Lichtkreis umgeben ist. Ringsum stehen die vier apokalyptischen Wesen als Hauptvertreter des Tierkreises: der Adler, der Löwe, der Stier und der Engel. In dieses Siegel lebte sich der Betende hinein. Er goß seine Seele in die Formen. Er spürte an der Kugel, worauf die Füße des Christus ruhten, die Erdfeste. An der Lemniskate die Planetensphäre. Am Heiligenschein die Sonne. Zum Tierkreis aber drang er in dieser Zeitepoche, dem Mittelalter, nicht mehr vor, der war ihm schon Tradition geworden, drum schrieb er die Namen der Evangelisten: Johannes, Markus, Lukas, Matthäus unter die geflügelten Gestalten.

Je weiter wir in der Kulturentwicklung zurückgehen, um so mehr finden wir Bildzeichen, die Mittel sind, kosmische Kräfte im Organismus wachzurufen und dergestalt die Seele zu den schöpferischen Mächten zu erheben.

Nach und nach verliert sich die Fähigkeit, den Sternenhimmel als Wohnort der Götter zu erleben. Der Logos verstummt. Die Sphärenharmonie ertönt nicht mehr. Der Raum wird Mathematik. Die *geometrische* Perspektive greift Platz und bestimmt das Weltbild. Noch bei gewissen Darstellungen des Abendmahls aus der Katakombenzeit ist der Tisch, hinter dem die Jünger als Repräsentanten des Tierkreises sitzen, als Halbbogen gezeichnet. Bei den Renaissancemalern als Viereck. Ehemals wurde das Abendmahl himmlisch, jetzt irdisch gedacht.

Eine spätere Zeit, als die angedeutete, raubte dem Menschen nicht nur das Erlebnis der Sternenwesen, sondern auch das der elementarischen Kräfte des Umkreises, der im Brustorganismus als Atem- und Blutzirkulation erfühlt wird und ein Bild in der Lemniskate findet. Der Mensch sinkt im geistig-seelischen Erleben aus lichten Höhen in dunstige Tiefen. Er fängt an, sich als Maler für die atmosphärischen Erscheinungen, Wolken, Nebel usw. zu interessieren. Die Luftperspektive beginnt ihre wechselnde Rolle.

III

Angesichts der Tatsache, daß die gegenwärtigen Maler mehr Techniker, Psychologen und Wissenschaftler sind (und zwar bis ins Spezialistentum hinein) als Künstler, muß immer wieder an das Substantielle erinnert werden, die Stofflichkeit, die Materie, die Mutter der Malerei, das heißt an die Farbe als solche, aus der heraus das Werk eigentlich geschöpft werden muß.

Wenn man sagt: Blau zieht fort in die Ferne, Orange kommt nahe, Grün bleibt ruhig usw., so spricht man damit aus, daß die Farben als solche Perspektive bilden. Und konsequent zu Ende gedacht: daß die Sonne als Lichtquell selber raumschaffend ist. Malen ist ein Nachschaffen im Schein dieser Raumschöpfung. Der Maler erinnert sich schaffend an die Entstehung der Schöpfung. Er hebt sie in sein Bewußtsein. Er nimmt sie gemäß seiner Genialität im Geiste wahr.

Wenn aber das Licht im Sinne Newtons begriffen wird, so verlieren wir den Zusammenhang mit der Schöpferkraft der Sonne. Wir erleben nicht mehr die von den Farben geschaffene

Perspektive, sondern die vom Intellekte konstruierte. Das Eigentümliche derselben ist, daß sie von der sinnlichen Wahrnehmung abstrahiert. Sie ist ein relatives, mehr oder weniger willkürlich vorgehendes, mathematisches Unternehmen. Das Auge wird dabei nur als physikalischer Apparat betrachtet. Das Licht als Linie.

Was im Auge selber lebt an Kraft und Rhythmus, an Eigenart, sollte nur ein Punkt sein, nach Erdgesetzen bestimmt und losgerissen vom Weltall!

Aber die geometrische Perspektive hätte nur Sinn, wenn der Kopf an und für sich tot wäre und keine Fortsetzung im Leibe fände.

Nur dann könnte die Malerei vom Kubus ausgehen. Der Versuch, sie vom Intellekt aus in die räumliche Perspektive einzukerkern, trat auf, als die Bewußtseinsseele im Menschen erwachte, das heißt am Ende des Mittelalters. Selbstverständlich wurde schon früher perspektivisch gemalt (wenn man etwa hinter Heiligengestalten kleine Kirchen stellte), aber da hatte man nicht irdische, sondern himmlische Maße im Sinne, höchst naiv, nie errechnet, für den Glauben, nicht für den Verstand. Jetzt aber begann man mit Hilfe von Zirkelschlägen zu messen. Der Maler, der sich darauf nicht verstand, ließ sich den Raum, in den hinein er seine Gestalten setzte, vom Baumeister konstruieren. Die Lehre von den Maßen der Erde, die Geometrie, und die Lehre von der Beschaffenheit des Körpers, die Anatomie, – die Wissenschaft, die aufkam, wurde von der Kunst zu Hilfe gerufen. Die Maler suchten Schulen auf, wo in solchen Fächern Unterricht gegeben wurde. Albrecht Dürer, der genialste Formendenker, zeigt, wie das Holz am Lebensbaum der Kunst verdorrt. Er behaut es zum Kreuze. Er führt die Menschheit zum Anblick der Passion im sinnlich-physischen Bereich. Die Apostel sind Zeitgenossen geworden. Jeder Bürger und jede Bürgerin, und er selber auch, sind Zuschauer der überlieferten Vorgänge des Mysteriums von Golgatha, ohne sie zu begreifen. Das Licht ist in den Menschen eingezogen und Gedanke geworden, aber dieser Gedanke dient zunächst dazu, den Menschen selbstbewußt zu machen.

Dürer war der Sohn eines Goldschmiedes. Er machte seine Lehrzeit in der Werkstätte des Vaters durch. Und ist auch als sein eigener Meister im Grunde Goldschmied geblieben. Seine Farben, welche die Formen ausfüllen, glänzen wie Metall.

Der Zeitgeist selbst hat Dürer an diese Wende gestellt. Die

Geistessonne ist im Sinken und vergoldet noch den Himmel. Es verdichtete sich die Sphäre zu Gold, dem edelsten Erdenstoffe. Dieser wird dem Künstler mit dem klarsten Blicke zur Bearbeitung übergeben: So steht Dürer am Ausgang der neuen Epoche, wo die Seelenschau erlischt und die Sinnesbeobachtung sich erhellt. Sein Blick, so genau wie der des exakten Naturforschers, soll kommenden Generationen Führer sein, bis zum Ablauf des finsteren Zeitalters, bis zum Aufblitzen eines neuen Geistesmorgens.

Licht, das schwer wird, *Gold* mußte Dürer in seiner Kindheit formen. Das bestimmte ihn als Zeichner, als Holzschneider, als Kupferstecher, als Maler. Er gibt den Goldgrund der Heiligenmaler auf und schafft ganz aus irdischer Erkenntniskraft edelster Prägnanz heraus. Seine Gestalten sind vom Nervensystem bestimmt. Das Knochengerüst gibt ihnen den Charakter. Nirgends ein verwischter Zug. Keine aus dem Stoffwechsel heraufwirkende Verschwommenheit. Intelligente Gesichter, sprechende Hände. Durchgeführte Linienführung. Scharfe Trennung von Licht- und Schattenmassen. Ein Rasenstück, genau bis auf die Gräserspitzen; ein Hase, wahr bis in die Schnurrbarthaare. Dürer ist der Vorläufer der naturwissenschaftlichen Empirie. Seine Pflanzenstudien könnten in jedem botanischen Lehrbuch stehen.

Was er als Künstler konnte, begründete er in seinen Lehren. »Gehe nicht von der Natur in deinem Gutdünken, aus dir selbst das Bessere zu finden, denn du wirst verführt. Die Formen mit ihren Ein- und Ausbiegungen und besonderen Gestaltungen sollen fleißig gezogen werden, derart, daß das kleinste Ding nicht vernachlässigt werde, so daß ein jedes Einzelne für sich gut sein soll, und so sollen sie sich in ihrer ganzen Versammlung wohl zusammenstimmen.«

Das ist naturwissenschaftliche Gesinnung im schönsten Sinne. Aber wenn er auch den Sinnen treu blieb, so hielt er sich doch dem Verstande gegenüber frei; denn er war sich bewußt, daß dieser einer höheren Kraft dienen soll. Die Sinne, die er schulte, machten ihn zum Schöpfer, der aus Freiheit schuf.

»Wenn du messen gelernt hast und den Verstand mitsamt dem Brauch überkommen, also daß du ein Ding aus freier Gewißheit machen kannst und weißt einem jeglichen Ding recht zu tun, alsdann ist es nicht mehr not, ein jedes Ding zu messen, denn deine überkommene – das heißt durch Messen erlernte – Kunst macht dir ein gutes Augenmaß, alsdann ist die geübte Hand gehorsam.«

Dürer hat sich im Geiste unter den Erkenntnisbaum, den er selber zum Kreuze gefügt hat, gestellt und dadurch, daß er vom passiven, traditionellen Wissen zum geistgegenwärtigen aktiven Gedanken vorschritt, einen Zukunftsimpuls aufgenommen und fortgepflanzt. Er führt in eine neue Denkart hinein, die zunächst hart und nüchtern erscheint, aber der Menschheit, die vorschreitet, heilsam wird. Warum? Weil er das Licht des Auferstandenen als reinen Gedanken in sich trägt.

Grünewald erhellt die Nacht, die heraufzieht, mit seinen Visionen. Er hat Farben, die nicht wie jene Dürers durch den Verstand gewählt, sondern von der Phantasie ergriffen werden. Die Konturen seiner Gemälde sind weicher, ohne jedoch an Gewalt einzubüssen. Während Dürers Gesichter vom Nervensystem aus bestimmt sind, zeigt sich in jenen Grünewalds das Walten des Stoffwechsels: Aufgetriebenheit und Aufgeschwemmtheit, von ekstatischem Gefühl durchglüht. Bei Dürer Selbst-Bestimmung durch Gedankenklarheit gebildet, bei Grünewald Notdurft, durch Willensgewalt überwunden.

Dürers Menschen leiden physisch an ihren Problemen. Grünewalds Menschen leiden geistig an ihren Krankheiten. Beide Male ein Sieg des Geistes. Dürer geht durch den Intellekt, um zum Geist zu kommen, Grünewald durch die Leidenschaft. Dürer formt nervige Menschen, die durch das Knochengerüst determiniert sind. Grünewald arbeitet aus dem Stoffwechsel-Menschen heraus, er überwindet Fieber und Fett, physische Mängel des Leibes durch seine ungeheuer gesteigerte, ekstatische Willensgewalt. Bei Dürer ist ein Abdorren der Natur, bei Grünewald ein Überwuchern. Die Pflanzen Dürers haben die Tendenz Mineral, diejenigen Grünewalds Tier zu werden. Aus Grünewalds Krautstück entwickelt sich unversehens ein Frosch, aus der Holzwand eine Hornisse. Die Leichname, die Dürer malt, sind starr geworden. Diejenigen Grünewalds verwesen schon. Bei Dürer wird der Gedanke Farbe, bei Grünewald der Trieb. Dürer ist Naturforscher, Grünewald Mystiker. Dürer sieht in der Krankheit den Tod als Plastiker, Grünewald die Sünde als Vernichter. Dürer schildert die Verhärtung, Grünewald die Erlösung, Dürer den Knochen, Grünewald das Feuer. Dürer braucht das Licht, um dem Leib Kontur zu geben, Grünewald, um ihm die Stofflichkeit zu nehmen. Seine Auferstehung stellt dar, wie Christus, der alle Kräfte des Physisch-

Leiblichen überwunden hat, sich dem Grabe entringt und den ätherischen Leib, der alles Verwesliche aufgehoben, im Farbenbogen zurückführt. Die Aureole des Christus weitet sich zum Weltall. Der Auferstandene, den Dürer zeichnet, ist uns ein Führer in den Tag, derjenige, den Grünewald malt, ein Führer in die Nacht. Der eine führt uns zur Natur und macht uns zu Freunden und Forschern der Außenwelt, der andere zur Seele und lehrt uns alle Höllen überwinden.

So stehen Dürer und Grünewald als ein herrliches Bruderpaar am Ausgang der Epoche der erwachenden Bewußtseinsseele.

IV

Die geometrische Perspektive wird durch den Verstand, der an das Auge, als physikalischen Apparat, gebunden ist, in die Welt gesetzt. Sie ist ein Kopferzeugnis und rechnet mit irdischen Maßen. Aber das Auge, das wahrnimmt, muß auch die mehr oder weniger dichte Atmosphäre in Betracht ziehen. Entfernungen können durch die Beschaffenheit der Luft größer und geringer erscheinen. Der Föhn rückt die Landschaft dämonisch nah. Die Mittagsstille löst sie in gespenstiger Weite auf.

Das Licht als solches ist nicht sichtbar, geschweige, daß es zur Linie werden kann. Der Horizont ist eine Lüge. Goethe sagt: Das Licht erscheint durch ein trübes Medium gelb; die Finsternis durch ein erhelltes Medium blau.

Diese beiden Urphänomene der atmosphärischen Farben führen uns zu der *Luftperspektive*.

Wir sehen zunächst davon ab, daß der Sehvorgang als solcher von einem leisen Rhythmus durchdrungen ist, der seinen Ursprung darin hat, daß die Atmung in verfeinerter Weise bis in das Nervensystem hinein ihre Wirkungen erstreckt.

Der Gedanke, welcher jeden Sinneseindruck des Menschen mehr oder weniger bewußt ergänzt (sonst entstände überhaupt keine *Wahrnehmung*), ist gerade in diesen rhythmischen Bewegungen verankert. Er *ist* ein verfeinertes, verinnerlichtes, ätherisches Atmen. Reine Wirkungen des Lichtes, wie sie nur im Regenbogen erscheinen, haben unmittelbaren Zugang zum Geist im Menschen, der sich im Herzen als Sittlichkeit darlebt, unabhängig von dem, was sonst in der menschlichen Brust an Sympathien und Antipathien, an Sehnsucht und Furcht, an Seligkeit und Alpdruck waltet und was an den atmosphärischen Farben ein Spiegelbild findet. Diese sind schon an den leiblichen Organismus gebunden. Wenn die Sonne als solche raumschaffend ist, so sind die meteorologischen Vorgänge raumausfüllend, sich dehnend und verdichtend, selber atmend. Das Wesen aber, das sie einsaugt und aushaucht, ist die Erde. Und der Mensch, der diese bewohnt, trägt dadurch, daß er bis zu einem gewissen Grade frei von ihr geworden ist, die Atmosphäre-Erbschaft, die verinnerlicht ist, in seiner Brust, traumhaft, bald dem Geistes-Sein, bald dem Sinnen-Schein sich nähernd, jetzt als erschreckenden Dämon, dann als beirrendes Gespenst, Luzifer und Ahriman den Eingang in die Seele öffnend, solange er nicht dasjenige, was dem reinen Lichte und seinen Wirkungen, dem Regenbogen entspricht, die Kräfte seiner unvergänglichen Ichheit, aufzuwecken vermag und dergestalt aus dem Traum zum Wachbewußtsein aufersteht.

Die Luftperspektive wurde erst in der Neuzeit malerisches Erlebnis. Es ist sehr oft gesagt worden, daß die Ägypter, ja selbst die Griechen keinen Horizont (als Grenze von Himmel und Erde) gemalt haben. Physische Wolken wurden als Götter-Throne abgebildet. Jahve schleuderte den Blitz. Das Gewitter war ein Geister-Zug, und erst das abstrakte Denken sonderte die zackige Linie heraus. Homers Morgenröte ist ein Wesen, rosenfingerig (rhododáktylos); noch bei Raffael dienen Wolken zu Wohnungen der Hierarchien.

In dem Maße, wie der Mensch die Möglichkeit verlor, das Geistig-Göttliche, das im Kosmos wirkt, durch solche Bilder wie jene Miniatur aus der Karolingerzeit, die mehr Zeichen als Gemälde sind, zu erleben, begann sein Interesse für die Luftperspektive. Er wendet sich von den *Sphärenmelodien* zu den *atmosphärischen Stimmungen:* zu Sonnenauf- und -untergängen, die vom Dunste der Erde ihre Färbung empfangen, zu Wolkengestaltungen, nebeligen Meeresküsten, Gewittern über Erntefeldern, zu Strichregen, Hagelschauern, Schneefällen.

Ein Engländer (bezeichnenderweise) regte Goethe an, seine Witterungslehre zu formen. Howard versucht die Wolkengestalten zu rubrizieren. Er selbst vermochte seine Rubrizierung nicht mit seinem innersten Wesen zu verbinden. Sein Herz hing einer Tätigkeit an, die ihm nötiger schien als die wissenschaftliche, nämlich der allgemeinen Verbreitung der Bibel. Ihr widmete er, im Dienste »der britischen und ausländischen Bibelsozietät«, seine Zeit. Zur Charakterisierung des Unterschiedes zwischen mitteleuropäischer und westlicher Geistesart stehen hier einige Züge seines Selbstporträts:

»Da nun aber der Mann so deutlich vor dir steht, so darf ich wohl auch mit Einem Mal die wahre Ursache aussprechen, warum er vergleichungsweise unfruchtbar für die Wissenschaft ist, zugleich aber die Quelle seiner größten Schmerzen und höchsten Vergnügungen aufdecken. – Mit einem Wort nun: Er ist ein *Christ,* und der praktische Sinn, in welchem er seine Religion erfaßt, vergönnt ihm in der Tat nur wenig Zeit für ihn selbst.«

Man lese den Brief von Luke Howard an Goethe, worin diese Sätze stehen, und man bekommt einen Begriff vom Christentum eines echten Briten:

»Christentum ist bei mir nicht eine Anzahl Begriffe, worüber man spekulieren könnte, oder eine Reihe von Zeremonien, womit man sein Gewissen beschwichtigt, wenn man auch sonst an Handlungen nichts Gutes aufzuweisen hätte; es ist kein System, durch Gewalt vorgeschrieben, durch menschliche Gesetze bekräftigt, zu dessen Bekenntnisse man andere durch Zwang nötigen oder sie durch Kunst anlocken könnte, es ist vielmehr der gerade, reine Weg zum Frieden der Seele, zur Glückseligkeit, vorgezeichnet in der Schrift, besonders im Neuen Testament, es ist die Methode, wodurch der Mensch, welcher durch Sündigen ein Feind Gottes geworden ist, nach redlichem Bereuen ihm wieder versöhnt wird durch Jesus Christ, dessen Opfer und Vermittlung, sodann aber, solcher Weise durch ihn erlöst, an ihn glaubend, fähig wird, dem innewohnenden Bösen zu widerstehen, aufgelegt zu guten Werken, durch geheime Hülfe und Einfluß des heiligen Gottes-Geistes.

Betracht ich nun meine Religion in diesem Lichte und fühle nach dieser Weise, daß sie Gesetz meines Lebens und meiner Neigungen geworden, so kann ich mich nicht entschließen, um mein selbst willen zu leben, da die Freuden jenes Lebenslaufes zehnfach größer sind als alles, was mir sonst angeboten werden könnte.

Auszubreiten daher gute Grundsätze, Moralität zu befördern und sorgfältige Erziehung der Jugend, auf Erhaltung der Ordnung und Disziplin in der Gesellschaft der Freunde, zur Beilegung aller Streitigkeiten mitzuwirken, zu Auferbauung der Bedrängten an Leib und Seele beizutragen, dies ist die Natur des Bestrebens und der Vereine, welchen ich nun herkömmlich angehöre.

Da ich nun auch einige Leichtigkeit der Feder erworben habe, bin ich zufrieden, sie oft in solchen Diensten zu benutzen, woher weder Ruhm noch Vorteil entspringen kann und wobei wahrscheinlich die auf diese Weise entstandenen Hefte nach wenigen Jahren keinem gewissen Autor mehr zuzuschreiben sind.

Da ich nun recht gut weiß, daß die Welt in jedem anderen Charakter mich wohl entbehren kann, so bin ich zufrieden, darin meistenteils als *Christ* beschäftigt zu sein. Die Wissenschaft wird ohnehin vorwärts gehen, denn es finden sich viele Arbeiter; die nützlichen Künste werden sich der Vollkommenheit nähern (die schädlichen, denk ich, sind schon ganz daran, ihren Meridian zu verlassen); das Menschengeschlecht wird zunehmen, die Erde bevölkert werden, wie sich es gegenwärtig nicht wohl von ihr behaupten läßt, und indessen Geschlechter vorwärtsgehen, wird der Verstand der Menschen erleuchteter werden, und der so die Welt regiert, wird nicht zugeben, daß ihre Herzen verdorben bleiben. Nein, die christliche Religion in aufrichtiger Ausübung wird sich über die Nationen verbreiten und der Zustand der Menschen überhaupt werden. Teilweise ist dies schon auf einen unberechenbaren Grad geschehen, sowohl im sittlichen als bürgerlichen Sinne. Kriege werden aufhören mit anderem erniedrigenden Aberglauben und verderblichen Praktiken. Die Gesellschaft wird eine neue Gestalt gewinnen, allgemeines Übereinstimmen und wechselseitiges gutes Bedienen zwischen Nationen und Individuen wird an die Stelle treten der gegenwärtigen Selbstheit und Mißstimmung. Mag's doch sein, daß zwischen all dieses irgendeine Periode von Gegenwirkung und Verfolgung der Guten eintrete, zuletzt wird immer über diese geprüfte und glückliche Gesellschaft der Sohn Gottes, welcher sein Leben hingab als das Mittel, die Welt zu bilden, in Frieden regieren, bis das Ende kommt. Dann wird ein geringer Glaube, welcher in diesem Leben zur Tugend reifte, die stolzesten Denkmale der Gewalt menschlichen Verstandes überwiegend gefunden werden. O welch ein edles Gedicht könnte sich aus einem solchen Gegenstand entwickeln! Doch ich träume! Unser eigener Milton, so hoch er sich erhob, hatte keine Schwingen, dorthin zu reichen ...«*

Die »Substanz göttlicher Dinge«, die auch Milton, nach der

* Siehe Goethes naturwissenschaftliche Schriften, in Kürschners Deutscher Nationalliteratur, herausgegeben von Rudolf Steiner, Bd. 34.

Meinung seines Landsmannes, nicht begriff, erfaßt am besten derjenige, welcher »die klare kräftige Prose des alten und neuen Testaments in sich aufnimmt«, glaubt Howard. Und deshalb verbreitet er, auf weitere Forschung verzichtend, die Bibel im Dienste der Freunde.

So ehrenwert solche Gesinnung ist, sie fußt auf der Illusion, daß die Menschheit mit der Tradition, die am Erlöschen ist, auskommen könnte und nicht neue Offenbarungen benötigte. Aber ohne diese segeln die kommenden Generationen in den Abgrund. Das beweist das Heraufziehen der agnostischen Wissenschaft und deren Folgen, die in den Dienst des materiellen Nutzens gestellte Technik. Gerade England verfällt der Mechanisierung. Hätte sich Goethe, was ihm Howard im Grund mit seinem Brief doch zumutete, ebenfalls in den Dienst einer solchen Gesellschaft der Freunde gestellt, indem er auf das eigene Werk würde verzichtet haben, so wären seine Metamorphosenlehre und die den gleichen Geist-Gründen entstammenden Kunstwerke, »Faust« und »Wilhelm Meister«, nie entstanden.

Bei jenem Briefwechsel zwischen Goethe und Howard beginnt nicht nur die Befreiung des deutschen von dem britischen Geiste, sondern auch die Hilfe, die England von Mitteleuropa empfangen kann.

Von der »Gesellschaft der Freunde« wenden wir uns zu jener anderen Vereinigung, die in den »Wanderjahren« geschildert wird und daselbst »das Band« heißt.

Ist dieses Band stark genug, die Menschen der ganzen Welt miteinander zu verbinden? Erweist es sich dauerhafter als die Ketten der Zivilisation, die überall gesprengt werden?

Vermag es Freie zu vereinigen?

Darauf lautet die Antwort: Ja, wenn der Meister Jünger findet, die ihn verstehen.

Goethes »Versuch einer Witterungslehre« ist, so nebensächlich sie bis jetzt behandelt wurde, ein wichtiges Agens seines Impulses. Sie ordnet auch die launischste Person, ohne ihr ungerecht zu werden, dem Weltleben ein.

Die Witterungslehre steht zwischen der Mineralogie und der Farbenlehre. In den Wolken wirkt, was nach unten lastet und nach oben strömt: das Prinzip der Schwere und das Prinzip des Lichtes. Aus diesen beiden Polaritäten ergeben sich für Goethe die vier Arten von Wolkengestaltungen: Cirrus, Cumulus, Stratus und Nimbus.

Die *Cirrus-Wölklein,* Schäfchen genannt, folgen der Tendenz, in der Vertikalen emporzusteigen (solange nicht eine Luftströmung sie seitlich treibt) und sich in der Bläue des Himmels aufzulösen.

Die *Cumulus-Wolken*, von einer robuster wirkenden Gewalt erfaßt, sind im Konflikte, ob sie sich nach oben heben oder nach unten senken, ihr Wässeriges verdunsten oder verdichten, senkrecht sich lockernd entschweben oder waagrecht sich ballend verbreiten sollen. In diesen Wolkengebirgen, die bald durch ihre Weiße blenden, bald durch ihre Schwärze erschrekken, kämpfen zwei Gewalten. Die eine zupft sie zu Flocken, die andere preßt sie zu Decken.

Wo die Schwere überwiegt, fegen Wolkenheere, *Stratus* genannt, von der Horizontalen überwältigt, als ungeheure Wetterwände, schichtenweise dahin und suchen Anlehnung an Meer und Berg. Von dorther aber dringen ihnen, sich verdichtend, die Wasser und Dünste der Erdoberfläche entgegen, sammeln und vereinigen sich mit ihnen, verdichten sich zur Regenbildung.

Das ist die vierte Art der Wolken, *Nimbus* genannt.

Wenn wir suchen, wo diese Gestaltungen ihren eigentlichen Ursprung haben, so geraten wir in die vier Windrichtungen, die von Osten, Süden, Norden und Westen herblasen.

Es ist ein Nachklang dessen, was Aristoteles lehrte, wenn Goethe den Hauptpunkt seiner Meteorologie darin sieht, »daß der Sieg der oberen Region, die Herrschaft der Trocknis, durch den Ostwind und den ihm zugeteilten Nordwind, der Sieg der unteren Region, der sich auf die Erde beziehenden Feuchte, durch den West und den ihm verbündeten Südwind angedeutet, begleitet und bewirkt werde.«

Solche Erkenntnisse müssen erwandert werden. Der Morgen muß mit dem Abend verbunden, der Jahreslauf hineinbezogen, ja die Konfiguration der Erde berücksichtigt werden. Du mußt den Augenblick beachten, das heißt die Sinne gebrauchen. Du mußt die Erinnerung üben und die Jahreszeiten in deiner Seele vereinigen. Du mußt die Schicksale der Erde am eigenen Leibe erfahren. Gesteine, in ihren Bildungen, unterliegen dem Weltenjahre. Unversehens kommen wir dazu, das Werden des ganzen Planeten und unsere eigene Entwicklung mit den Launen einer wetterwendischen Dame in Beziehung zu setzen.

Jedoch, mit gewissem Gleichmut, nämlich so, daß die Witterungserscheinungen auf der Erde weder »kosmisch noch planetarisch«, sondern »rein tellurisch« seien, sagt Goethe. Er warnt vor »astrologischen Grillen«, weil er sehr wohl weiß, daß der Mensch imstande ist, sich von den Launen des Wetters frei zu halten.

Gerade dadurch, daß man die Einflüsse der Atmosphäre auf die menschliche Organisation studiert, vermag man in dieser Freiheit vorzuschreiten.

Jeder kann am eigenen Leib beobachten, daß Wolkenbildungen verschiedene Wirkung haben, je nachdem sie in Cirrus-Gestalt oder Nimbus-Form auftreten.

Mit unendlichem Entzücken blickt man den Schäfchen nach. Sie erfüllen die Seele mit Sehnsucht, sie locken unseren Geist von der Erde weg. Alte Menschheitsträume aus dem Osten werden Rhythmus, werden Regung. Wir möchten fort von hier.

Gut, daß es von Norden schneidend-scharf hereinbläst; das klärt die Gefühle.

Wenn der Föhn von Süden braust, wird die Ferne nahe, die Bläue des Himmels vertieft sich zum Violett, das Grün der Erde erhöht sich zum Braun. In einem einzigen solchen Tage wird die Traube purpurn und süß.

Aber jetzt quält schon die Schwere im Leibe, aus den Gliedern emporwirkend, einen Wettersturz vorverkündend. Bis in die Knochen hinein spürt man seine Körperlast, besonders wenn man gegen jene Weisheit, die vom Osten stammt, die Lehren des Mitleids, die Buddha uns vermittelte, gesündigt hat, vergißt, vom Tauwind verführt, oder wenn man Apoll, der aus dem Lande der Hyperboräer, dem Norden, sein läuterndes Wort geschickt, verleugnet und Dionysos im Rausche folgt. Der Alp verdichtet sich auf der Brust, man schleicht ermattet seiner Wohnung zu, schon erblickt man westwärts jene ungeheure Wetterwand. Feuchte Winde, nasse Nebel, dunkle Regenwochen, das wirkt bis auf die Knochen, und die Gedanken dringen nicht mehr zu dem Licht empor ...

Ahriman hat sich in die Glieder eingeschlichen. Er fesselt uns an das Gebein der Erde, den Kalk. Er saugt uns noch das Mark aus allen Knochen.

Bis wieder eines Morgens auf der Wolkenschicht gelagert Phosphorus uns winkt, das Blut erwärmt, den Sinn entführt, so daß wir den Tod, der eben noch als schwarzer Alp auf unserer Brust gesessen, nicht mehr achten.

Vom Makrokosmos her wirken Luzifer und Ahriman in den Mikrokosmos. Aber sie vermögen unser Schicksal nicht wesentlich zu wenden, wenn wir frei geworden sind und mittels der

Sonne unseres Geistes, die im Herzen wirkt, den Weg selbst bestimmen können.

Der Mensch hat das Bedürfnis, sich mit diesen Kräften auseinanderzusetzen, die, wie er bei geübter Aufmerksamkeit sehr wohl beobachten kann, so verführerisch auf sein Nervensystem und so hemmend auf sein Stoffwechselsystem wirken; er wird es, wenn er von dem rhythmischen System aus die Harmonisierung sucht. Dieses aber vermag man – besonders auch als malerischer Mensch – wenn man die Atmosphäre *musikalisch* erlebt: als Farben-Ton, als Wolken-Stimmung, als Wasser-Wogen, als Erd-Strich.

In die atmosphärischen Tinkturen tauchen Luzifer und Ahriman ihre Pinsel. In der Ölfarbe salbadert der Tod seine Techniken: dick genug mit der Spachtel aufgetragen.

Die Atmosphäre, tonig aufgefaßt, wird nach oben zum Melos in Morgen- und Abendröten, nach unten zum Akkord in Seen und Meeren. Aber das Gewitter zwischen Himmel und Erde muß als Läuterung aufgefaßt werden, welche sich erhellt im Lied und verfestigt im Tempel.

Im Regenbogen endlich werden die Farben zu Lauten. Sie sprechen den Namen des Schöpfers aus.

V

Seit jenes Phänomen der zuckenden Schenkel eines toten Frosches durch die Berührung mit dem Metallbelage eines Fensters zum Galvanismus und in der Folge zur Elektrizität geführt hat, ist unsere Kultur von einer bisher undurchschauten und unabsehbaren unterirdischen Revolution ergriffen. Eine Kraft von stets steigernder Wirkung macht sich auf der Erde geltend und will sich zum Maße aller Schöpfung erheben. Die Atome glaubt man als Elektronen-Trabanten entpuppen zu können. Schon gibt es staatlich angestellte Dozenten der Technik, die in der Elektrizität das Ding an sich erblicken. Sie wird bereits als Agens dem Lichte untergeschoben.

Wie wir von der Farbe als Perspektive-bildend sprechen können (zwei Kreise von gleichem Umfang, der eine mit Gelb, der andere mit Blau ausgefüllt, sind in der Fläche nicht dasselbe, was sie farblos waren; sie tragen den Schein des Raum-schöpfenden Lichtes: der erste kommt auf uns zu wie ein Stern, der andere saugt uns in sich wie ein Trichter), so müssen wir die

Elektrizität als Perspektive-vernichtend bezeichnen. Sie entgeistet die Farbenperspektive. Sie entseelt die Luftperspektive. Sie zerbricht die geometrische Perspektive. Was schon mechanisiert ist, galvanisiert sie zu einem gespenstigen Dasein. Demgemäß ist die Wirkung: Das Kino, worin diese negative Perspektive im Zickzackgeflimmer wirkt, macht glotzäugig. Es lockt das Amphibium, das im »animalischen Grundschlamm« des Menschen schläft, ins Sinnenleben empor. Die Seele zuckt wie ein Zitterrochen.

Eigenschaften im Inneren des Menschen, die der Elektrizität im Kosmos entsprechen (so wie der Geist dem Licht und das sittliche Verhalten den Taten und Leiden des Lichtes, den Farben), erwachen, und zwar als amoralische Wirkungen.

Den Irrenärzten sind Geisteskranke bekannt, die behaupten, sie würden auf rätselhafte Weise von unbekannten Mächten elektrisiert. Oftmals setzen solche Patienten ihr Leiden in Beziehung zu Taten, die sie früher verübt haben. Was liegt da vor? Wer einem andern Menschen ungerechterweise einen Schlag versetzt hat, sich weiterhin darüber keine Skrupeln macht, vielmehr ruhig und behaglich sein Leben fortsetzt, fühlt dennoch insgeheim das Böse, das er getan. Je mehr es für sein Bewußtsein in Vergessenheit sinkt, um so organischer wirkt es nach. Die Hand, die eine gemeine Tat verübt hat, kann, gepflegt und beringt, die Sessellehne im Salon zieren – seelisch zittert sie. Und eines Tages spürt der Herr oder die Dame dies Zucken, wie von einem Dämon berührt, als geheime Folter.

Damit ist nicht gesagt, daß jedermann, der einen mehr oder weniger offenkundigen Tic hat, ein Verbrechen begangen hat; er kann auch deshalb zapplig geworden sein, weil er allzulange die Bosheiten anderer Menschen in passiver Weise, aus falschem Mitleid, aus gutmütiger Schwäche geduldet hat.

Der Tod, der in den Menschen einzog, hatte zur Folge, daß der Intellekt Platz griff. Das Böse zieht die Galvanisierung des Toten, die Dämonie, nach sich. Wer dem Teufel in sich entfliehen will, macht sich von sich aus ohnmächtig durch irgendwelche Tics, die ihn lahmlegen, unheilvolle Taten zu begehen.

Rudolf Steiner sagte in einem Vortrag: »Wie das Moralische in der Zukunft Naturwirklichkeit hat, hatte das Elektrische in der Vergangenheit Moralwirklichkeit.«*

* Vgl. Rudolf Steiner, Lebendiges Naturerkennen, intellektueller Sündenfall und spirituelle Sündenerhebung. Dornach 1982

Das Elektrische war ehemals Böses. Der Mensch vermag durch Elektrizität zu töten, durch Licht nicht. Es hat also die in die Gewalt des Menschen gelangte Kraft eine Wirkung, welche die in der Macht der Gottheit zurückbehaltene nicht besitzt. Die Dämonen, welche innerhalb elektrischer Phänomene wirken, berauben uns des Widerstandes, während uns die Engel in den sinnlich-sittlichen Wirkungen, welche Farbenerscheinungen auf uns ausüben, vollkommen frei lassen. Denn es gehört schon der Ich-Wille dazu, um durch ein Rot oder ein Blau einen moralischen Eindruck zu empfangen.

Rudolf Steiner hat in diesem Vortrage dargestellt, daß man die Materie als Träger des Todes betrachtet, wenn man sie atomistisch auffaßt. Aber daß man sie zum Werkzeug des Bösen macht, wenn man das Atom durch das Elektron ersetzt. Dann stellt man sich die Natur vor, als wäre sie von lauter Dämonen beherrscht. Der Sonne selber aber Elektrizität unterschieben heißt den Sonnen-Geist durch das Sonnen-Dämonium ersetzen.

Das Tote, das mumifiziert wurde, zog die agnostische Naturwissenschaft nach sich. Das Böse, das galvanisiert wurde, die dämonische Technik. Dort ein Welt-Bau auf Atomen, hier einer auf Elektronen errichtet. Die eine Theorie betrachtet die Natur durch einen physikalischen Apparat, indem sie das innere Begreifen, das im Sehvorgange mit veranlagt ist, unterschlägt. Die andere zerstückt das auf solche Weise, man kann nicht sagen wahr-, sondern unwahr-genommene und wirbelt dessen Teile durcheinander. Die Einheit des äußeren Sehaktes geht verloren, und der innere wird zum Glotzen.

Wer hat nicht schon die Erfahrung gemacht, daß er für gewisse Farbentöne, die er in der Welt wahrgenommen hat, nicht mehr empfänglich ist, wenn er aus dem Kino kommt! Besonders verliert man das Vermögen, die Gesichtsfarbe der Menschen als Ausdruck des Seelischen zu werten.

Der Film hat mit der Farbenperspektive, der Luftperspektive, der geometrischen Perspektive nichts mehr zu tun. Hier handelt es sich um willkürliche, meist auf niedere Sensationen hinzielende Projektionen eines physikalischen Apparates, um seelenlose Vorspiegelungen, um Verschiebung, Verwirrung, Verfälschung: Lüge. Folge ist denn bei feineren Naturen auch meist Migräne (früher oder später), von jener Zickzacklinie im Sehfeld begleitet, gegen die man machtlos ist, so daß man nicht mehr denken kann.

Elektrizität ist eine Macht, die ohne Bewachung unheilvoll wirkt. Wer aber wacht heute? Weder Philosophen, noch Psychologen.

Ein unwiderstehlicher Trieb hat die heutige Menschheit erfaßt, sich der Technik, die auf Elektrizität fußt, hinzugeben, und wird von gewissen Regierungen absichtlich gefördert. Künstlerische Richtungen, die aus dieser *Antiperspektive* heraus gestalten und in deren Produktionen die Zickzacklinie prätentiös hervortritt, werden als Propagandamittel benutzt.

Erst machte (in der Mitte des vorigen Jahrhunderts) nach den letzten Romantikern die religiöse Malerei der naturwissenschaftlichen Platz. Jetzt muß diese der technologischen weichen. Es entstehen Gemälde, die rein maschinell gedacht sind. Eine umfassende Ahrimanisierung hat eingesetzt. In den Lesebüchern der Kinder werden statt Tieren und Blumen Maschinenteile abgebildet. Unterricht wird durch Kinovorführungen erteilt. Auf Plakaten, welche auf Volksmassen wirken sollen, sind die Engel der alten Ikonen durch Agitatoren ersetzt. Lenins Traum von der Elektrifizierung der Welt soll Wirklichkeit werden. Das westliche Ideal in den Osten verpflanzt und mit dessen Keimkräften zur Blüte gebracht: als »Maschinenparadies«; welch teuflisches Experiment! Majakowski besingt es:

Chicago: Stadt,
Auferbaut auf einer Schraube!
Elektro-dynamo-mechanische Stadt!
Spiralförmig
Auf einer stählernen Riesenscheibe
Jeden Stundenschlag
Sich um sich selbst drehend
5000 Wolkenkratzer
Granitne Sonnen! (Nachdichtung von Johannes R. Becher.)

In dem Buche »Geist und Gesicht des Bolschewismus« von Fülöp-Miller findet man auf der einen Seite dieses Gedicht, auf der anderen ein Bild, das unterschrieben ist:

»Ein Tempel der Maschinenanbeter. Byzantinischer Kuppelbau. In den Pendentivs sind, an Stelle der Engelsgestalten, jene von kommunistischen Agitatoren angebracht, deren Köpfe sind durch Riemenscheiben ersetzt, die vom Altar aus durch Treibriemen in Bewegung gesetzt werden. Vorne die mechanisierte Gemeinde.«

Ferner findet man in diesem Werke ungeheure Plastiken aus

Lehm und Gips abgebildet, die früher an Verkehrszentren aufgestellt waren, aber bald von Regengüssen wiederum weggeschwemmt worden sind. Eines aber, das ungeheure Haupt Lenins in den Felsen gehauen, ist künftigen Zeiten erhalten. Es erinnert an jene Köpfe, die auf den Osterinseln gefunden wurden und Zeugnis von uralten Kulturen ablegen, die durch die atlantische Katastrophe zugrunde gegangen sind. Die Sintflut hatte im Grunde den Mißbrauch der Fortpflanzungskräfte zur Ursache. Wenn wir an altmexikanische Gebräuche denken, als Nachwirkungen jener atlantischen Abirrungen, so will uns die in gewissen Studios geübte moderne Götzenanbetung, die sich niederwirft vor der Maschine, wie das Vorspiel einer künftigen Katastrophe, herbeigeführt durch *Mißbrauch des Intellekts,* erscheinen.

Gegen die Ahrimanisierung der Kultur wandte sich Rudolf Steiner noch mit seinem letzten Aufsatz, den er in das Mitteilungsblatt für die Mitglieder der Anthroposophischen Gesellschaft schrieb: »Von der Natur zur Unter-Natur«. Wenige Tage vor seinem Tode wies er, angesichts der Christusstatue, die er selbst gemeißelt hatte, auf die Mission seiner Schüler: »Das Zeitalter braucht eine *über* die Natur gehende Erkenntnis, weil es innerlich mit einem gefährlich wirkenden Lebensinhalt fertig werden muß, der unter die Natur heruntergesunken ist.

Die Elektrizität, die nach ihrer Entdeckung als die Seele des natürlichen Daseins gepriesen wurde, sie muß erkannt werden in *ihrer* Kraft, von der Natur in die Unter-Natur hinabzuleiten. Es darf der Mensch nur nicht mitgleiten.

In der Geisteswissenschaft wird nun die andere Sphäre geschaffen, in der ein Ahrimanisches gar nicht vorhanden ist.«

Der Maler, der solche Wahr- und Warn-Worte auf sein Gebiet anzuwenden sucht, wendet sich an das Element, aus dem heraus er schöpferisch tätig ist, an die Farbe als solche, er gestaltet aus dieser heraus seine Perspektive. Er entdeckt, daß die Farben, als Taten und Leiden des Lichtes, Richtung gebend sind; sie offenbaren ihm, daß die Sonne Raum schafft für die schöpferischen Taten der Hierarchien. Das Licht kommt aus den Zeiten und ruht im Raume. Es naht und fernt sich. Es geht ein und aus. Es »atmet«. Es ist ein Sendling aus dem Auge Gottes und verleiht uns Geistigkeit. Es gibt uns das ewige Ich.

Die *geometrische Perspektive* demonstrieren wir am besten am Kubus, jener Form, in der das Salz kristallisiert. (Salz-Prozesse liegen dem Denken zugrunde.)

Die *Luftperspektive* wird nicht nur mit dem Auge und dem an die Sinne gebundenen Verstand, sondern auch mit dem Atmungs- und Blutzirkulations-System erlebt. In ihr wirkt die Form der *Lemniskate,* die gegen außen den Umkreis der Atmosphäre einschließt, gegen innen den Kreislauf des Blutes. Sie wird in der Seele des Menschen zum moralischen Erlebnis, dergestalt, daß die Individualität im Herzen ihr Gleichgewicht findet und sich die Freiheit erringt, sowohl gegen den Stoffwechselmenschen hin, wo die Leidenschaften hausen, als gegen den Kopfmenschen hin, wo die Gebote der Vernunft festgesetzt werden. Der Mensch findet sich als Ich, wenn er auf die Stimme des Gewissens lauscht.

Solange er diese Freiheit nicht erreicht hat, erlebt er die *Lemniskate* nicht in ihrer Geschlossenheit, sondern als Schlangenlinie. Dann läuft er Gefahr, daß ihn Luzifer in ein Wolkenkuckucksheim entführt, so daß er sich als Erdenmensch verliert, oder Ahriman an den grauen Alltag fesselt, ihn gefangen hält in seinem Kerker, so daß die Seele der Körperschwere verfällt.

Die *Farbenperspektive* entwickelt ihre Formen aus der Substanz als solcher. Sie verwandelt den Stoff in Geist.

Gelb, potenziert, wird zu Gelbrot. Blau, potenziert, zu Blaurot. Beide miteinander vereinigt in stetiger Steigerung ergeben den Purpur. Dieser »aufgelichtet« ist ein zartes Ätherrot, die Farbe, in welcher die Wachstumskräfte der Pflanze dem übersinnlichen Schauen erscheinen. Wir kommen, indem wir den Lichtgehalt, der den Farben innewohnt, potenzieren, nicht zu derselben Stelle, an die wir durch einfache Mischung gelangen (Gelb, und Blau gemischt, ergäbe Grün), sondern auf eine höhere Stufe. Hier wirkt die *Spirale*! Sie führt vom Sinnlichen zum Übersinnlichen. Aus der Substanz der Farbe, der reinsten Materie, der mater immaculata, wird durch die Schöpferkraft des Lichtes eine Geistgestalt geboren. Dem Arm der Mutter entsteigt ein Kind. Es will zur Erde, mit mächtigem Liebesimpuls die ganze Menschheit, die in den unteren Regionen darbt, umfassen und in gewaltigerem Schwunge wiederum zum Himmel heben.

Dieses Bild umfaßt nicht nur den Umkreis, der in der Lemniskate eingeschlossen ist, sondern die ganze kosmische Sphäre. Es weist auf das Sternbild der Jungfrau, auf die Geburt des Christus innerhalb des Tierkreises und auf seinen Niederstieg zur Erde, wo er den Antichrist besiegt. Dieser wirkt in der vierten Perspektive, oder vielmehr in der *Antiperspektive,* der Elektrizität, der *destruktiven Zickzacklinie,* welche die drei andern Perspektiven zerstören möchte.

Musik

Die musikalische Krisis der Gegenwart ist schwer zu verstehen, ohne Verständnis aber nicht zu überwinden. Vor so harte Entscheidungen wie heute wurde der Tonkünstler noch niemals gestellt. Er muß, um zu wählen, wissen, was Geist und Ungeist ist, sonst findet er den Weg ins Freie nicht.

Krisen treten in gewissen Perioden auf. Wenn wir über 2400 Jahre, in die griechische Epoche, zurückschauen, so finden wir den Kampf der apollinischen Weltanschauung mit der dionysischen, ein übersinnliches Geschehen, das sich in der Kultur in dem Wettstreit der Kithara mit der Flöte spiegelt.

Die Kithara bändigt, die Flöte erregt. Hier Beruhigung, dort Rausch. Hier Sternenstille, dort orgiastischer Tumult. Hier Himmelsgetöne, dort bacchischer Tanz. Lykurg, der Gesetzgeber, wird von Mänaden zerrissen.

Die Kithara, von den Hyperboräern, wie der Mythos erzählt, aus dem Norden nach Griechenland gebracht, bringt ein Seelenerlebnis zum Ausdruck, das mit dem Kosmos, den Sternen, den nichtgeborenen Göttern zusammenhängt. Sie spricht vom Menschen, wie er war, bevor er zur Erde niedergestiegen ist, von dem Göttersohn. In solchem Sinne ist Pythagoras Apollos Sohn, er, der Orphiker, der die Sphärenmelodien vernahm.

Die Flöte aber kam über Kleinasien von Ägypten her und offenbarte ein Bluterlebnis, das sich im Leidenschaftsleben des Menschen auswirkt, im Schicksal, das zum Tod und über diesen hinaus, in den Hades, führt. Denn auch diese mit Dionysos, Cybele, Pan zusammenhängenden Mysterien reichen über das Leben hinaus, aber sie dringen nicht in das vorgeburtliche, sondern in das nachtodliche Dasein. Auch ein- und mehrrohrige Flöten, Blasinstrumente aller Art, luftgefüllte Schläuche usw. tönen freud- und klagevoll Unsterblichkeit.

Aber es ist ein gewaltsamer Wendepunkt, als die Lyra den Engeln entrissen und von Satyrn gespielt wird.

Jetzt wird der Weg durch die Pforte der Geburt zugeschlossen; der durch das Tor des Todes bleibt noch offen, bis zur nächsten Krisis, und die ist heute. Heute jedoch läuft die Musik Gefahr, nicht nur den Zusammenhang mit dem Vorirdischen, sondern auch den mit dem Nachirdischen, das Unsterbliche als solches, das Geistige überhaupt zu verlieren. Sie droht in einem materialistischen Chaos unterzugehen.

Der Musiker, der sein Ohr nach *außen* richtet, findet nichts, woran er sich halten könnte. Die Musikalität der Natur ist verborgen, nur dem inneren Gehör vernehmbar. Die Akustik hat dem Ton-Künstler nichts zu sagen. Chladni, der berühmte Entdecker der Klangfiguren, sagte, »daß eine den reinen akustischen Intervallzahlen entsprechende Stimmung zu musikalisch unrichtigen, ja unerträglichen, jedes Zusammenwirken mehrerer Stimmen unmöglich machenden musikalischen Erlebnissen führen würde«.

Das heißt, Musik ist nicht vom physischen, sondern vom geistigen Ohr zu regulieren. Die äußere Welt ist nicht musikalisch eingerichtet, wohl aber die innere. Es lebt etwas im Gehör, das den Sündenfall, der den Menschen der Verfestigung, dem Gefängnis seiner Physis, dem Tod überliefert hat, nicht mitgemacht hat. Das Ohr lauscht nicht nur nach außen, sondern auch nach innen. – Wonach? Nicht nach vergänglichen Geräuschen, sondern nach ewigen Klängen. Nicht nach der Natur, wohl aber nach dem Geist.

Aber dieser wird heutzutage abdekretiert, und gerade dadurch entsteht die gegenwärtige Krisis, die auf Leben oder Tod der Musik als solcher geht, die recht eigentlich ein Gericht ist. Die ganze Menschheit steht vor diesem Entweder-Oder. Es gibt kein Zurück. Jeder Einzelne muß hindurch, oder untergehen.

Dem jetzigen Zustand der Erde, dem iridsch-festen, ging ein anderer voran, der flüssig war. In dieser früheren Entwicklungsepoche der Erde vermochte die Sonne nicht wie heute eine unmittelbare physische Wirkung auszuüben. Ihre Strahlen erreichten die damalige »Erde« (diese Benennung dürfte eigentlich für jenen wässerigen Zustand noch gar nicht gebraucht werden) infolge der dichten Dünste, die den Planeten umwogten, überhaupt nicht. Finsternis umwölkte die Erde bis zu dem furchtbaren Endgewitter dieser Epoche, nach welcher sich das Wasser von der Luft sonderte, dergestalt, daß von nun an der Lichtstrahl durch das dünnere Element durchbrechen konnte und sich die physikalischen Bedingungen ergaben, wodurch der Regenbogen am Himmel erschien.

Der Regenbogen ist das Urphänomen, das die Wirkungen des Lichtes in reiner Gesetzmäßigkeit, Harmonie und Wesenhaftigkeit offenbart. Die sinnlich wahrnehmbare Folge der Farben von Rot, Orange, Gelb, Grün, Blau, Indigo, Violett teilt sich der Seele als sittliches Erlebnis mit. Das Auge vermag also schon als *Sinn* Geist aufzunehmen. Es kann sich nach außen wenden, um sich zu verinnerlichen. Es sieht Gesetzmäßigkeit, an der sich die Seele vervollkommnen kann. Es findet derart einen Weg von der Erde in das Weltall. Der Regenbogen ist die Brücke von den Menschen zu den Göttern.

Bevor die Sonne ihre Strahlen auf die Erde senden konnte, mußte jener ungeheure Sturm, die Sintflut, das dichte Gewölke zerreißen.

»Der Blitz ist der Vater des Lichtes.«

Dieser Spruch Franz von Baaders findet derart seine Begründung.

Das *physische* Auge hat sich am Lichte gebildet, das von außen strahlte. Eh die Sonne schien, war der Mensch kein sinnlich Sehender, wohl aber ein seelisch Lauschender. Das Gehör ist älteren Ursprungs als das Gesicht. Der Mensch nahm mit seinem Ohr schon wahr, als die Wasser-Erde noch Finsternis-erfüllt war. Er horchte auf das Getöse der Meere und die Gewitter der Wolken und vernahm darin die Stimmen der Geister und Götter. Auf die »Flüssige Erde«, worin Metalle und Gesteine unverfestigt strömten, hatten die Gewalten des Kosmos noch größeren Einfluß. Die Gestirne wirkten viel mächtiger. Himmlische Gesetze fügten und trennten die Massen in Klang und Rhythmus. Der Planet ertönte. Ein ungeheurer Grundton brauste.

Der Donner ist die Mutter des Tons.

Die heutigen atmosphärischen Erscheinungen sind nur flüchtige Überreste jenes gewaltigen Urgewitters, das periodisch wiederkehrte und zum letzten Male in seiner vollen Macht sich in der atlantischen Katastrophe entlud.

Der Maler vermag sich noch an einer äußeren Naturerscheinung, dem Regenbogen, zu schulen, um ein unfehlbares, sinnlich-sittliches Verhältnis zu den Farben zu erlangen. Nicht aber der Musiker. Nach dem Untergang der alten Atlantis ist die Natur als solche unmusikalisch geworden. Sie weist für das Ohr kein solches Phänomen mehr auf, wie es der Regenbogen für das Auge ist. Die harmonikalen Gesetze des Weltalls, die noch in dem flüssigen Zustand des Planeten zu walten vermochten und von dem Gehör des damals noch unverfestigten Menschen vernommen werden konnten, haben ihre Wirkung auf das

Irdisch-Feste verloren und finden keinen Eingang mehr in das äußere Ohr. Sie sind noch da, aber nicht mehr von außen zu vernehmen. Die Sterne sind stumm. In Gewittern und Erdbeben, in den Lauten der Kreaturen hört der Mensch nicht mehr den Kosmos, sondern das Chaos. Er würde nie zum Musiker, wenn er *nur* auf die Stimmen der Natur lauschte.

Aber sein Geist vermag den musikalischen Ursprung aller Geschöpfe zu ahnen. Der Gesteine –: Man lege nur die Metalle Blei, Zinn, Eisen, Gold, Kupfer, Quecksilber und Silber nebeneinander ... ertönt nicht eine Melodie? Der Pflanzen –: Man erlebe die Metamorphose des Blattes in Stengel, Blüte, Frucht und Samen ... teilt sich nicht eine Harmonie mit? Der Tiere –: Man versenke sich in ihre Bewegungen ... wird nicht ein Rhythmus geboren? Immer lausche man innerlich –: Man wird musikalische Erlebnisse haben, die das äußere Ohr nirgends fände.

Sich abschließen vom Geräusch der Welt und in völliger Ruhe in sein Inneres hineinhorchen, ist erste Forderung. Zunächst stößt man, bei solchem Verhalten, auf die Erlebnisse des eigenen Organismus, auf das Denken, Fühlen und Wollen, wie diese an die Funktionen des Körpers gebunden sind und der Alltag sie benötigt. Aber diese leiblich-seelischen Fähigkeiten haben mit Musik noch nichts zu schaffen.

Wenn der Mensch auf die Gedanken seines Hauptes hinschaut, so entdeckt er, daß sie sich verflüchtigen und entschwinden. Er sieht sich, trotz aller logischen Gesetze, der inneren Aushöhlung, der äußeren Vergänglichkeit gegenüber, wenn er nur Kopf-Erlebnisse hat.

Wenn er sich den Gefühlen und Empfindungen innerhalb seiner Brust überläßt, so erlebt er, was als Freud und Leid auf- und niederwogt, Sympathien und Antipathien, Sehnsucht und Furcht usw. Aber immer will sich solches Erleben zu einem mehr oder weniger selbstischen Verschweben in Seligkeit lösen oder zu schwerem Alpdruck stauen.

Und aus dem unteren Menschen, dem Stoffwechsel-Gliedmaßen-Organismus, spürt er die Schwere, die ihn an die Erde bindet, das Geschick und Ungeschick, das unbekannte Schicksal, seinen – Fall ...

Derart steht der Mensch in dreifacher Art dem – Vergehen gegenüber. Versenkt er sich jedoch tiefer in sein Seelenleben, so geht ihm auf, daß die Gedanken, die er aneinander reiht, von einer Kraft gelenkt werden, die einer tieferen Schichte entstammt. Im Denken ist eine gewisse Linienführung. Punkte leuchten auf, zunächst sporadisch, im Zickzack, dann in Verbindungen und Zusammenhängen. Sie durchbrechen das finstre Nichts, das herrscht, wenn das sinnliche Wahrnehmen ausgeschaltet ist. Ein Übersinnliches blitzt auf ...

Die Gefühle aber breiten sich, wenn man das innere Gleichgewicht bewahrt, in der Fläche aus. Sie ebnen sich von innen heraus. Eine geistige Temperierung greift ein. Stufenweise scheinen sie von Harmonien gefärbt ...

Und aus dem Chaotischen der Triebe und Leidenschaften, aus den Verworrenheiten des Schicksals, aus dem Erdenleben, das an die Schwere gefesselt ist, heben sich gewisse Strukturen heraus. Jede Einzel-Persönlichkeit hat teil an der Gesamt-Menschheit und erlebt deren Los. Der Körper, der eine Individualität birgt, ist mit der Erde als solcher verbunden und erfährt deren Rhythmen, die sich aus langvergangenen Epochen in die weite Zukunft hinübererstrecken. Das physische Werden und Vergehen unseres Planeten wirkt nach und vor in dem Leibe eines jeden: Auf- und Untergang. Der Mensch ist eingespannt zwischen Entstehen und Vergehen der Erde. Der Untergang des Ganzen kündigt sich im Tod des einzelnen vor. Aber die Auferstehung des einzelnen weist auf eine Bildung eines neuen Ganzen. Weltuntergang und Weltentstehung gewittern in unserem Willen ...

In diesem Sturme wird der Mensch gehalten von der ihm eigenen Kraft des Denkens, von der ihm innewohnenden Sittlichkeit, von dem individuellen Willen zu seinem unvergänglichen Werte, seiner unsterblichen Entelechie. Aus diesem, dem musischen Menschen so notwendigen Geistgewitter, das ihn befreit von Ausgehöhltheit, Hybris, Alp und Tod, wird, wenn er stand hält, die künstlerische Tat erstehen.

Beethoven schrieb, als das Schicksal an die Pforte pochte, seine fünfte Symphonie.

Ein neues Erleben des Hauptes, der Brust und der Glieder greift Platz, ein höheres Ich-Bewußtsein, ein inneres Erfühlen des Lichtes, ein Überwinden des Raumes. Der Künstler, der sich im Zusammensturz des Alten neu erschafft, erfährt, wie er durch das Chaos durchdringt zu einem inneren Kosmos, zu einem Gestirnhimmel, zu einem Schöpferwort. Er kann das All in sich erleben, als Licht, als Ton, als Laut.

Den Laut, der an das Denken stößt, das tot ist, erlebt er als T. T erweist sich als Laut, der an das Tote im Menschen, den Knochen, gebunden ist. Aber das T geht ins Leben über und wird zum I.

Der I-Laut steht dem Gedanken zunächst.

Der A-Laut dem Atmen, dem Leben in der Brust. Er geht in das O über, wenn der ganze Mensch umfaßt wird. O, der Donnerton, wogt im Raum.

In solchen Klängen, von denen unsere Vokale nur ein schwaches Echo sind, wirken die geistigen Bildekräfte, die unseren leiblichen Organismus gestaltet haben. Sie sind der Urgrund der inneren Musikalität des Menschen.

In jeder Seele lebt ein Vokal-Himmel, ein lebendiges Götter-Wort.*

Der Dichter von heute sucht den Namen Gottes in seiner Seele.

Ehemals aber, in früheren Erdperioden, ertönte das Urwort dem Menschen von außen.

Alte Dokumente legen Zeugnis davon ab. Bei den Kelten, bei den Griechen, bei den Hebräern, bei den Ägyptern gab sich der Mensch, der in die geistige Welt eindringen wollte, dem Worte Tao hin. Es führte ihn zum Geist, der im Universum waltet. Vor der großen Flut, in der Atlantis unterging, tönte ihm das heilige Wort aus den Wassern und den Wolken, von außen, noch entgegen, es baute seinen Körper auf, es gab ihm den Impuls zu Taten.

Der Mensch löste sich vom Himmel und fiel ins Irdische. Die Katastrophe brach herein. Der Leib verfestigte sich. Es wurde ihm das Knochengerüste eingebaut. Der Ausblick auf das vorgeburtliche Dasein entschwand. Die Schau auf die Unsterblichkeit verdunkelte sich. Der Glaube, auf Traditionen gestützt, suchte sich vergeblich zu halten. Heute sind wir, als Menschen der Zivilisation, am Nullpunkt angelangt. Der äußere Zusammenbruch ist ein Ausdruck innerer Dekadenz.

* Solches läßt sich sehr wohl prüfen, wenn man gewisse Dichter auf sich wirken läßt, indem man die Verse liest, die sie in der Jugend schrieben, und den Eindruck durch Meditation verstärkt, hierauf Verse ihres Alters ... Man versuche dies mit Christian Morgenstern und vergleiche dann den Eindruck, den sein frühes Gedichtwerk »In Phantas Schloß« hinterläßt, mit dem seines letzten Buches »Wir fanden einen Pfad«. Früher hört man häufiger die Vokale E und I, die dem Konsonantischen näher stehen, später überwiegen A und O. Welche kosmische Fülle und seelische Innigkeit haben die Gedichte unmittelbar vor seinem Tode ... Diese Vertiefung und Erweiterung erreichte der Dichter durch die Liebe zur Sprache, die für ihn ein Wesen war, das göttlichen Ursprung hatte, durch die Übung des Wortes, durch die Jüngerschaft des Logos ...

Es gibt keinen anderen Weg, als den Tod, der an das Knochengerüste gebunden ist, zu besiegen, wenn man ins Freie gelangen will. Der Tonkünstler steht, wenn er die Musik retten will, dem Problem gegenüber: Wie vermag ich dem Skelett, das als Imagination des Todes vor mir steht, ein Gegengewicht zu bieten? Dreiteilig stellt es sich dar, in der Wölbung des Schädels, in den Schleifen, welche die Rippen mit den Rückenwirbeln bilden, und in den Röhrenknochen der Gliedmaßen, die beinahe gradlinig verlaufen.

Die Wölbung des Schädels ist ein Abbild des Weltalls. Aber der menschliche Intellekt findet, wenn er sich in den Kosmos vertieft, nur mathematische Gesetze und tote Stoffe. Er vermag keine lebendigen Wesen, keine schöpferischen Mächte zu finden. Der Himmel ist entgöttert.

So entspricht Astrophysik dem Knochengehäuse des Kopfes.

Wie überwindet der Mensch die Erstarrung, den Tod, die Wesenlosigkeit, die hier herrscht?

Indem er das Melos, und nicht nur die Mathematik, in den Gestirnen sucht. Indem er das Lied für die Morgenfrühe und Abenddämmerung singt. Indem er den Tageslauf in Musik setzt. Dann wird sein Nervensystem zur Kithare, worauf die Wesen der Hierarchien spielen. Und er weiß, warum alle großen Mathematiker, von Pythagoras bis Kepler, zugleich Meister der Musik waren.

Der Brustkorb, der von den Rippen umgürtet ist und sich an die Rückenwirbel anfügt, ist nicht mehr ein Abbild des Sternengewölbes, sondern ein solches des Umkreises der Erde. Er umschließt vorzüglich Lunge und Herz, die Organe, welche mit Luft und Wärme, mit der Atmosphäre kommunizieren. Wie bringt der Mensch das Leben, das hier waltet, zum Ausdruck? Jetzt genügt nicht, daß er, zur Beschwichtigung seiner Empfindungen, zur Harmonisierung der Gefühlswogen und Entlastung des Alpdruckes ein Tag-Lied singt. Es würde verschlungen. Die Zither vermag nicht aufzukommen gegen diese durch Atem und Pulsschlag rhythmisch bewegte Brust. Eine Fülle von Leidenschaft durchwühlt sie, Schmerz und Trauer, Verzweiflung, der Ansturm des Bösen, der Stachel der Buße, die Skala aller Passionen . . .

Der Mensch muß, um zu siegen, sich nicht nur vom Tage, sondern vom Jahre unabhängig machen. Er muß Frühling, Sommer, Herbst und Winter als Seelenstimmungen in sich bändigen. Er muß ein ganzes Oratorium aufrufen. Eine Orgel, deren

Stimmen mächtiger sind als die Jahreszeiten, erbraust; auf ihr entwickeln sich die Einzelstimmen der übrigen Instrumente.

Die Knochen der Gliedmaßen nähern sich der Säulenform; während der Schädel überwölbt und der Brustkorb umschließt, stützen die Beine; der Schädelknochen nach oben erweitert wird zum Himmelsgewölbe; die Rippen und die Rückenwirbel zu Bahnen nach allen Himmelsrichtungen gedehnt des erdumkreisenden Trabanten in seinen verschiedenen Phasen; die Schenkelknochen nach unten fortgesetzt zu Radien der Erde.

Die Röhrenknochen der Glieder haben mehr am Irdischen teil. Erdenschicksal lastet auf ihnen. Um den Geist in ihnen zu erlösen, muß man die Verhärtung unseres Planeten zum Mineralischen verfolgen. Man muß weit zurückgehen in der Entwicklung bis zu einem Zustand, wo diese Verfestigung noch nicht vorhanden war. Man findet die Musik, die hier erstarrt zur Architektur ist, nicht im Lied, das den Tageslauf, wie ein Lerchentriller, singt, noch im Oratorium, das die Stimmungen der Jahreszeiten vereinigt, sondern nur in einem Weltenjahr. Man fühlt sich nicht zwischen Tag und Nacht oder Sommer und Winter eingespannt, sondern zwischen Erdenwerden und Erdenvergehen. Man erlebt Geschichte. Die atlantische Katastrophe donnert als Fundamentalbaß, und darauf erheben sich die indische, die persische, die ägyptische, die griechisch-lateinische und unsere Kulturepoche bis in die zukünftige hinein. Eine Symphonie mit gewaltigen Sätzen läuft über weite Zeitepochen hin. In der Ferne aber grollt ein Erdbeben, was bringt es? Posaunenstöße dringen durch das Tosen. Verkünden sie Zusammensturz oder Neugeburt? Krieg aller gegen alle? Oder Friedensbotschaft? Dämonen oder Götter? Wie ein ungeheurer Trommelwirbel hämmern die Heerscharen des Todes über das Erdenrund. Die Knochen geben den Takt.

Wieder tobt das Gewitter, wie zur atlantischen Flut, aber jetzt von innen, der Menschenseele heraus, gewirkt durch den Abfall von dem Weltenwort, das im Herzen des Menschen wohnt. Bleibt man ihm, dem Logos, treu, der zur Liebe geworden ist, durch den Tod am Kreuz und die Auferstehung, dann vermag der Donner wiederum, auf geistiger Stufe, die Mutter des Tones zu werden. Dann ist das Getöse der Fabriken, das Schwirren des Radio, das Heulen der Sirenen das Wehe, das uns weckt zum Kampfe gegen den letzten Feind, den Tod.

Therapeutische Kunst

Jemand bekam einen Brief, worin ihm das Sterben einer altehrwürdigen Dame mitgeteilt wurde. Das wurde ihm zum Anlaß, über das Leben nach dem Tode nachzusinnen. Sie hatte ein Herzleiden gehabt, das sich plötzlich verschlimmerte. Atemnot, mit einer ihr sonst ungewohnten seelischen Unruhe bemächtigte sich ihrer, so daß sie immer mehr zwischen Krankenlager und Lehnstuhl wechselte und sich schließlich freiwillig schon am Vormittag hinlegte. Die Füße schwollen an und der Puls wurde schwächer. Ärztliche Kunst tat das Menschenmögliche. Als man sie fragte, ob man ihr sonstwie helfen könnte, antwortete sie gelassen: »Nein, das muß ich allein tun.« Sie legte die Hände ineinander und verharrte so, bis alles vorbei war.

Was sie in dieser Haltung, mit geschlossenen Augen, gedacht hatte, das schien sie nach der Sterbestunde zu umschweben und ihr Antlitz zu verklären.

Ihre treue Freundin, jene Briefschreiberin, welcher der Schmerz über den Verlust das Seelenauge geöffnet hatte, schaute, daß sich der Geist, der sich vom Leibe löste, nicht sogleich zurechtfinden konnte und sich, noch mit der Erinnerung an das Erleben der letzten Tage behaftet, abmühte, aufzustehen und umherzugehen. Die Gestorbene wollte, wie sie es bis vor kurzem getan, in das Bibliothekszimmer nebenan gehen, um dort ein Buch zu holen, das ihr lieb gewesen. Und als sie es nicht finden konnte, bat sie die Hausgenossen darum. Das eben schaute die stets hilfsbereite Freundin in ihrem wachen Traum. Und sie bekam auf einmal den Impuls, der Abgeschiedenen im Geiste vorzulesen.

Da fühlte die Tote allgemach, wie sie sich von ihrem Leibe, oder besser gesagt, von dem Gedanken an diesen Leib, befreite und sich ungehemmt bewegen konnte.

Wie sich die Geistseele nun aufrichtete, ausweitete und mit jenseitigen, ganz neuen Erfahrungen erfüllte und so immer mehr nicht nur empfangend, sondern auch schenkend wurde und der guten Helferin selber Hilfe spendete und demgemäß die gebenden Gedanken derselben mit Farbe und Klang verstärkte und ihnen ein himmlisches Gepräge verlieh, da fühlte sich die Hinterlassene in ihrer Trauer wundersam getröstet.

Und so ist es denn überhaupt, daß wir ein im Alltag unbekanntes Unterscheidungsvermögen in geistig-seelischen Dingen erlangen müssen, um mit den Gestorbenen zu verkehren. Es ist auf der Erde, im physischen Leibe, ein Unterricht notwendig, wenn man die Richtung nach dem Geistigen im Weltall, in welchem sich die Seele ausbreitet, finden will. Man muß Geist-Erkenntnis in völliger Freiheit in das Leben umzusetzen suchen, auch in das Leben nach dem Tode.

Und was kann da die Dichtung tun?

Vor allem zeigt sich nach dem Tode, daß die Geistseele des Menschen, die jetzt nicht mehr von dem physischen Leibe zusammengehalten wird, eine Ausdehnung in den ganzen Kosmos erfährt. Aber sie ist ihrem Wesen nach nicht einheitlich, sondern teilt sich in eine denkende, fühlende und wollende; wobei das Denken den Gestirnen zufliegend, sich verflüchtigt; das Fühlen sich mit den Wandelsternen, die sich um die Sonne bewegen, verbunden erweist, so daß es himmlisch wird und sich an den Sphärenharmonien läutert; das Wollen am längsten an die Erde gefesselt bleibt. Da sich der Weltallmensch, zu welchem der Erdenmensch nach dem Tode wird, derart immer deutlicher vor der ewigen Individualität offenbart, muß sich dies bei der nach Unsterblichkeit ringenden Ichheit auch im physischen Leibe schon auf irgendeine Weise vorverkünden. Das läßt sich nun an der wahren Dichtung ablesen, und zwar in den drei Hauptformen derselben: in der *Epik,* die das Schicksal darstellt, das in den Sternen beschlossen liegt; in der *Lyrik,* die sich in den Rhythmen und Melodien des Umkreises bewegt, was in den so mannigfaltigen Versmaßen zum Ausdruck kommt; und in der *Dramatik,* welche die irdischen Handlungen, vom Willen bewirkt, vor uns hinstellt.

Man stelle sich die Gebärden dieser Dichtungsarten vor: Die Ruhe des Epikers, der im Tierkreisbilderbuch liest; die Bewegung des Lyrikers, der auf die Harmonie der Wandelgestirne lauscht; die Auferstehung von dem Fall ins Irdische, das letzte Ziel des Dramatikers.

Führen uns denn Denken, Fühlen und Wollen nicht selber hin zu ihren eigenen Ursprüngen?

Wenn du andachtsvoll unter dem Sternenhimmel weilst, so fallen dir die himmlischen Geschichten ins Herz; du brauchst nur mit der Abendröte, die es wach gemacht hat, in den Schlaf zu gehen, und schon nimmt dich Helios in seinem Wagen mit, der jetzt der Sonne nach, unter dem Horizont, entschwindet. Das ist ein Geistaufgang für dich. Du bemerkst es nur nicht, daß du die Taten des Herakles immer wieder neu begehst oder – unterläßt. Dein Tagesleben ist das Spiegelbild davon. Und du korrigierst es in der Nacht.

Dies ergibt den wahren Inhalt umfassender Epik.

Schaue auf das Fühlen, prüfe es, du wirst dabei erkennen, daß es nicht dir allein gehört. Es ist nicht etwas, was nur gegenwärtig wirkt, sondern es reicht in weite Vergangenheiten zurück und tastet in ferne Zukünfte vor. Wenn du den Leib ablegst, sei es im Schlaf oder Tod, schwingt das Gefühl nach rückwärts und nach vorwärts. Und es wird Bild dabei. Es greift nach dem Arsenal der Geschichte. Du fühlst dich als Romantiker, als Klassiker, als Troubadour, wie ein Urchrist, Grieche, Ägypter, vielleicht auch wie ein Botokude, aber eben im Traum, worin dein Ich untertaucht, so daß es sich seines eigenen historischen Daseins nur ausnahmsweise bewußt wird. Du lebst jetzt vor der Geburt und nach dem Tode und würdest, wenn du aus dem Traum der Geschichte aufzuwachen vermöchtest, auf die einzelnen Epochen derselben hinunterschauen.

Wie traumvertraut sind uns gewisse Geschichtsepochen. Und deshalb bevorzugen wir diese oder jene und lernen sie besonders gerne in der Schule. Man darf sagen, sie sprechen sich im Atem und im Pulsschlag aus, die sich durch die Begeisterung beseelen. Man fühlt, wenn man ein poetischer Mensch ist, trotz der prosaischen Gegenwart, noch in einer Seelenunterschicht den Trochäus, den Hexameter, den Päon, mancher freilich nur den Knüttelvers; das alles lebt in den Neigungen weiter.

Findet nicht jedesmal, wenn du Äschylos, Calderon oder Shakespeare liest, ein Wunder statt, indem du in einer Sternenwelt lebst, wie sie damals über Griechenland, Spanien und England stand, und kehrt sie im Himmelsschwunge nicht verwandelt wieder?

Du bist angehalten, wenn du auf dein Inneres lauschest, dich in jene Zeitenläufe, insofern sie übersinnlich, geistig, wesenhaft, von himmlischen Hierarchien gelenkt sind, zurückzuversetzen. Du fühlst ein Herzensbedürfnis, die Werke, welche von den Sehern jener Epochen herrühren, mit vollem Wachbewußtsein, als Welt- und Selbsterkennender lautlich, rhythmisch, architektonisch auf dich wirken zu lassen. Dann verstehst du die künftige, sich im Geist vorbereitende Dichtergeneration, gesellst dich vielleicht selbst als Lernender zu ihr. Denn mit solchem Erleben, das durch die seelischen Farben und Töne der Laute geläutert wird, west man nicht nur zwischen Geburt und Tod, im physischen Leibe, sondern auch in den Intervallen, wo man nicht mehr oder noch nicht auf der Erde weilt, im leibbefreiten Stande, und da findet man sich mit den Unsterblichen und Ungeborenen zusammen.

Dies zu erreichen, ja auch nur zu erstreben, ist schwer. Handelt es sich doch darum, Fähigkeiten und Empfindungen, die vielfach unfrei sind, von einem wachen Erkenntnisbewußtsein ausgehend, zu verwandeln. Und das kann immer nur durch die Kräfte des Geistes selber geschehen, welche nicht an den Körper gebunden sind; durch Ehrfurcht und Dankbarkeit, durch Andacht und Vertrauen, durch die Gottergebenheit in das Erdenschicksal.

Wie selten aber lassen sich solche Stimmungen als bleibende und ungetrübte erhalten!

Ein Haßausbruch, eine zornige Aufwallung, eine ärgerliche Umwölkung vertreiben sie von vorneherein. Und Triebe aus der Willenssphäre des Leibes, denen man unterliegt, lassen sie überhaupt nicht aufkommen.

Weltall-Geschehen im Alltagserleben

I

Der Raum zwischen oben und unten ist ausgefüllt mit Sonnenlicht und Mondenschein, mit Sternenstrahlen und Himmelsbläue, mit Morgen- und Abendröten, mit Wolken, Gewittern, Blitzen, mit Regen, Tau und Schnee, mit Bäumen und Blumen, Flüssen, Seen, Meeren und mit den Geschöpfen in der Luft, im Wasser und auf der Erde. Und dennoch, trotz dieser unermeßlichen Fülle empfindet der Mensch von einem gewissen Entwicklungszustand an, wenn er gänzlich zum Bewußtsein seiner selbst gekommen ist und sich nicht mehr in der Umwelt empfindet, eine unsägliche Leere. Er wird immer wieder auf sich allein zurückgeworfen und vermag nicht zu ergründen, was er selber ist. Sein Ich erscheint ihm inhaltslos, und was ihm seine Sinne sagen, erweist sich als Nicht-Ich. Das Ich in ihm sagt, daß alles außer ihm vergeht.

Er schaut aus dieser Öde in die Kindheit zurück, und es geht ihm auf, was er verloren hat. Er vermag es kaum mehr auszuhalten, wenn ihm die Alpen nur das bedeuten, was auf der Landkarte aufgezeichnet werden kann: Gestein, Vegetation, Flußgebiet usw., wenn nicht der Alp der Brust, der ihn beinahe lähmt, sich auftun will und Elfen, Gnomen, Riesen hervortreten, wie damals, als er Märchen las.

Liegt es an dir, armer Mensch, daß du dies nicht mehr erlebst, oder ist es wirklich für immer fort?

Und wenn es entschwunden ist, muß dann nicht der Tod über die ganze Erde kommen?

Bist du selbst zum Seelentod verurteilt?

Heißt das noch Mensch sein?

Es scheint so. Denn die meisten finden nichts Besonderes dabei. Und doch, es gilt nur für ein gewisses Lebensalter und eine bestimmte Geschichtsepoche, bis man auf dem Nullpunkt angelangt ist, damit man frei überblicken kann, wie die Natur in einem stirbt und der Geist geboren wird.

Schaut man von dieser Warte des Nichts in die Kindheit zurück, so sieht man zwischen den Erinnerungen Wesen auftauchen, ähnlich wie man selber war als Kind. Nur hatte man nicht eine solche Tracht wie sie, von dem zusammengesetzt, was »zwischen oben und unten ist«, was die Mutter Natur gegeben hatte; die eigene Mutter nähte und flickte einem das Kleid. Und dennoch, man glich der Nymphe am Quell und der Dryade im Baum, mit denen man Umgang hatte, ohne sich dessen bewußt zu sein, so daß sie in der Seele ein und aus gingen. Oder sogar dem Engel im Sternenzelt, mit welchem man einstmals im Himmel gewesen war.

Und wenn man noch hinter die Kindheit zurückgeht, durch die Pforte der Geburt in die Geschichte, mit dem höheren Ich, das man durch die Läuterung errungen, so erscheinen einem Gestalten, die immer mächtiger werden, die mit Donnerstimmen und Posaunen reden. Und endlich, wenn wir in die Erdvergangenheiten, wo die Geschichte aufhört, untertauchen, auferstehen und nahen uns Götter.

Und man erkennt: alle diese Ordnungen erfüllen den Raum zwischen Himmel und Erde, und was über und unter beiden waltet und wirkt, sobald der Raum – zur Zeit wird . . . und dann zur Dauer . . . und endlich zur Ewigkeit in deinem Ich . . .

II

Der Traum hat ein Vorgesicht und ein Nachgeschehen. Er weist vielfach auf das vergangene Schicksal, wenn man vor allem auf das achtet, was mit den Sinnesbildern zusammenhängt, und auf das kommende Geschick, wenn man besonders das Triebwesen, das er symbolisiert, betrachtet. Er zeigt, was nicht ganz verkörpert und noch nicht bis in das wache Sinneswahrnehmen hineingegangen ist, was also von früher her unbewußterweise aufbewahrt wird, und was aus der Willenssphäre des physischen Leibes, der vergeht, herausgezogen werden kann. Einerseits eine Frucht und anderseits einen Keim.

Die Frucht finden wir, wenn wir unser Denken verstärken, den Keim, wenn wir unser Wollen läutern.

Wer sich noch ungeboren denkt, überwindet die Furcht. Wer Mitleid mit anderen fühlt, wird schon über den Tod hinausgeführt.

Kann der Mensch sein Herz unabhängig von der Aussenwelt mit ihren Sinneswahrnehmungen und von der Körperwelt mit ihren Instinkten erhalten, so öffnet sich ihm das seelisch-geistige Auge für die Geschichte.

An einem Ufer des Geschichtsstromes sind die physischen Dokumente, welche den Sinneswahrnehmungen im Seelentraum entsprechen. An dem anderen die Kulte, welche den Werdegang der Menschheit in ihrem Geistesschlaf darstellen.

So wie aus dem Traum des einzelnen Menschen, wenn er mit gesteigertem Denken und geläutertem Wollen erlebt wird, ein kleiner Mythos emporsteigt, so aus dem Traum der Menschheitsgeschichte die Tragödie großen Stils. Der kleine Mythos hat die bescheidene Aufgabe, den Alltag zu korrigieren und zu verklären. Er entspringt dem Bestreben, den niederen Menschen durch den höheren zu beherrschen, und ist deshalb ganz unpersönlich, auch wenn er in der Ich-Form gehalten ist.

Der Geschichtstraum wird bewußt, wenn man die grossen Persönlichkeiten, als Träger des wahren Zeitgeistes, wie sie von einer Epoche in die andere hinüberwirken, zu begreifen sucht, indem man erkennt, wie sie in die Menschheitsentwicklung und schließlich in die Weltperioden eingegliedert sind.

Im Gang der Geschichte, den man sich in das Bewußtsein ruft, findet jeder Mensch seinen Platz. Und wär er nur ein Stiefelputzer falls er der Menschheit dienen will.

Wie nahe ist das Stiefelputzen, geistig angefaßt, der Fußwaschung.

Und die Fußwaschung ist ein Mittelpunktsgeschehen der Menschheitsentwicklung.

III

Wir müssen die Elemente wieder wesenhaft erleben und lernen, wie wir uns durch sie entwickeln. Sie sollten uns wie Gefährten sein, denen wir uns mehr oder weniger anvertrauen dürfen. Die Wärme tut uns wohl, weil unser Ich mit ihr verwandt ist. Ein anderes Ich kann kalt oder heiß auf uns wirken. Darin liegt eine Warnung. Kalt braucht zwar nicht feindlich zu sein, aber nur dann, wenn wir es in uns verwandeln. So wie eine Schneeballenschlacht für Kinder wohltätig ist. Oder ein Kachelofen, obwohl ein wenig überhitzt, für Greise, wenn er sie zu wundersamen Erinnerungen erwärmt.

Die Luft inspiriert, wenn sie vom Morgenrot durchglüht wird. Sie bedrückt, wenn sie vom Nebel gesättigt ist.

Das Licht, nur von außen aufgenommen, blendet, aber innerlich erfaßt, als Meditation, wird es Weisheit.

Man muß die Luft mit dem Licht verbinden und beides ausbalancieren, das Alpartige durch Läuterung erleichtern. Sich über die Wolken zu den Sternen emporheben, wenn dies auch nur in der Phantasie geschieht. Die Gewitterwände auf dem Regenbogen überbrücken; Schicksalsstürme, wenn man sie nicht bewältigen kann, über sich ergehen lassen, bis sich das Wetter ändert usw.

Beim Wasser kommt etwas von außen heran; da gilt es vor allem schwimmen zu lernen. Wenn man sich von dem Strome wiegen läßt, ist man leichter (um das Gewicht der verdrängten Wassermenge). Welcher junge Dichter hätte nicht gemerkt, daß er mehr Inspirationen hat, wenn er sich auf den Wellen dahintragen läßt. Das gilt aber nur von den Bergseen und nicht von den Salzmeeren. Von dem Reinentsprungenen, dem Rhein oder der Rhone, wo das Fließen noch in dem Worte selber strömt. Wenn man mit dem Wasser in heilsamer Art verbunden sein will, muß man auf die Berge gehen, Berg in geistiger Hinsicht verstanden, d. h. in die geistige Welt, wo die Inspirationen ihren Urquell haben. Und dieser Urquell strömt als Liebe auf die Erde hinunter, um sie zu erquicken.

Kein Leben, auch wenn es im Ödland der Erde verläuft, wie eine Moräne oder Wüste, steinig und staubig, fällt aus dem Weltall mit seinen Sternen, seinem Schicksal heraus.

Christus, welcher Herr des Schicksals ist, wurde in dem Jordan, dem Fluß, der das tiefste Bett der Erde (unter dem Meeresspiegel) hat, getauft.

Im Gestein muß man das Gestaltende, das darin gefesselt ist, lieben, z. B. im Quarz den Sechsstrahl, der auch im Schneestern ist. Dieser aber ist in den höchsten Regionen geformt. Er liegt dem Tempel Salomos zugrunde.

In jedem Edelstein ist das himmlische Jerusalem vorgebildet.

Man muß im Stein den Stern suchen, um nicht dem Staub zu verfallen, wenn man stirbt: die Auferstehungskraft.

Aber der Auferstehende kehrt sich nicht von der Menschheit mit ihren schweren Schicksalen ab. Er will sie erlösen. Er gibt denen, die das Wort der Wahrheit erkennen, die Kräfte, an der Erlösung teilzunehmen, so daß die Erde, auch wenn sie der Zerstörung verfällt (wovon die Atom-Zersplitterung und ihre Auswirkungen eine Prognose geben), im Weltenleben neu ersteht.

Was auch der Tag bringen mag, Arbeit im schöpferischen Sinn oder Verhinderung derselben, Berufsschwierigkeiten, Befriedigung, Enttäuschung oder Verzweiflung, Freuden und Leiden aller Art, Sorgen, Überlastung und Müdigkeit, lästige Kopfschmerzen, die zuweilen schwer zulassen, alles gründlich zu durchdenken –, *eine* Erfahrung steht uns doch jeden Abend bevor: das Hinübergehen in den Schlaf. Und diese Erfahrung ist immer neu und niemals ausgeschöpft. Sie wird jedoch den wenigsten Menschen völlig bewußt. Die meisten begnügen sich mit dem Vergessen, welches das Einschlafen bringt. Aber dies ist eine einseitige, nur vom irdischen Standpunkt aus gemachte Erfahrung, vielmehr eine Nicht-Erfahrung. Das Unerschöpfliche am Schlaf, dem der physische Leib verfällt, ist das Geist-Erwachen, vor welchem man jede Nacht wie vor einem Anfang steht, die Erwartung des Wunderbaren, das sich offenbaren kann.

Die Erkenntnis, die man als etwas Allgemein-Menschliches sich längst errungen haben könnte, ist an und für sich schon beglückend: Jetzt verläßt dein Ich mit den seelischen Eigenschaften und Fähigkeiten, dem Denken, Fühlen und Wollen und was sich sonst um dieses Ich gruppiert, den physisch-ätherischen Leib. Ein völlig neues Erleben hebt jetzt an. Aber man erfährt gewöhnlich wenig davon, weil man sich nicht auf das innere Erwachen, das nach dem äußeren Einschlafen eintritt, vorbereitet hat. Man bedenke doch, was nun geschieht: Man kommt mit den Kräften in Berührung, welche den Körper erneuern, mit kosmischen Einflüssen, die dem Alltagsbewußtsein entgehen, mit den Einwirkungen von anderen Individualitäten, die, wie die eigene, jetzt leibbefreit sind, was sich oft in Träumen spiegelt und für Dichter ein fruchtbares Feld ist (man denke an Strindbergs Traumspiel), mit den Geistern der Gestorbenen oder mit den Geistern der Ungeborenen –, aber hier verliert sich der Verstand im Ungewissen.

Und doch, wer fühlt es nicht wie eine – wenn auch nur unbestimmte – Mahnung, sich auf solche Begegnungen schon im Erdenleben irgendwie zu rüsten.

Man kann schon im gewöhnlichen Verkehr mit Menschen nicht auskommen, ohne daß man sich über einen Besuch bei ihnen eine wenn auch vage Vorstellung bildet, sich etwa dem voraussichtlichen Milieu anpaßt, einen gebürsteten Rock anzieht, zum mindesten den Kragen wechselt, sich höflich stimmt, oder gar ein bißchen Geist mitbringt, was allerdings nur ausnahmsweise geschieht.

Man sollte wenigstens den Grund seines Besuches angeben und nicht so ohne weiteres mit der Tür ins Haus fallen. Auch pflegt man seinen Hut zu ziehen und den Mantel abzulegen usw.

So muß man eben auch ein Seelengewand anziehen, wenn man in die geistige Welt eintritt. Das tut man aber dadurch, daß man etwas in sich ausbildet, was beim Einschlafen wach zu bleiben vermag. Seelische Tätigkeiten, die man nicht schon vom leiblichen Erleben her mit sich bringt, sondern erst durch geistige Anstrengungen erlangen muß, wie etwa die Überwindung der Müdigkeit durch Meditation, die Verwandlung vererbter Eigenschaften in individuelle Fähigkeiten, Intuitionen, die man in Menschheitshandlungen umzusetzen sich bemüht, die Erweckung der moralischen Phantasie, »Hüttenbauen im Geiste«, nachdem man die physische Heimat eingebüßt hat.

Dazu gehört auch die Lektüre, die man dem täglichen Beruf abringt, etwa die Biographien geistsuchender Menschen von dem Standpunkt aus, den sie selber in ihrem reifen Alter hatten, oder nach dem Tode, als Weltallmenschen, haben würden. Die Verwandlung der Sinneseindrücke in sittliche, Schicksalsausgleiche u. a.

Schon wenn man sich zum Schlafe hinlegt und nichts mehr vor sich hat als den schwarzen Raum unter seinem Augenlid, kann man sich für einen Besuch in der übersinnlichen Welt ein wenig vorsehen. Man vermag, statt sich mit der naturgegebenen Finsternis zu begnügen, die Farbe, die ihr zunächst ist, das Blau, durch eine empfindungserfüllte Vorstellung derselben (Frommheit), in dem Blickfeld hervorzurufen, oder die Stimmung der am Nachtgewölbe aufglänzenden Sterne oder der Gluten des Sonnenaufgangs, in welchen der Morgenstern verglimmt.

Wie leicht ist es (wenn man nicht an körperlich bedingter Schlaflosigkeit leidet), aus dem physischen Leib zu gehen; wie schwer, dabei bewußt zu bleiben. Aber der Anfang ist, daß man einen geistigen Eindruck beibehält, wenn das physische Wahrnehmen entschwindet.

Welch unermeßliche Hoffnungssicherheit verleiht es schon, wenn man weiß, daß es geisteswissenschaftlich gesicherte Methoden gibt, wie sie in Rudolf Steiners Werk: »Wie erlangt man Erkenntnisse der höheren Welten?« geschildert sind.

Meditationen sind Vorbereitungen zu Begegnungen mit übersinnlichen Wesenheiten. Sie ermöglichen diesen, dem

Geist im Menschen entgegenzukommen, bildlich gesprochen, dessen Hände zu ergreifen und ihn über die Schwelle zu heben.

Um den früheren Vergleich weiterzuführen: Der Gruß geht dem Besuch voran. Grüßen im Geistigen heißt sittlich empfinden. Gegrüßt werden: Das Antlitz einer Geistgestalt auf sich gerichtet fühlen.

Gefühl im Sinnenleben wird Bild im Geistgeschehen.

Man schaut mit den Augen des Geistes auf sich selbst zurück.

Es ist so – wieder gleichnismäßig gesprochen –, wie wenn ein Mensch, der uns an Weisheit unendlich überragt, voll schenkender Güte sagt: »Gehen wir miteinander in meinen Garten.« Darin sieht man plötzlich, durch sein Genie berührt, ganz andere Dinge als früher, da man allein war. Nehmen wir an, unser Gastgeber wäre Goethe. Die Pflanzen erscheinen in seiner Gesellschaft im Licht der Metamorphose. Wir sehen, wie sie wachsen und welken, und fühlen: Das ist vom Weltall aus bewirkt. Überall ist ein Werden wahrnehmbar, weil wir selber Werdende geworden sind. Das Laubblatt empfinden wir nach vorwärts schon als Blütenblatt, nach rückwärts noch als Keimblatt, dort in das Bunte, da in das Fahle übergehend, mit allen Intervallen, sich ausdehnend, sich zusammenziehend, in Dur und Moll. Und plötzlich spricht sich die Natur in Lauten aus. Das Weltenwort beginnt sich kund zu tun.

So trägt uns eine Geistgestalt, die an der Schwelle des Schlafes steht, jede Nacht über diese hinweg. Sie lehrt uns schauen und lauschen. Es gilt sich dessen nur bewußt zu werden.

Man vermag das Bewußtsein in der geistigen Welt nur zu erlangen und zu bewahren, wenn man immer wieder die aus dem freien und liebenden Ich sich erneuernde Ehrfurcht vor dem göttlichen Weltenwort empfinden kann. Goethes drei Ehrfurchten, die er der Erziehung des Menschengeschlechtes zugrunde legte, die Ehrfurcht vor dem, was über uns, was um uns und was unter uns ist, bereiten dazu vor. Aber diese dreifache Ehrfurcht muß aus dem innersten Wesen der Individualität hervorgerufen werden.

In dem Geistesstand der dreifachen Ehrfurcht erlangt der Dichter den Urgrund als Epiker, wenn er zum Sternengewölbe emporschaut, an welchem die Götterzüge erscheinen; den Urimpuls als Dramatiker, wenn er das Niederziehende, das aus der Erdentiefe steigt, zu überwinden, zu läutern und zu verwandeln vermag; die Urstimmung als Lyriker, wenn er Oben und Unten durch den Rhythmus des Herzens und der Lunge miteinander verbindet und dergestalt die Wiedergeburt der Sprache durch das Weltenwort erlebt.

Aber sobald sich die Geistgestalt, die uns über die Schwelle getragen hat, wieder abwendet (und unser unvollkommenes Wesen bewirkt und läßt es selber zu; denn wer könnte stets im Wort im Urbeginne leben!), zieht uns die Schwere der Erde, der wir durch unsere Fehler verwandt sind, in den physischen Körper zurück. Der Tag mit seinen Mühen, die wir nötig haben, um uns weiterzuentwickeln, beginnt von neuem, bis zu der Gnade der nächsten Nacht, wo wir die Schwelle wieder überschreiten dürfen, vielleicht ein wenig bewußter als bisher.

Bibliographischer Nachweis

Vorwort. Aus: Goethes Geistgestalt (1932), 2. Aufl. Dornach 1969.
Die Erneuerung der Mysterien und die Schönen Wissenschaften. Aus: Wiedergeburt der Schönen Wissenschaften, Dornach 1946.
Kunst und Wissenschaft begegnen sich. Aus: Wiedergeburt der Schönen Wissenschaften, Dornach 1946.
Der Künstler zwischen Westen und Osten. Aus: Der Künstler zwischen Westen und Osten, Zürich–Leipzig 1925. (Vgl. dort besonders den Aufsatz »Auf der Suche nach der Entelechie des Menschen«.)
Der Eintritt der Erkenntnis von Karma und Reinkarnation in Wissenschaft, Kunst und Religion. 1. Teil. Aus: Geist-Erkenntnis / Gottes-Liebe, Dornach 1949.
Die Krisis im Leben des Künstlers. Aus: Die Krisis im Leben des Künstlers (1922), 2. Aufl. Zürich–Leipzig 1925.
Die Erfüllung der Mysterien. Aus: Der Künstler und die Erfüllung der Mysterien (1928), 2. Aufl. Dornach 1964.
Die Erneuerung der Mysterien und die Dichtung. Aus: Auf Geisteswegen, Dornach 1942.
Dichtung als Weg zur Einweihung. Aus: Dichtung als Weg zur Einweihung, Dornach 1960.
Aufgaben der Dichtung. Aus: Geistige Heimat, Dornach 1941.
Heilkraft des Wortes. Aus: Auf Geisteswegen, Dornach 1942.
Stoff und Gestaltung im Drama. Aus: Goethes Geistgestalt (1932), 2. Aufl. 1969.
Kleist und die Gründe seiner Tragödie. Aus: Dramaturgische Beiträge zu den Schönen Wissenschaften, Dornach 1935.
Vier Perspektiven in der Malerei. Aus: Der Künstler und die Erfüllung der Mysterien (1928), 2. Aufl. 1964.
Musik. Aus: Der Künstler und die Erfüllung der Mysterien (1928), 2. Aufl. Dornach 1964.
Therapeutische Kunst. Aus: Mysterienflug, Dornach 1948.
Weltall-Geschehen im Alltagserleben. Aus: Mysterienflug, Dornach 1948.